리턴 오브 더 케틀벨

Return of the Kettlebell

폭발적인 근육 발달을 위한
폭발적인 케틀벨 트레이닝

파벨 차졸린 지음
이준영, 조욱래, 차민기, 최현진, 황현지 옮김

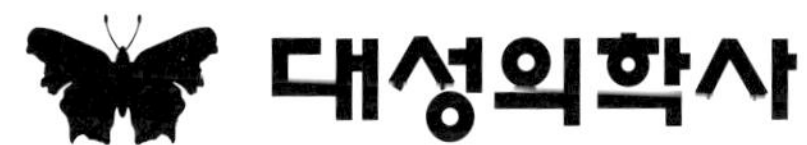
대성의학사

Contents

Chapter 3. 그라인드 & 그로우

Chapter 4. 계획과 성장

Chapter 5. FAQ

역자 서문

파벨의 『엔터 더 케틀벨』이 하나의 케틀벨을 활용한 운동과 훈련법 및 케틀벨 입문서의 역할을 하였다면, 이번 저작은 한 쌍의 케틀벨을 활용한 운동과 훈련법들을 제안하고 있다. 그 목적은 근비대와 엘리트 선수들의 컨디셔닝과 스트렝스 강화를 목표로 하고 있으며, 이뿐만 아니라 책 전반에 걸쳐 그의 트레이닝 철학과 그 과학적 근거들이 곳곳에 녹여있는녹아있는 모습을 볼 수 있다.

이미 전 세계의 트레이닝 필드에서 케틀벨은 바벨과 덤벨의 위상과 같은 자리를 차지하고 있고 온 · 오프라인 매체를 통해 일반 대중들에게도 케틀벨은 어느 정도 친숙해지고 있는 훈련 도구이다. 대한민국에서도 케틀벨 운동을 가르치는 체육관들이 늘어가고 있다.

역자들은 모두 파벨의 케틀벨 운동 지침과 철학을 수년간 따르고 각 분야에서 적용해온 전문가들로, 수 년전에 출간된 이 책이 여전히 케틀벨 교육을 위한 탁월한 지침서가 될 것이라고 믿어 의심치 않는다.

서문

도니 톰슨, RKC, 파워리프팅 슈퍼헤비급 세계챔피언

"내가 안 될 이유가 있나?"

나는 아주 어릴 때부터 스스로를 밀어붙였다. 최선을 다하기 위해 자신을 몰아붙이는 것은 대개 결단이 수반된다. 만약 이러한 점을 일찍 인식하지 못한다면, 혼란 속에서 살아갈 수도 있다. 어떤 일에서 뛰어나고자 한다면 누구나 지도받아야 한다. 그러다 역할을 전환하여 학생은 선생님이 된다. 2004년 파벨을 만난 것은 내 삶의 경로를 바꿨을 뿐만 아니라, 그런 사고방식을 가진 사람으로 변모시켰다. 그의 책 『파워 투 더 피플!』은 러시아식 케틀벨 훈련에 대한 나의 호기심을 불러일으켰다. 나는 진즉에 이 훈련이 효과가 있을 줄 알았다. 다른 육체적인 도전들처럼, 나는 올바른 지도를 받고 싶었다. 2004년 아놀드 클래식에서 파벨과의 우연한 만남이 나를 올바른 방향으로 이끌었다. 우리의 만남 이후 나의 파워리프팅에 대한 꿈은 결실을 맺게 되었다. "내가 챔피언이 되지 못할 이유가 있는가?"

나는 상업적인 체육관 소유주로서의 경력을 쌓기 위해 실내 미식축구계를 떠났다. 이러한 결정 역시 도전적이었지만 충분하지 않았다. 나는 일반 대중의 피트니스 목표를 달성하기 위한 길을 걸었다. 모든 사람에게서 초기 성과가 나타났다. 그러나 다음 단계로 나아가기 위한 매일 매일의 지루한 직업을 하는 과정에서 99%의 사람들이 그만두거나 다른 헬스클럽으로 떠났다. 다른 이들을 챔피언으로 만들기 위해 돕는 길이 너무 싫증이 났고 "왜 나는 못하는 것인가?"라고 말했다. 아무도 챔피언이 되길 원하지 않는다면 내가 되겠다고 생각했다. 나는 최고의 파워리프터가 되기 위해 필요한 모든 것을 팔거나 내주었다. 이 목표를 성취하기 위해 지난 10년 동안 완전히 고립된 생활을 하였다. 은둔자적 생활 방식은 어떤 일에 있어서 최고의 사람이 되려고 노력할 때 취할 수 있는 내가 아는 전부였다. 희생은 단순히 희생이 아니라 일종의 과정이다.

이제 나와 러시아의 케틀벨 훈련을 재발명한 다른 나라에서 건너온 한 남자가 어떻게 이 위대한 철 덩어리를 애정하는지 알 수 있을 것이다. 내가 이 훈련법을 습득하였을 때 『파워 투 더 피플!』은 닳고 닳았다. 나는 스스로 확신할 필요가 없었다. 그저 안내를 받았을 뿐이다. 파벨은 나에게 그가 보여주려던 케틀벨 리프팅의 위험을 경고했다. 나는 그저 웃었다! 나는 하늘에서 짝지어준 만남을 가졌다. 바로 케틀벨과 만난 것이다. 순식간에 나의 문제 많은 허리는 다시 태어났다. 시간이 지남에 따라 어깨가 발달했다. 케틀벨 스윙, 스내치, 그리고 프레스 훈련들은 내 커리어를 이끌었다. 나머지는 역사가 증명해주었다.

파벨의 『리턴 오브 더 케틀벨』은 육식주의자들, 은둔자들, 건강에 관심이 적은 사람들과 노동자들에게 외

친다. 『리턴 오브 더 케틀벨』은 터프가이들의 거친 생활 방식에 대한 길잡이다. 쓸모없는 근성장과 유용한 근육 사용법 사이의 차이를 설명한다. 근성장이 어려운 사람들에게 새로운 입문 방법을 제공한다. 더블 클린 & 저크, 바이킹 프레스, 그라인드 기법, 래더 훈련법을 알려준다. 더블 케틀벨로 하는 어떤 운동이든 첫 반복수부터 집중해야 한다. 이 글을 쓰는 이 시점에서 나는 역대 두 번째로 무거운 중량인 1,235파운드로 스쿼트를 할 수 있다. 하지만 더블 케틀벨 프런트 스쿼트 10회 반복 운동은 내가 원하는 모든 훈련 효과를 준다. 근육이 잘 붙지 않는 사람은 일정 기간 동안 싱글 케틀벨 연습을 한 후에야 더블 케틀벨을 사용하는 움직임으로 나아가고 싶을 것이다! 『리턴 오브 더 케틀벨』은 안내서일 뿐만 아니라, 성공적인 더블 케틀벨 훈련의 청사진이기도 하다. 다른 이들보다 특출나고 싶은가? 오늘보다 더 나은 내일로 나아가야 할 필요가 있는가? 절대적인 힘을 바라는가? 『리턴 오브 더 케틀벨』의 모든 내용을 삶에 녹여내어 지금의 위약한 자신에서 벗어나라.

『파워 투 더 피플!』, 『엔터 더 케틀벨!』 그리고 이제는 『리턴 오브 더 케틀벨』까지 읽으라고 하니 매우 혼란스러울 수도 있다. 이 모든 정보를 가지고 이제 어떻게 해야 하는가? 웨이트리프팅과 마찬가지로, 훈련을 하는 모든 시간에 알고 있는 모든 운동을 할 수는 없다. 『리턴 오브 더 케틀벨』은 분명 파벨이 선보인 것 중 가장 진보된 책이다! 여러분 중 RKC 자격을 준비하려고 생각하는 사람, 혹은 대회를 준비중인 사람, 혹은 한 단계 더 나아가고자 하는 사람에게 이 책은 지침서가 될 것이다. 챔피언들의 모습을 구경하는 것을 멈춰라. 자리에 앉아 대회 영상만 보는 것을 그만둬라. 스스로에게 물어라. "나라고 못 할 게 뭐 있어?" 지금 이 순간부터, 앞에 있는 사람들을 응원하는 것을 멈춰라! 『리턴 오브 더 케틀벨』은 계급과 서류더미로부터 자신을 떼어놓으려는 사람을 위한 것이다! 바로 그 청사진이 지금 당신 앞에 있다. 이를 응용하고 열망하며, 결단력을 발휘하여 전 챔피언을 밀어내라. 그리고 당신이 그 자리를 차지하라. "왜 나라고 못 하는가? 안 될 것이 뭐가 있는가?"

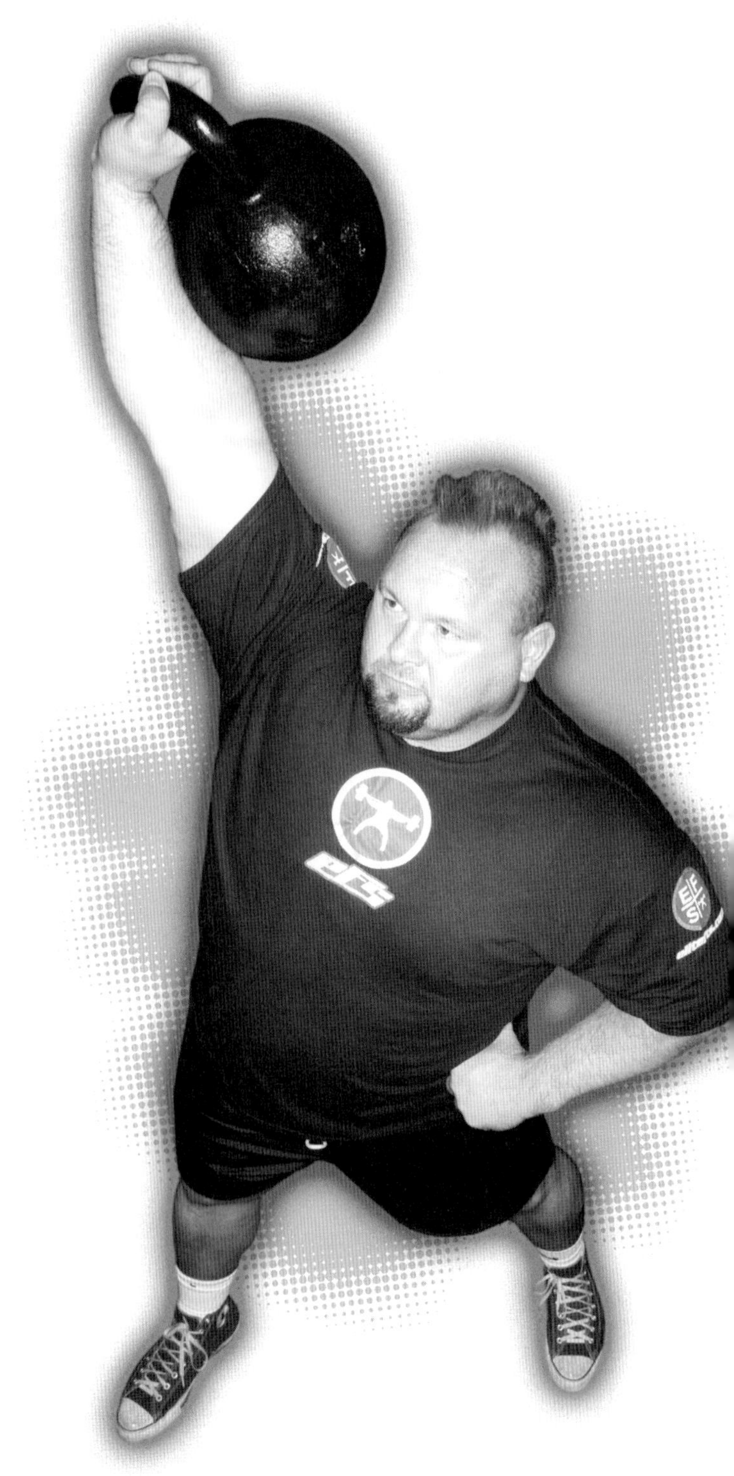

감사의 글

Spasibo!*

우리의 동지인 에릭 코브Eric Cobb 박사, 토마스 파헤이Thomas Fahey 박사, 랜디 하우어Randy Hauer, 케네스 제이Kenneth Jay, 댄 존Dan John, 제프 노이퍼트Geoff Neupert, 도니 톰슨Donnie Thompson, 채드 워터베리Chad Waterbury, 데이비드 위틀리David Whitley, 윌 윌리엄스Will Williams, 그리고 패트릭 워크맨Patrick Workman이 귀중한 조언을 해주었다.

화보 촬영을 위해 할리우드의 롤리 스튜디오Raleigh Studios를 제공해준 마크 로젠타Mark Rosentha, 제작 도움을 준 마크 챙Mark Cheng 박사에게 감사를 표한다.

케네스 제이와 미시 비브Missy Beave가 동작 시연을 도와주었다.

* 러시아어로 감사하다는 의미

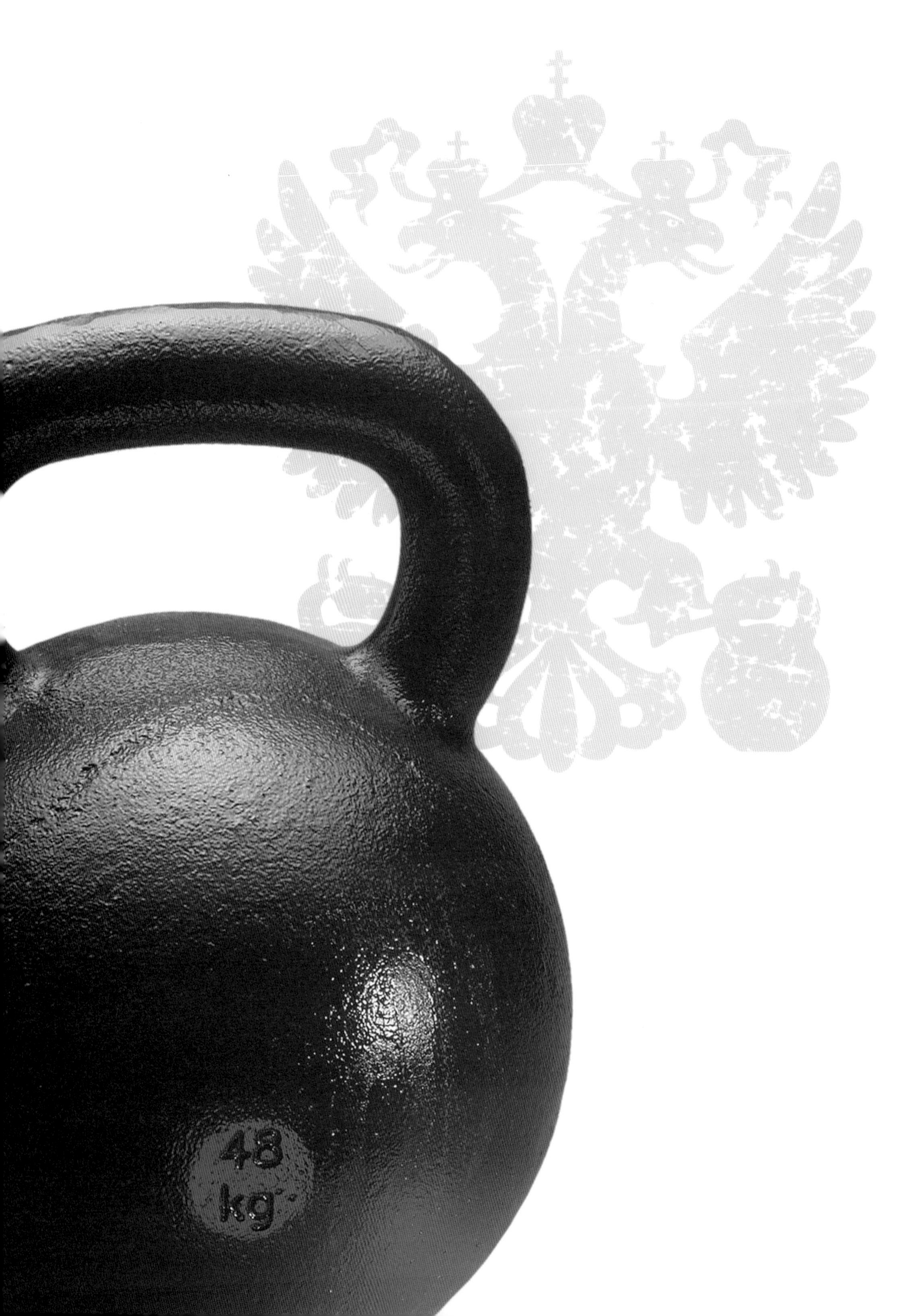
48
kg

머리말

"지금 당장 그 다리미를 내려놔!"

어느 러시아의 한 남자가 이야기할 사람이 없고, 직장에서 여자의 손길이 닿지 않는 어두침침한 아파트로 돌아와 저녁으로 캔스프를 데우는 독신 생활에 지쳐 있다. 그는 결혼할 준비가 되어 있다. 그래서 아름다운 싱글 여성이 위층으로 이사 오면 우리의 영웅은 이사를 할 준비가 되어 있다. "나는 그녀의 문을 노크할 거야…. 그녀는 문을 열고, 나는 내 다리미가 고장났다고 말할 거야. 그리고 다리미를 빌려도 될까요? 라고 대화를 이어나갈 거야…."

계단을 오르는 첫발을 내딛으면서 남자는 다시 생각했다. '일 끝나고 맥주 한 잔 하고 싶다면? 그녀는 좋아하지 않을 거야!' 그는 한 걸음 더 나아간다. '그녀는 친구들과 축구를 보지 못하게 했어!' 그는 점점 마지못한 심경으로 계단을 올라갔다. '그녀는 나에게 온갖 집안일 목록을 만들어줄 것이고 나는 그게 싫어!' 또 한 걸음 걸으며 생각을 이어갔다.

그 러시아인은 마침내 아가씨의 문 앞에 이르러 벨을 눌렀다. 그리고 그녀가 문을 열자마자 그는 "그 망할 놈의 다리미 내려놔!"라고 내뱉었다.

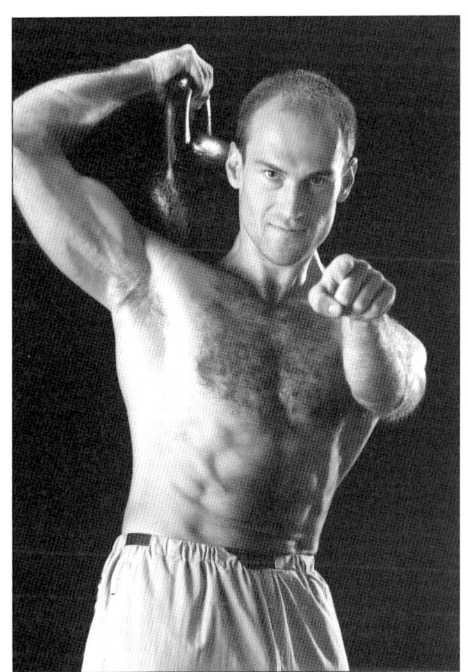

이게 케틀벨과 무슨 상관이야, 하고 물을지도 모른다. 이 이야기는 어떤 러시아인처럼 혼자서 상상의 나래를 펼치는 이에게 필요한 말이다. 아직 『엔터 더 케틀벨!』에서 설정된 목표를 완성하지 못했다면, 이 책을 읽는 것은 헛된 짓이다. 천천히 이 책에서 손을 떼고 시작하기로 한 것부터 먼저 완수하고 난 다음 돌아오라.

반면에, 만약 몸무게 반 무게의 케틀벨로 원암 프레스를 할 수 있고 비밀경호국에서 수행하는 스내치 200회 시험(ROP)을 통과했다면, 나는 정정해서 말할 것이다. 그 쇳덩어리를 건네받아도 되겠습니까?

『리턴 오브 더 케틀벨』의 고통을 즐기기 바란다.

PAVEL

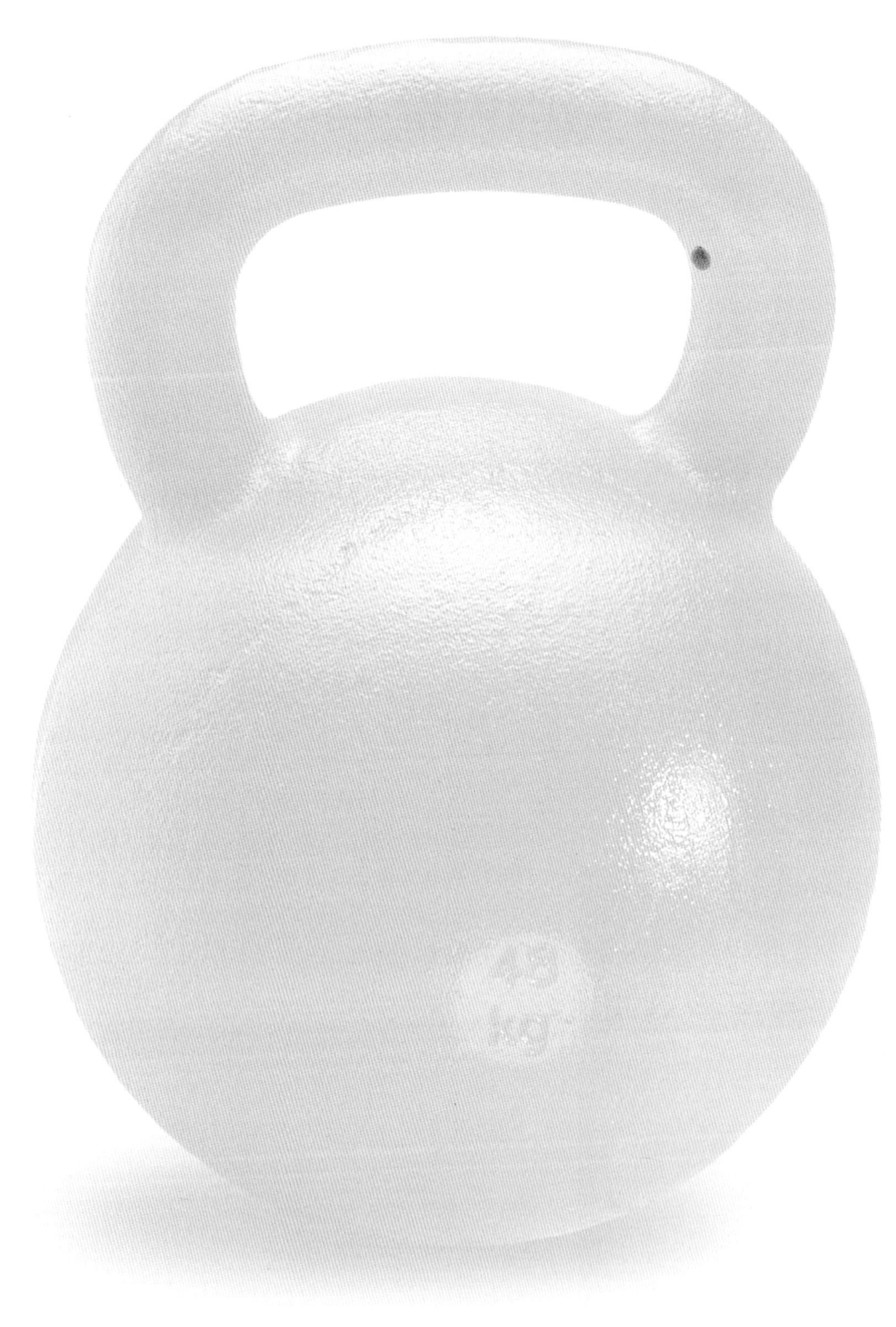

들어가기

왜 케틀벨을 통해 근육을 성장시켜야 하는가?

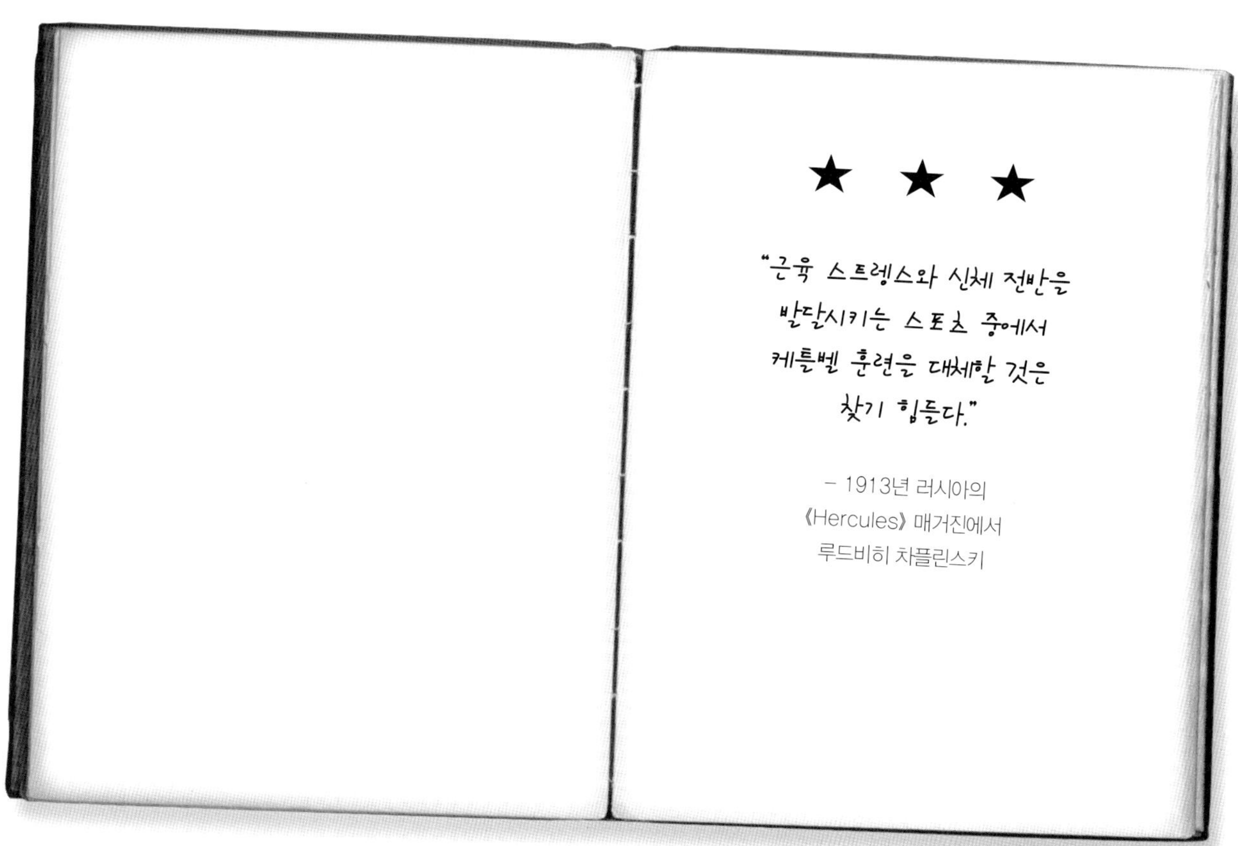

100년 전, 표트르 크릴로프Pyotr Kryloff의 전성기에 그의 팔 두께는 49cm(19인치) 이상으로 측정되었다. 케틀벨의 거장 이반 포드두브니Ivan Poddubny는 거의 52cm(21인치)나 되는 팔 두께를 자랑했다. 훈련할 때 어떤 컬도 하지 않았음에도 대회에서 120kg(265파운드)의 바벨 컬을 선보였다. 스테로이드와 단백질 셰이크들이 범람하고 지금과 같이 편리한 삶을 영위하기 이전 시대의 일이다.

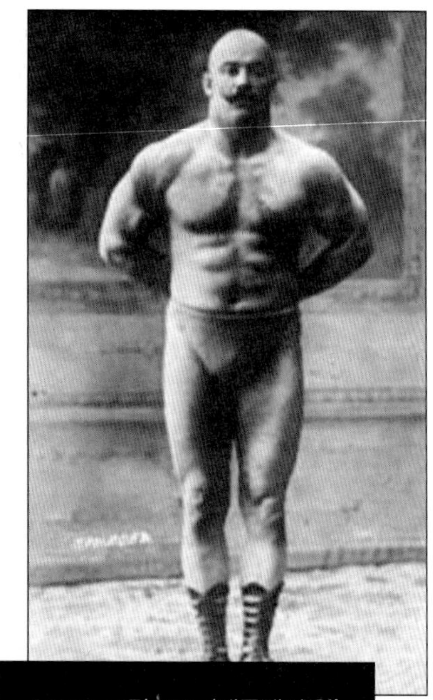
표트르 크릴로프, '케틀벨의 왕'

이들이 지닌 근육은 보여주기용이 아니었다. 그들의 근육에는 댄 존이 말하는 "레슬링 선수가 지닌 엄청난 스트렝스"로 가득 차 있었다. 포드두브니는 당대 최고로 강한 사람 중 한 명으로, 불패의 레슬링 경력과 6개의 세계챔피언 벨트를 위해 케틀벨로 훈련했다. 케틀벨 덕분에 이반은 훨씬 큰 상대를 장난감 다루듯 했고, 그들을 머리 위로 들어 올려 땅에 내동댕이쳤다. 1907년 런던의 파빌리온 극장에서 포드두브니는 또 다른 유명한 레슬링 선수를 던져 심판들의 테이블을 부숴버렸다.

오랫동안 실전되었던 케틀벨 스트렝스와 발달의 비밀이 화려하게 부활하고 있다. 『리턴 오브 더 케틀벨』로 고대 기르야girya의 비법들이 과학적 연구 성과들과 만나게 되었다. 이로 인해 여러분은 비약적인 성공을 거두게 될 것이다.

근육과 파워를 동지들에게!

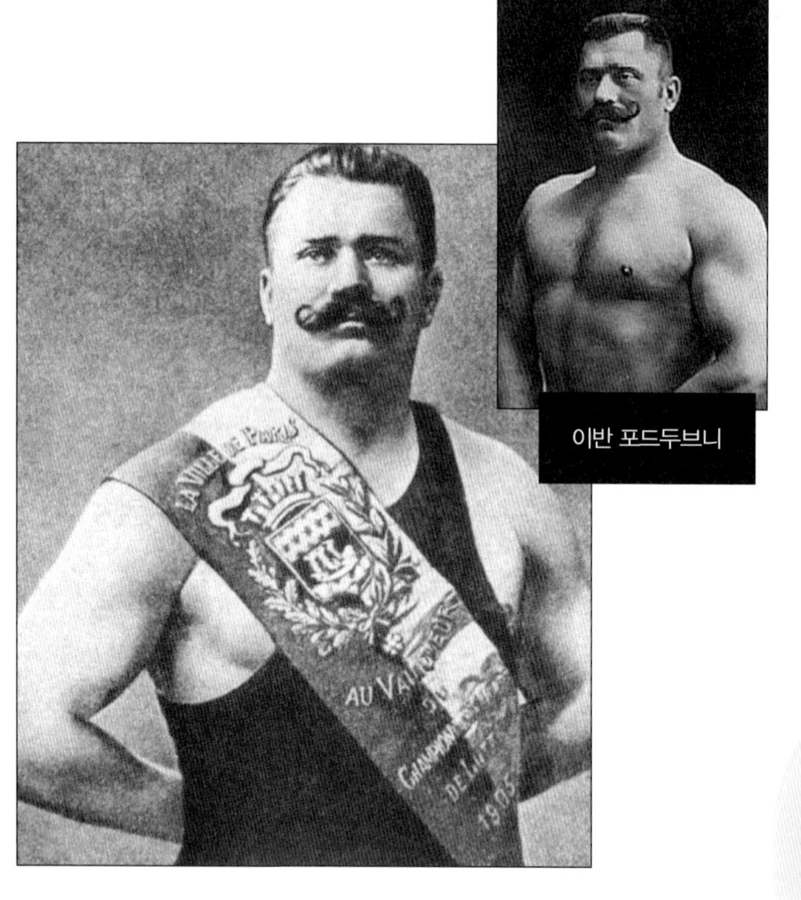
이반 포드두브니

CHAPTER 1

커짐의 과학

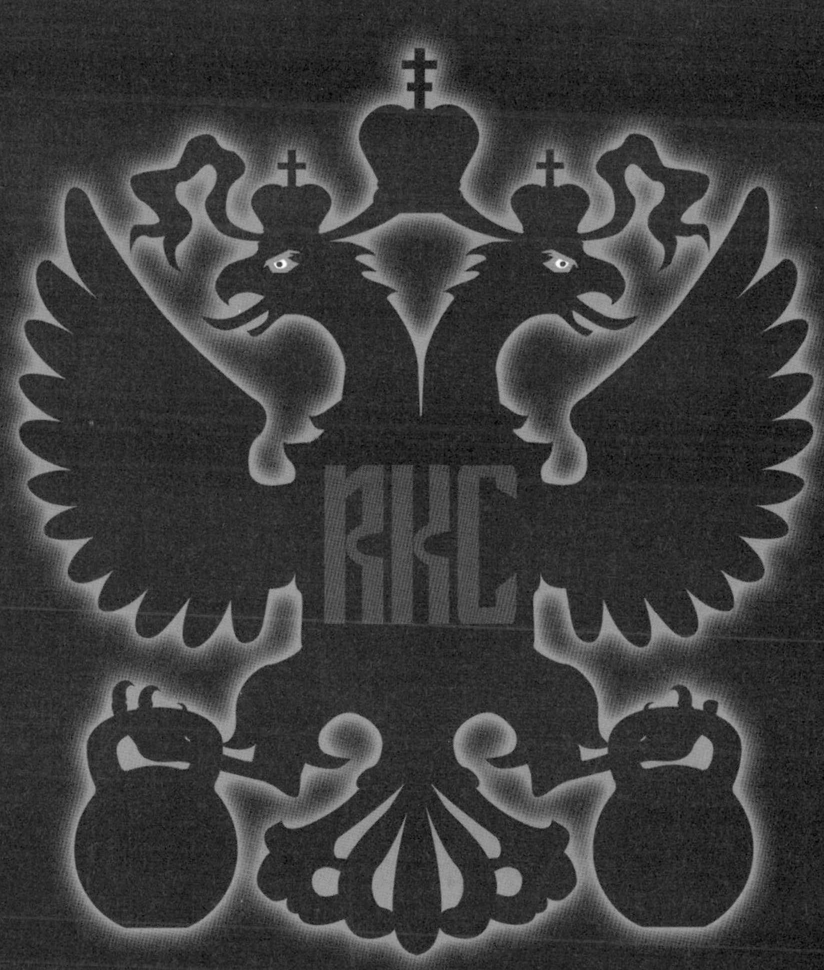

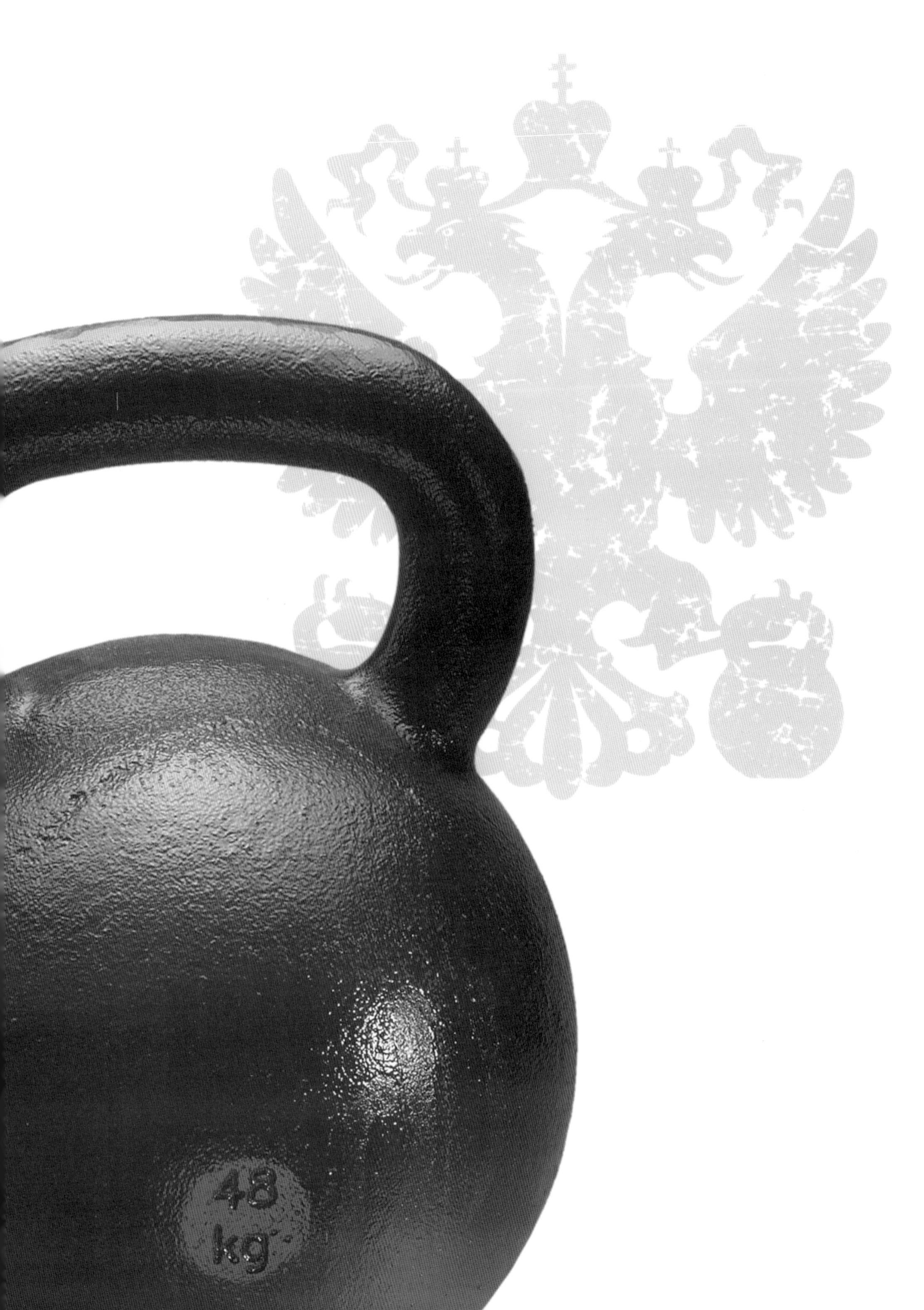
48
kg

소련의 웨이트리프팅 전설은 어떻게 기존 체제에 저항하고 놀라운 근육 증대 방법을 발견했는가

"이제 나는 믿는다…
나의 두 어깨, 나의 등,
모든 것이 강인함으로
가득 차 있다."
– 술탄 라흐마노프,
올림픽 웨이트리프팅 챔피언,
레피티션 퀵 리프트

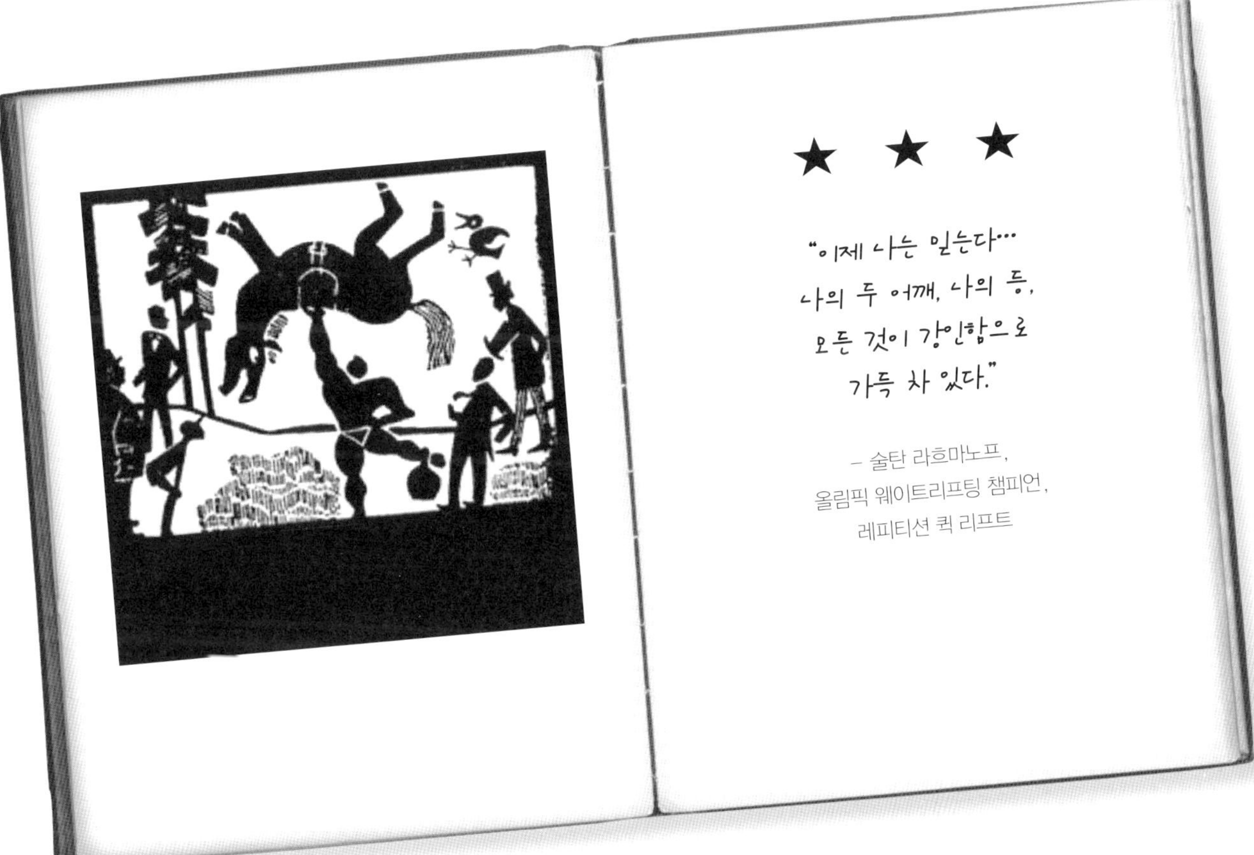

러시아에서 근육을 키우기 위한 기본 방침은 언제나 천천히 들어 올리기였다. 근육 키우기만이 유일한 관심사였던, 머릿속에 근육 성장밖에 없는 이들조차 빨리 들어 올리는 타입의 운동을 조롱했다. 1968년 소련에서 선수 훈련 관련 콘텐츠들 중 가장 영향력 있는 책의 저자인 게오르기 타노Georgy Tanno와 유리 소로킨Yuri Sorokin은 우리에게 "일단 해보면 알 것이다. 중량을 빨리 들고 내리는 사람들의 조언은 근육 손실만을 가져다줄 뿐이다"라고 확언했다.

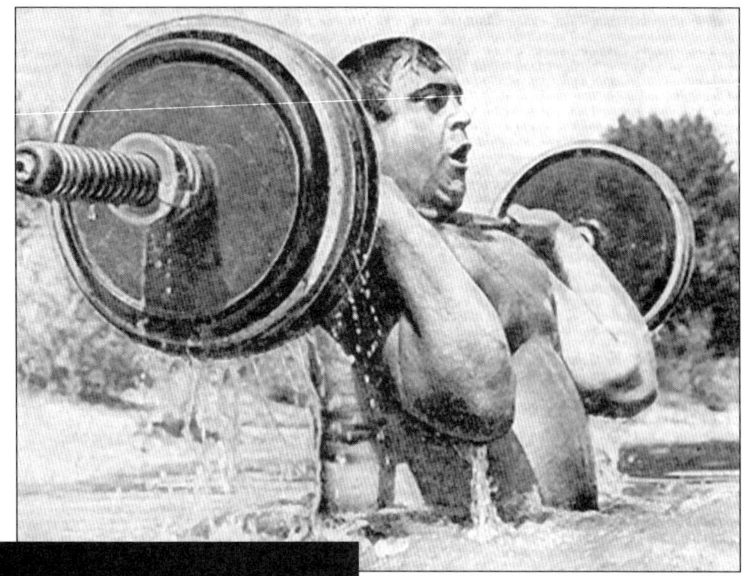

1970년대 최고의 역도선수인 바실리 알렉세예프는 강바닥에서 바벨을 들어 올리는 것과 같은, 존경받는 공산주의자와 어울리지 않는 엉뚱한 짓을 했다.

그 후 바실리 알렉세예프Vasily Alexeev가 등장했다. 이 800파운드의 거구는 원하는 건 무엇이든 하던 남자였다. 세상에서 가장 강한 사나이였던 그는 트레이닝에 대한 다른 누군가의 의견에 대해서는 조금도 신경 쓰지 않았다. 이 1970년대 최고의 웨이트리프팅 선수는 강바닥에서 바벨을 들어 올리는 것과 같은, 존경받는 공산주의자에게는 어울리지 않는 기괴한 일들을 했다. 그저 숨을 깊게 마시고 빠르게 리프팅을 하였다. 나는 다행히도 더 이상 구소련의 법을 따르지 않아도 되었지만 GULAC(구소련의 교정노동수용소관리국) 위협 아래, "세트당 5회 이상의 스내치, 클린 또는 저크를 하지 마라"는 조언이 있어야 한다는 점에는 동의한다.

알렉세예프는 다른 요소들은 신경 쓰지 않는 것 같았다. "보통 선수들은 바벨을 들어 올리고 나서 곧바로 떨어뜨린다. 이때 몇 초 정도가 소요된다." 이 독불장군 선수와 인터뷰를 한 드미트리 이바노프Dmitri Ivanov는 다음과 같이 말했다. "알렉세예프의 방법에 따르면 선수는 2, 3분 동안 중량 아래에 노출된다. 선수는 장비를 놓지 않고 몇 번의 연속 연습을 마쳐야 하기 때문에, 전신은 이러한 장기간의 노력을 지속해야 한다. 바벨의 무게는 비교적 가볍지만, 바벨과의 다양한 작용은 모든 근육 세포에 영향을 미친다. 2주간의 세션이 끝날 무렵 알렉세예프의 모든 학생들은 근육 성장으로 체중을 늘렸고 동시에 능력도 향상되었다."

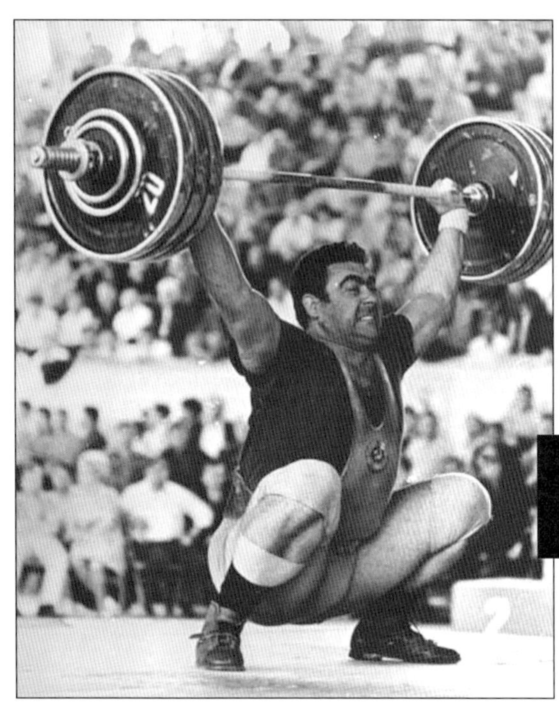

알렉세예프의 방법에 따르면, 운동선수는 2, 3분 동안 중량 부하 아래 놓인다.

바벨과 비교한 케틀벨 트레이닝의 장점

케틀벨은 빠른 리프팅quick lifting을 반복하는 훈련에 있어 이상적인 도구이다.

케틀벨은 다리 사이로 스윙할 수 있는 도구이다. 이러한 동작은 강력한 원심성 부하를 제공한다. 이 동작을 바벨로 시도해보려 하지 마라! 물론 덤벨을 사용하여 이와 유사한 동작을 할 수는 있을 것이다. 나의 아버지는 모든 버섯을 '먹을 수는' 있다고 하셨다. 최소한 한 번은…. 마찬가지로 덤벨 한 쌍을 다리 사이로 스윙할 수는 있다. 최소한 한 번은….

케틀벨을 사용하면 손목 부담은 덜면서 클린 동작을 여러 번 수행할 수 있다. 그립 마스터Grip Master인 웨이드 길링엄Wade Gillingham은 역도를 시작하고 나서 손목의 과신전으로 인해 악력이 줄어들었다고 내게 말해주었다. 케틀벨 훈련에서는 이런 일이 벌어지지 않는다. 케틀벨 훈련에서 손목은 더욱 강해지지 더 약해지진 않는다.

케틀벨 훈련에서 케틀벨을 몸에 안착시킬 때(랙rack)는 두 팔을 몸통으로 단단히 눌러야 한다. 이 자세는 저크jerk나 푸시 프레스push press를 한 뒤 케틀벨을 가슴으로 떨어뜨릴 때 충격을 안전하게 흡수할 수 있게 해준다. 바벨로 저크나 푸시 프레스를 하고 쇄골 쪽으로 바벨을 자주 받으면 경기에서 패한 UFC 파이터의 모습처럼 되는, 그런 기분이 들 것이다.

바벨을 사용한 역도 기법들은 반복수가 올라가면(요즘 러시아 국가대표 역도팀은 대부분 더블로 훈련한다) 악화되는 경향이 보인다. 반면 케틀벨 퀵 리프팅은 보통 반복수가 올라갈수록 더 부드러워진다.

따라서 알렉세예프의 운동과 유사한 프로토콜을 따르는 케틀벨 훈련가들이 주목할 만한 근육 증대를 경험한 것은 놀라운 일이 아니다. 스쿼트, 벤치 프레스 그리고 데드리프트를 합산한 역대 최고의 파워리프팅 기록인 2,905파운드를 달성한 RKC인 도니 톰슨Donnie Thompson에 관한 이야기를 들은 적이 있을 것이다. 하지만 케틀벨 훈련이 단지 3개월 만에 이미 압도적 근육을 보유한 이 사나이에게 데드리프트에서 65파운드, 벤치 프레스에서는 100파운드를 추가하고, 더불어 26파운드의 근육을 증대시켰다는 것을 알고 있는가?

투포환 대학 대회 챔피언이자 톰슨의 트레이닝 파트너인 51세의 RKC, 해니Mr. Haney는 케틀벨을 이용한 빠른 리프팅을 강조하는 동일한 운동을 지속함으로써 15파운드의 근육을 증대시킬 수 있었다. 나는 이렇게 경이로운 발전을 이루게 한 것이 무엇인지 그에게 질문했다. 그의 대답은 다음과 같다. "케틀벨은 근육을 죽이지 않고 근육이 일하게 한다." 파워리프팅 웨스트사이드 바벨 클럽에서 케틀벨 세미나를 할 때, 나는 루이 시몬스Louie Simmons에게 같은 질문을 했다. 시몬스는 WSB를 지휘하는 사람이다. 톰슨은 그의 밑에서 트레이닝을 받았고, 이후 웨스트사이드 스타일을 따르고 있다. 그는 대부분 케틀벨을 이용한 빠른 리프팅은 저장된 탄성에너지에 의존하는 플라이오메트릭스 운동과는 달리 '근육'을 일하게 만든다고 주장했다.

빠른 원심성 수축Fast eccentrics 형식은 오늘날 근육 비대를 연구하는 이들 사이에서 대유행이다. 텍사스 패던-존스Texans Paddon-Jones(2001) 등은 느린 네거티브 수축과 빠른 네거티브 수축slow and fast negatives의 트레이닝 효과를 비교했다. 10주 후 느린 네거티브 수축 그룹은 스트렝스나 근섬유 타입에 있어서 큰 변화를 경험하지 못했다. 반면, 빠른 네거티브 수축팀은 주목할 만한 향상을 이루어냈다. 원심성 스트렝스는 30%, 구심성 스트렝스는 27% 증가했다. 동시에 빠른 수축 그룹은 속근 type IIb 섬유 밀도가 6%에서 13%로 성장한 반면, 지근 type I 섬유 비율은 54%에서 39%까지 감소했다.

캐너크스Canucks, 파딩Farthing, 그리고 칠리백Chilibeck(2003)은 모든 이들이, 심지어 연구자들조차 가장 좋아하는 운동으로 여겼던 컬Curls 운동들을 사용한 8주 동안의 실험 뒤에 "빠른 원심성 트레이닝은 근육 비대와 스트렝스 증대에 있어 가장 효과적이다"라는 결론을 내렸다.

쉡톤Shepstone(2005) 등 또 다른 캐나다 연구원 그룹은 빠른 네거티브 컬과 느린 네거티브 컬의 트레이닝 효과를 비교했다. 양쪽 그룹의 지근 섬유는 성장했다. 속근 섬유에도 같은 결과가 있었으나, 빠른 속도 운동 쪽 대상자들이 더 큰 증대를 이루었다. 두 그룹 모두 이두근의 단면적은 증가했지만, 특히 빠른 속도 그룹이 '근육 비대 경향성'이 높아 보였다. 스트렝스 역시 양쪽 그룹에서 모두 향상되었는데, 이번에도 모든 테스트에서 빠른 운동 쪽 대상자들이 더 빠른 증대를 보였다. 연구자들은 느린 원심성(신장성) 수축보다 빠른 원심성 수축을 통한 트레이닝이 근육과 스트렝스에 있어 훨씬 더 큰 발달을 가져왔고, 빠른 트레이닝에서 보이는 이러한 발달은 다량의 단백질 리모델링(근육의 Z-band 변화z-band streaming)과 관련이 있다는 결론을 내렸다.

토마스 파헤이 박사는 다음과 같이 설명한다. "Z-band는 웨이트 트레이닝 도중 발생하는 부상에 특히 민감한 근섬유 조직이다. 과학자들은 Z-band 손상과 복구가 근육을 크고 강하게 키우는 데 수반되는 주요한 과정이라고 생각한다. 그들은 빠른 원심성 훈련에서 보이는, 보다 큰 근육의 발달은 보다 많은 양의 Z-band 손상의 결과인 단백질 리모델링 때문이었다고 결론 내렸다. 손상된 근육 세포는 복구 과정에서 위성 세포satellite cells를 형성하는데, 이는 단순히 세포핵으로 구성된 근육 세포들이다. 근육 성장 요인들은 위성 세포가 트레이닝 동안 스트레스를 받거나 손상된 근육 세포들과 함께 결합되고, 세포 복구와 적응 과정에서 도움을 주도록 한다. 위성 세포는 단백질 합성과 근육 세포 복구에 대단히 중요한 세포량과 세포핵 수 사이의 균형을 유지하기 때문에 그 형성이 중요하다. 웨이트 트레이닝으로 야기된 부상에 이어 근육 세포들은 미래의 스트레스 요인으로부터 견뎌낼 수 있도록 손상을 복구하고 근육을 강화하기 위한 새로운 단백질을 만들기 위해 열성을 다하기 시작한다."

또한 반복적인 케틀벨 리프팅 대사작용에는 잔인한 본성이 있다. 과학자이자 챔피언, 그리고 말쑥한 신사인 파헤이 박사는 다음과 같이 이어간다. "우리는 빠른 속도의 원심성 훈련의 가치 이면에 있는 물리학에 대해 이해하기 시작하는 중이다. 이러한 형태의 운동들은 프로스타글란딘이나 활성산소와 같이 다른 화학물질과 결합하는 염증성 화학물질의 방출과 세포 손상을 촉발하는 세포 구조를 포함하는 높은 수준의 신진대사 스트레스를 일으킨다. 이러한 화학물질들로 인한 세포 손상은 단백질 합성을 자극하는데, 이는 근육량과 스트렝스를 획득하는 결과를 낳는다. 스윙과 스내치 같은 케틀벨 운동들은 오랜 시간 동안(15초에서 수분에 이르기까지) 세포 염증을 촉발하거나 근육량과 스트렝스의 증가를 향상시키는 높은 수준의 신진대사 스트레스를 유발한다."

요약하면, 폭발적인 케틀벨 리프팅을 통한 놀라운 근육량 증가의 원인이 되는 것으로 보이는 자극들은 물리적으로 근육을 '찢는' 빠른 원심성 수축과 활성산소와 함께 화학적으로 근육을 '찢는', 전신에 작용하는 대단히 힘든 빠른 리프팅 운동으로부터 발생하는 신진대사적 격변이다.

그럼, 빠른 리프팅만을 해야 하는가?

이제, 빠른 속도의 리프팅을 하기 위해 이제껏 하던 느리고 통제된 리프팅과 작별할 준비가 되었는가?

하지만 한 번 더 생각해보자. 한 연구가 무언가를 '증명'하는 경우는 드물다. 어떤 연구의 결론들에 결함이 생기는 데는 많은 이유가 있다. 예를 들면 연구에서 도출된 결론들은 특정 유형의 대상자(50대의 훈련 받지 않은 여성)에 한정되어 있다거나, 또는 특정 조건(주어진 운동 형태, 세트 수, 반복수 등…)으로 제한되어 적용된다는 점이다. 그렇기 때문에 단지 한 세트 이상의 스트렝스 훈련을 하는 것이 추가적인 이점을 제공하지 않는다고 '증명하는' 모든 연구들에 대해, 당신이 그 반대 상황을 '증명'하는 연구를 발견할 수 있는 것이다.

러시아에서 진행한 연구들 중에는 빠른 스트렝스 훈련과 느린 스트렝스 훈련을 비교했을 때, 느린 스트렝스 훈련을 강하게 지지하는 여러 연구들이 있다. 예를 들어 1987년 소련군 체력 훈련 핸드북은 물론이고 러시아에서 출판되는 여러 저작들에서 널리 인용되어온 나의 오랜 친구인 바실리예프Vasiliev의 견해에 따르면, 느린 움직임이 최대한 빠른 움직임보다 1.5배에서 2배 더 큰 스트렝스 증가를 초래한다고 한다.

과학적인 연구는 분명히 복음이 아니며, 어느 정도 (과장되어 있다는 점을) 감안해서 받아들여야 한다. 한편 그렇다고 해서 아예 가치가 없는 것도 아니다. 여러 연구 논문들이 같은 방향을 가리키고 일화적 증거에 뒷받침될 때, 해당 분야의 사람들은 그러한 연구들에 주목해야 한다. 빠른 원심성 수축 운동에 대한 경우가 그렇다. 근육 성장을 위한 프로그램에 이러한 내용들을 첨가하되, 오랜 기간 현장에서 검증되었고 연구들로 뒷받침되는 속도를 통제하여 수행하는 리프팅들을 경솔하게 제거하지는 마라.

『리턴 오브 더 케틀벨』에서 해야 할 일은 빠른 리프팅으로 근육을 '찢고', 느린 리프팅으로 근육을 쥐어짜는 것이다.

그러면 왜 러시아인들은 그렇게 말랐을까?

커다란 백상어 2마리가 그들이 한 최근 식사에 대해 이야기를 나누고 있다. "난 방금 미국인을 먹었어. 최상급 스테이크를 먹었지!"라며 한 마리가 자랑한다. 다른 상어가 대답한다. "난 러시아인을 잡았지." 그는 아쉬운 듯이 고개를 흔들며 말한다. "뻣뻣하고, 울퉁불퉁하고…." 그러다 그의 눈이 반짝인다. "근데 그 간은 진짜 별미였어!"

사실, 보드카와 소량의 음식으로 채워진 그들의 식습관을 고려할 때, 러시아인들은 그들의 커다란 간으로 좀 더 유명하다. 케틀벨 사용자들 사이에서, 적어도 케틀벨 대회에서 큰 근육을 가진 사람은 특히 보기 힘들다. 그 이유를 이해하기 위해서는 케틀벨의 역사를 살펴볼 필요가 있다.

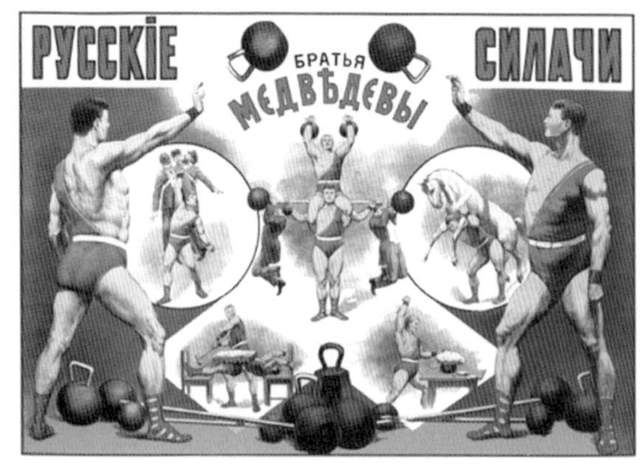

러시아인들은 수세기 동안 케틀벨을 들어 올려왔다. 케틀벨 들기에 대한 원래 '스타일'은 서양인들이 '기묘한 리프팅odd lift'이라고 알고 있는 것이었다. 우크라이나의 이반 세디와 같은 강한 남성들은 32kg 케틀벨 3개를 (하나로 연결하지도 않고) 밀어냈다! "내 보드카잔을 잠깐 들고 있어봐. 내가 뭐 하나 보여줄게"라고 말하면서!

이 기묘한 리프팅은 구 소련 시대에서도 (특히 서커스에서) 계속되었다. 이때는 케틀벨을 활용하는 두 가지 사용법이 추가로 개발되었다. 하나는 스포츠를 위한 체력 훈련이었다. 역도계의 거물 알렉세이 메드베데프Alexey Medvedev의 코치인 로만 모로즈Roman Moroz는 1958년 저서 『Develop Strength』에서 '케틀벨을 활용한 운동들은 스트렝스를 발달시키는 훌륭한 수단이다'라고 설명하였다. 또한 '케틀벨은 육상 선수, 스키 선수, 역도 선수, 레슬링 선수, 체조 선수, 조정 선수, 권투 선수, 곡예사 등 다양한 종류의 선수들을 훈련시키는 데 사용될 수 있다'라고 했다.

이것이 이 책에서 주목하는 바이다. 케틀벨 훈련은 수단일 뿐이지 목적이 아니다. 저크와 스내치는 특정 신체 속성을 개발하기 위한 운동이지 숫자를 채우는 데 집중하는 운동이 아니다.

케틀벨이 사용된 다른 하나는 주어진 무게로 최고 횟수를 겨루는 기르보이 스포츠girevoy sports 또는 케틀벨 스포츠라고 불리는 형태이다. 이 운동은 최초의 공식 대회가 개최되었던 1948년부터 시작되었다. 종목은 케틀벨 하나로 하는 스내치와 케틀벨 두 개로 하는 '어떻게든 하는' 저크였다. 다시 말하면, 선수는 프레스아웃이나 그들이 생각할 수 있는 모든 방법들을 동원해 저크를 마무리하는 것이 허용되었다. 60kg 부문 우승자는 32kg 케틀벨로 28회 스내치와 7회 저크를 해냈다. 70kg 챔피언은 23회 스내치와 15회 저크를 했다. 80kg 체급에서는 30회 스내치와 13회 저크가 승리자의 기록이었고, 80kg 이상 체급에서는 33회 스내치와 19회 저크를 성공한 자가 정상에 올랐다.

1950년대 기르보이 스포츠는 군인들과 농부들 사이에서 인기를 얻는다. 그리고 1960년대 특히 러시아, 우크라이나, 그리고 리투아니아에서 크게 성행했다. 기르보이 스포츠의 현대사는 공식 규정과 등급 제도가 발달하고 그 기록이 시작되었던 1962년부터이다. 1960년대 후반에서 1970년대 초반까지는 32회 스내치와 25회 저크가 가능하다면 금메달을 획득할 수 있었다. 오늘날의 기록은 저크 175회, 스내치 220회이다(양팔을 합쳐)!

이 스포츠는 제2차 세계대전 이후, 조용한 데뷔를 한 뒤 많은 발전을 했다. 소련이 실용적으로 '응용 스포츠'라고 부르는 것에서 시작하여, 건강은 물론 전투와 노동에 대한 적합성을 발전시키기 위한 수단인 일반적인 신체 준비를 촉진하는 단계를 거쳐, 고도의 기술을 가진 진정한 스포츠로 발전해왔다. 70kg짜리 케틀벨을 저글링하는 발렌틴 디쿨Valentin Dikul과 같은 많은 서커스 기르빅들이 공연을 하는 동안 기르보이 스포츠 선수들은 자신의 몸을 지구력 운동선수의 체격으로 발전시켰다. 그들이 하는 스포츠의 반복수는 근육을 만들기에는 너무 많아졌다.

기르보이 스포츠에서, 스내치는 그립에 과부하가 걸리고 저크는 소중한 에너지를 소모해버린다는 이유로 폭발적인 움직임이 축소되었다. 원심성 부하는 근육을 찢고 경련을 초래하기 때문에 많은 반복수를 하는 데 방해요소가 되었다. 떨어지는 케틀벨을 가까이 받기 위해 발끝을 세우고 늑골과 척추의 탄성 특성을 이용하여 낙하하는 케틀벨의 운동 에너지를 소멸시키는 등 정교한 기술이 개발되었다. 이는 저크의 반복수를 극대화하기 위한 완벽한 전략이다. 한편, 근육 비대 기전을 자극하기 위해 필요한 것과는 정반대의 형태이다.

다음과 같은 비유를 생각해보라. 뒤로 넘어져 엉덩방아를 찧으면 그 충격이 당신을 다치게 할 것이다. 반면 넘어지면서 구르면 충격은 거의 사라진다. 하지만 근육은 엉덩이 꼬리뼈와는 다르다. 근육을 성장시키기 위해서는 충격을 경험할 필요가 있다.

내가 언급했던 파워리프터들과 비교해보자. 나는 알렉시브가 빠른 리프팅을 했다고 확신한다. 그들은 케틀벨 훈련을 에너지 관리, 극도의 지구력 운동으로 사용하지 않았다. "락아웃을 하기 위해 엄청난 힘을 끌어올려라. 수동적으로 움직이지 마라." 이것이 RKC인 도니 톰슨이 스윙을 하는 방식이다. 그는 주어진 무게로 얼마나 많은 반복을 할 수 있는지 조금도 개의치 않았고, 매번 최선을 다했다. 이것이 웨스트사이드 바벨 클럽의 사고방식이다. 데드리프트를 할 때 리프터는 최대 무게의 60% 중량을 사용하여 최대한 폭발적인 움직임으로 1회씩 데드리프트를 하는 훈련을 한다. 분명 이 정도로 가벼운 중량을 가지고 더 많은 반복을 할 수 있지만, 그것이 이 운동의 목표는 아니다.

"락아웃을 하기 위해 엄청난 힘을 끌어올려라. 수동적으로 움직이지 마라." 이것이 RKC인 도니 톰슨이 스윙을 하는 방식이다. 그는 주어진 무게로 얼마나 많은 반복을 할 수 있는지 조금도 개의치 않았고, 매번 최선을 다했다. 이것이 웨스트사이드 바벨 클럽의 사고방식이다.

기르보이 스포츠 선수들은 워크아웃당 총 부하를 25톤이나 그 이상으로 다루고 몇 시간 동안이나 훈련을 하는 반면, 거대한 몸을 가진 사람들은 훈련 총 볼륨을 조절하고 근육을 낭비하는 일을 피하려고 한다. 도니는 훈련 동작의 반복수를 100회 내외로 제한한다. 그리고 충분한 휴식을 취한다. 파워리프터들은 자신들의 세계에서 근육 친화적인 습관을 습득하였다. 옛말에 이르길 "서 있을 수 있으면 걷지 말고, 앉을 수 있으면 서 있지 말며, 앉는 것보다는 누워서 낮잠을 사는 것이 좋을 것이다"라고 하였다. 만약 밤에 8~10시간 자고 여기에 더해 낮잠을 잘 수 없다면 충분한 벌크업을 하려고 기대하지 마라. 그리고 파워리프팅 외 다른 스포츠를 위한 훈련들을 열심히 하고 있다면 희망을 버려라. MMA 훈련이나 고강도 러닝은 근육 킬러들이다. 한편, 만약 당신이 격투가인데 몸을 키우고 싶다면, 필요와 목표 사이에서 심각한 혼란을 느끼게 될 것이다.

영양도 과소평가해서는 안 된다. 아무리 효과적인 근육 발달 프로그램이라도 많은 칼로리와 단백질이 뒷받침되지 않으면 얻는 이득은 미미할 것이다. 발을 사용하지 않고 로프를 타는 것은 강력하고 빠른 원심성 부하 운동이며, 훌륭하게 상체를 발달시키는 운동이다. 하지만 이도 잘 먹는 것이 뒷받침되어야 한다. 프랑스 외인부대는 로프 훈련을 주요 PT 종목 중 하나로 삼고 있으며, 부대 구성원들은 압도적인 기록들을 가지고 있다. 나는 유명한 제2 공중강습대대 소속 베테랑인 RKC 2 토미 일리아Tommy Eli에게 자세한 사항을 물었다.

> "Deep Recon 특공대의 적성검사 중 일부는(내가 부대에서 근무하던 때 그랬던 것일 수도 있다) 완전군장을 한 채 무기와 20kg(44파운드)의 무게를 지고 오로지 손만을 사용하여 20피트 로프를 오르는 것이다. 나는 그 부대에 있지 않았지만, 충분히 자주 로프 테스트를 받았다. 전체 테스트에는 완전군장 상태로 5시간 내에 완주해야 하는 30km 행군 및 달리기 그리고 결승선 통과와 동시에 로프 오르기가 포함되어 있다. 로프는 마hemp 소재의 지름 34mm 표준 규격이다. 로프 오르기의 유일한 규칙은 손만을 사용해야 한다는 것으로 다른 것들은 고려되지 않는다. 나는 어떤 특정 방식의 로프 오르기도 배운 적이 없었지만 그 위로 오르지 않으면 나에겐 지옥이 보장되어 있었다."

그럼에도 불구하고 그들의 놀라운 스트렝스 때문에 몸집이 좋은 미해군과 달리 부대원들은 강단이 있었다. 미국 정부가 군인들에게 충분한 열량과 단백질을 제공하는 상황에서 프랑스 부대원들은 빵과 커피로 된 아침식사와 담배만을 받았다.

파워리프터인 필 워크맨Phil Workman과 토니 톰슨은 남자처럼 먹는다. 러시아 케틀벨이 미국 스테이크를 만나면, 이건 정말 아름다운 조합이다. 나는 영양 전문가도 아니고, 영양에 대한 조언을 제시하려는 것도 아니다. 신뢰할 수 있는 영양 정보를 찾아보고 먹어라. 많이.

위에 내용 중 어느 것도 무엇이 '올바른' 트레이닝 방법인지에 대한 판단이 아니다. 특정 목표를 달성해야 한다는 맥락에서만 보면 어떤 방법도 맞을 수 있다. 만약 최고 횟수를 달성하는 것이 목표라면, 스스로를 지구력 있는 선수처럼 유지할 필요가 있다. 근육과 파워를 좇는다면, 파워 종목 선수처럼 트레이닝하라.

CHAPTER 2

폭발과 성장

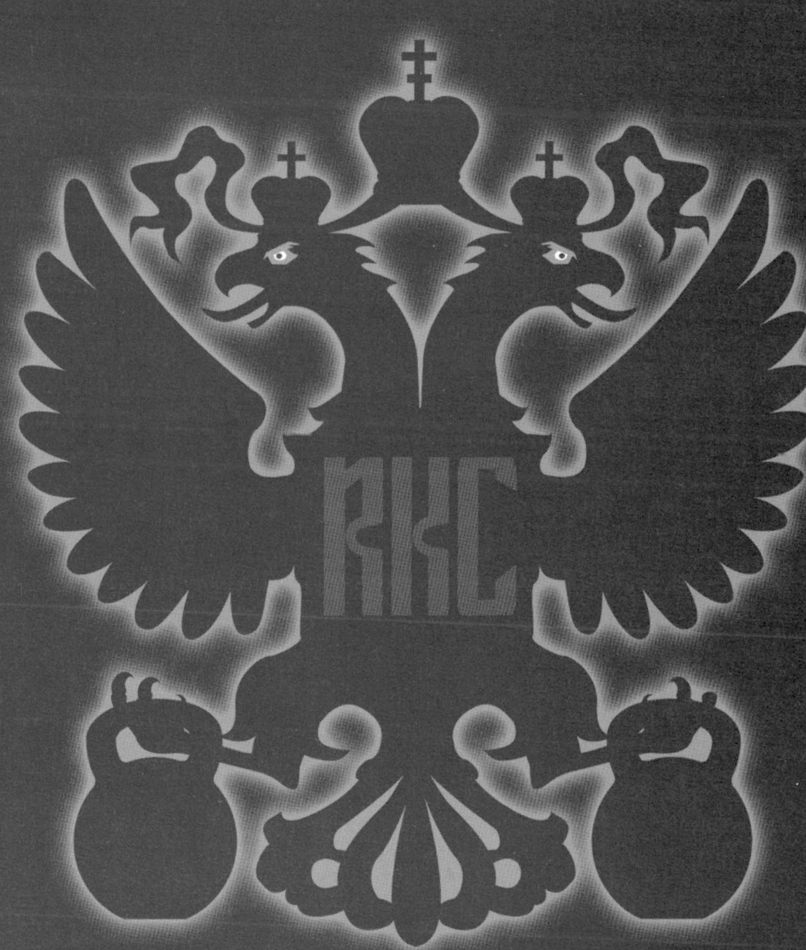

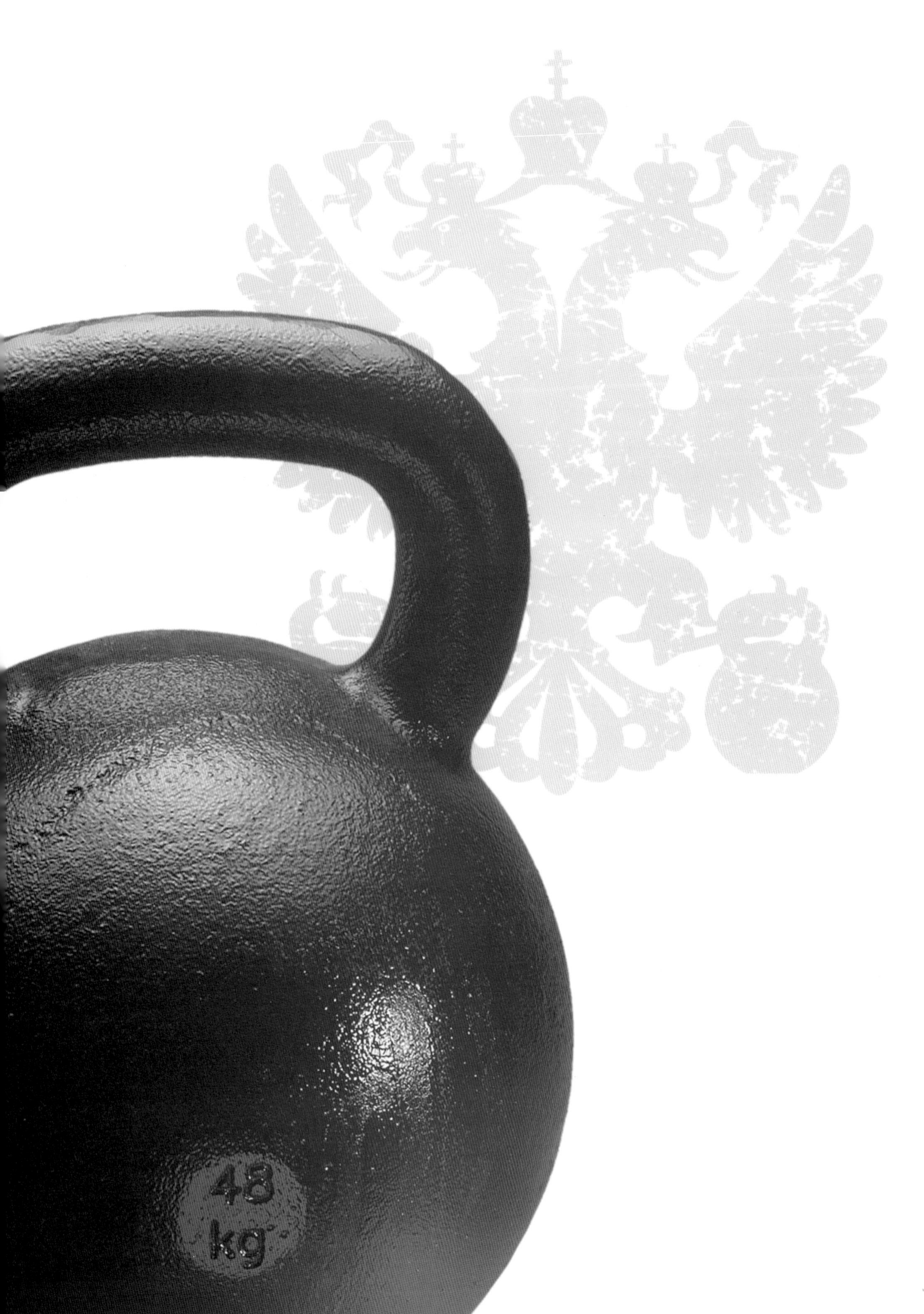
48
kg

더블 클린은 노릇노릇하게 구워줄 것이다

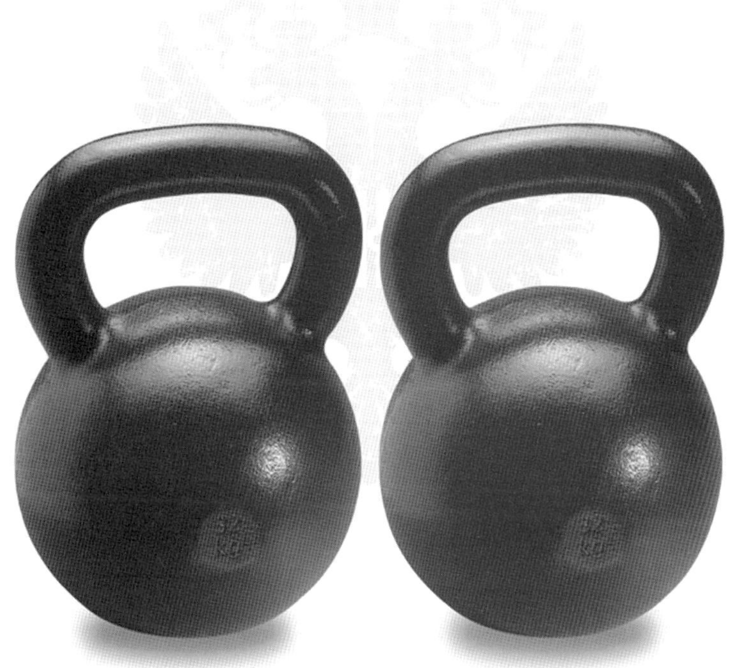

당신은 지금까지 클린을 하나의 운동이 아니라 단지 프레스와 같은 다른 드릴을 위해, 랙 자세로 케틀벨을 다른 운동으로 전달하는 수단으로 사용해왔다. 그 좋은 시절과 작별하라.

더블 케틀벨 클린의 테크닉은 싱글 케틀벨 클린과 동작이 거의 같지만 그 효과는 더 높다. 아르카디 로브예프Arkady Vorobyev 교수의 실험에 따르면, 경험이 풍부한 역도 선수조차도 32kg 케틀벨 한 쌍으로 한 클린 10회 1세트만으로 심박수의 최고치를 넘겨버렸다. 그리고 그 심박수는 10분이 넘도록 유지되었다.

케틀벨 한 쌍을 몸 앞 1피트(약 30cm) 정도 앞에 위치시키고, 손잡이는 아주 열린 'V'로 배열한다. 숨을 들이마시고 하이크 백을 한 뒤, 클린 동작을 한다. 엉덩이를 사용해 동작을 추진하고 발은 바닥을 눌러 랙 동작으로 이어지게 한다. 탑 자세에서 복근을 단단하게 만들고brace 둔근을 강하게 조인다.

더블 클린 시작 자세

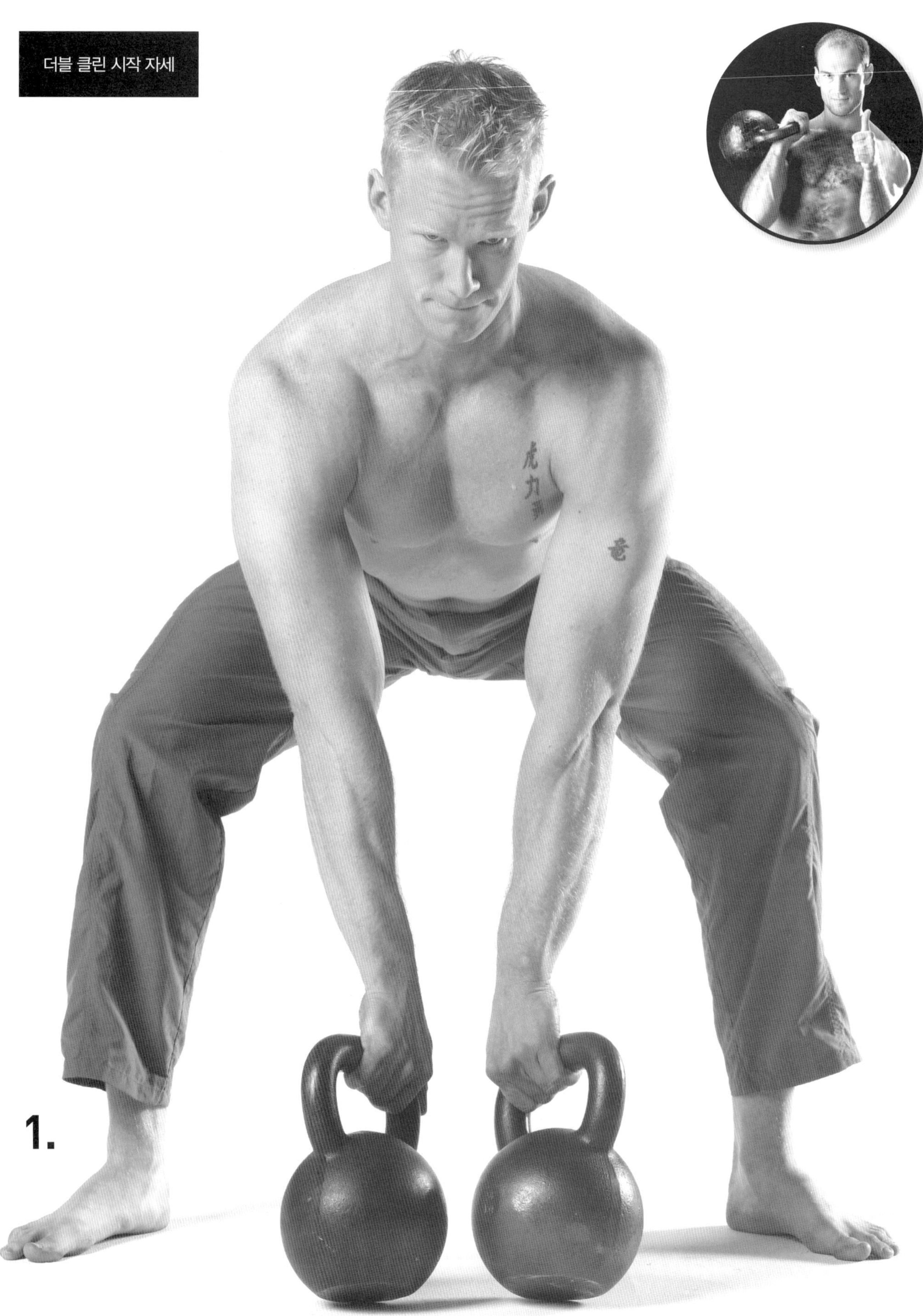

1.

어깨 건강을 위한 'V' 배열

마스터 RKC 케네스 제이는 "'열린 V자' 형태로 케틀벨을 위치시키는 것이 중요하다"고 강조한다. 그는 "나는 데드 스타트 클린dead start clean(케틀벨이 바닥에 정지한 상태에서 바로 클린하는 것)으로 내 수영 선수 고객들의 망가진 어깨를 훌륭하게 재활시켰다"고 말했다. 수영 선수들의 문제는 물속에서 어깨를 너무 많이 내회전시키는 것이다. 케틀벨 손잡이를 'V' 형태로 놓은 위치에서 잡으면 어깨를 내회전 상태로 만들어 외회전근들을 사전-신장pre-stretching시킨다. 이로 인해 바닥에서 데드 스타트 클린을 하면 외회전근이 강력하게 수축된다. 내가 지도하는 수영 선수들은 (물리치료사들이 뭐라고 하던 간에) 저중량 운동, 분홍색 고무밴드, 외회전근 고립 운동, 조심스러운 운동 따위는 하지 않는다. 내회전-외회전 스트렝스 불균형에 데드 스타트 클린이 훨씬 좋다.

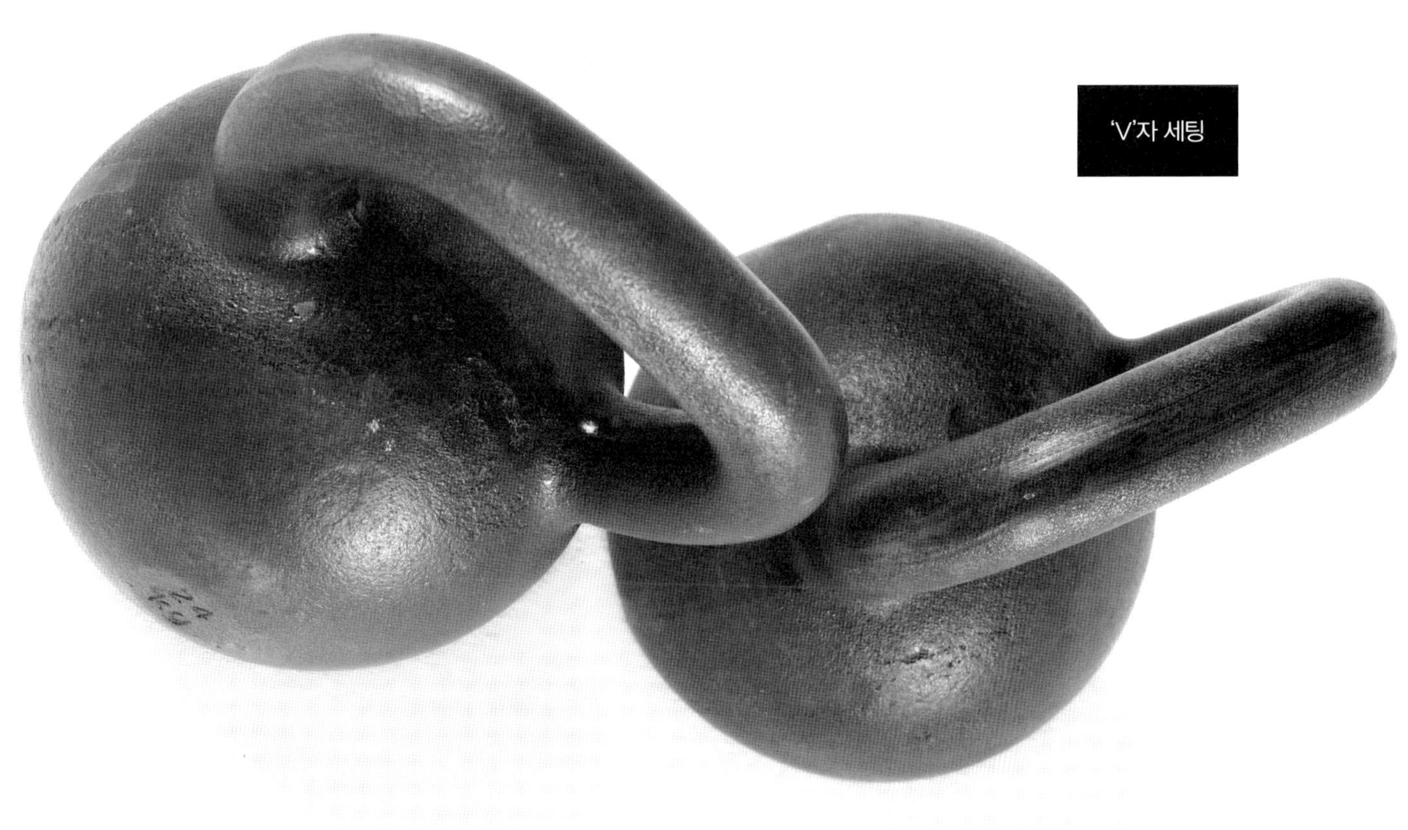

'V'자 세팅

더블 클린 동작 진행

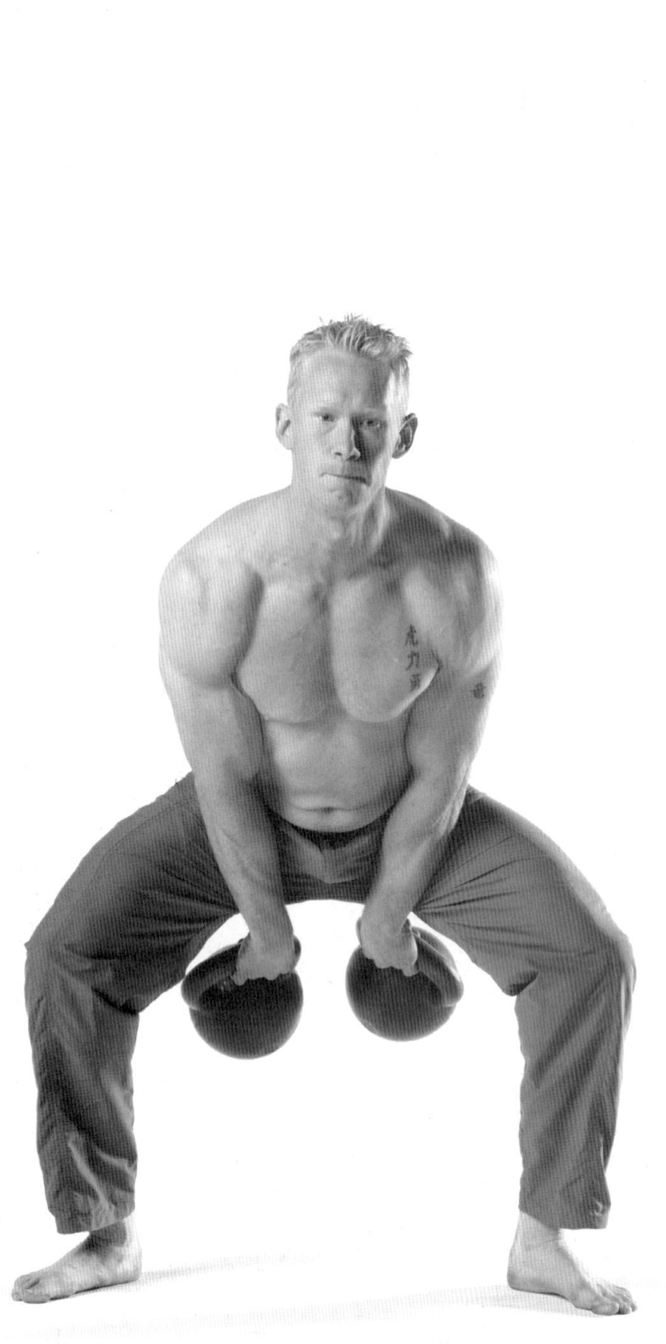

2.

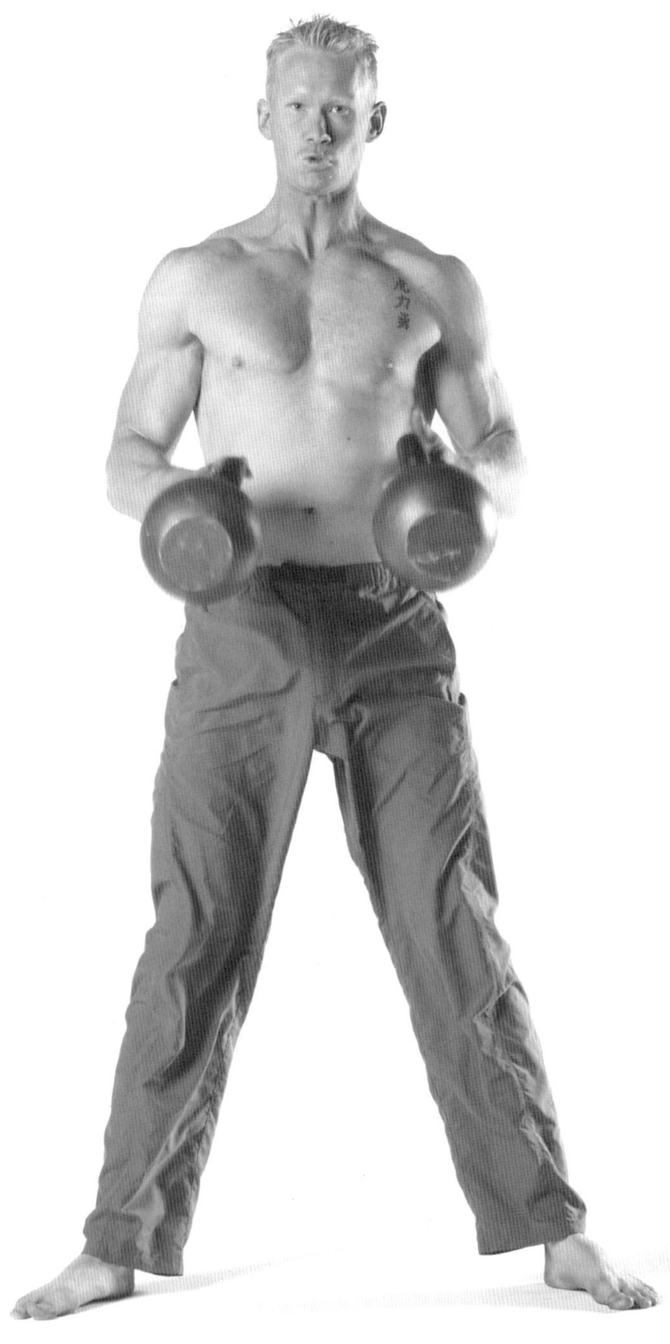

3.

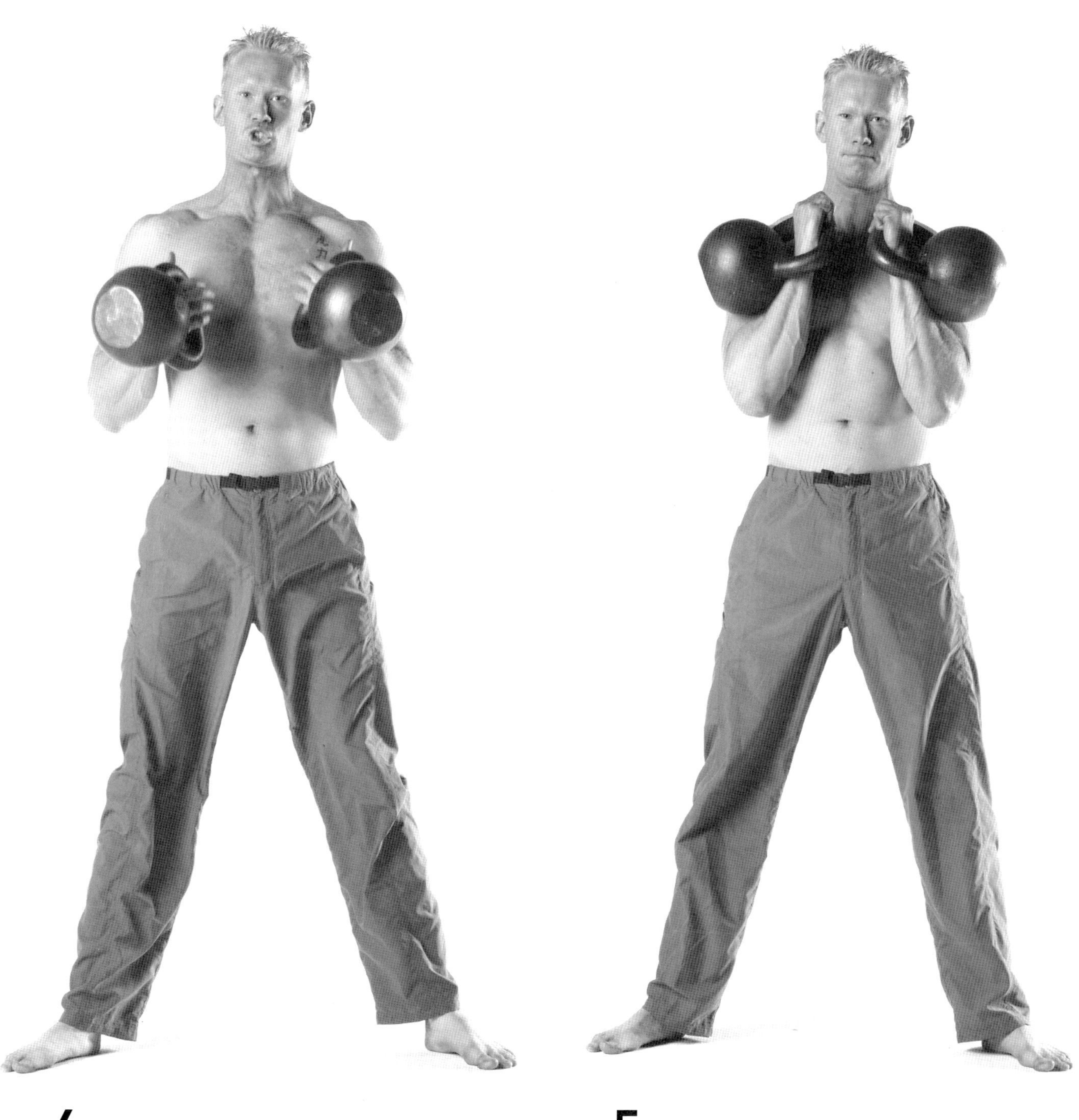

4.

5.

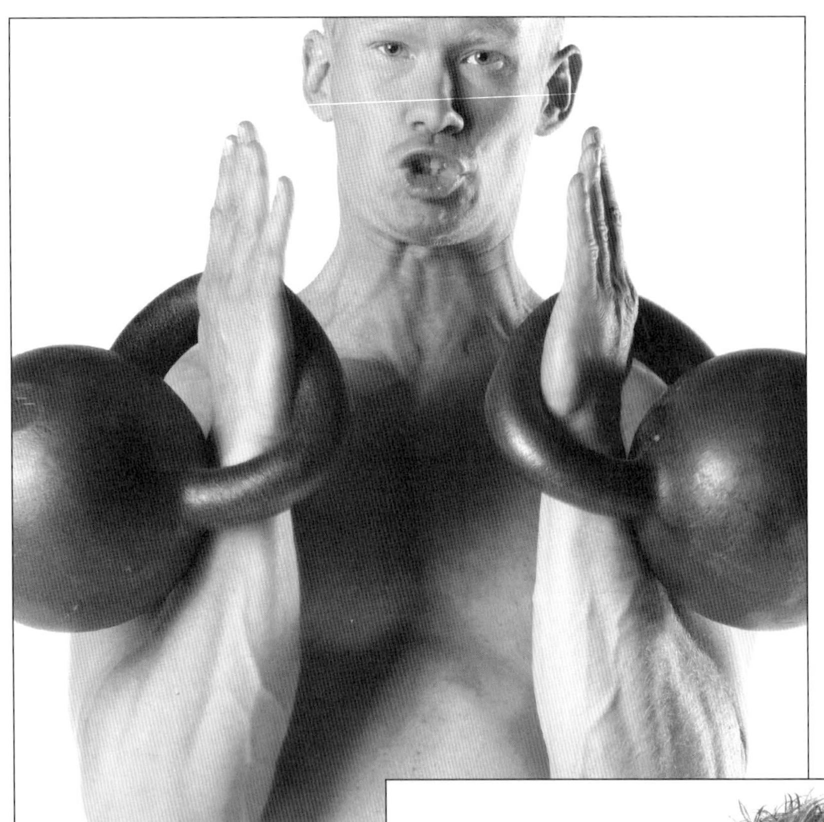

탑 자세에서 케틀벨 핸들에 부딪혀 손가락을 뭉개지 않도록 유의하라. 랙 자세를 취하기 전 저크 단계에서 손잡이를 움켜잡지 말고 손을 핸들 속으로 찔러 넣어라. 이렇게 하면 손가락을 다칠 일이 없을 것이다. 단, 프레스를 하는 근육들의 텐션이 풀릴 수 있으니, 프레스를 할 때는 손을 펴서는 안 된다. 손가락이 다치지 않게만 주의하라.

클린에서 랙 자세로 케틀벨을 받기 전 저크를 할 때 핸들을 움켜쥐지 말고 핸들 사이로 손을 찔러넣어라. 이렇게 하면 손가락이 다치지 않을 것이다.

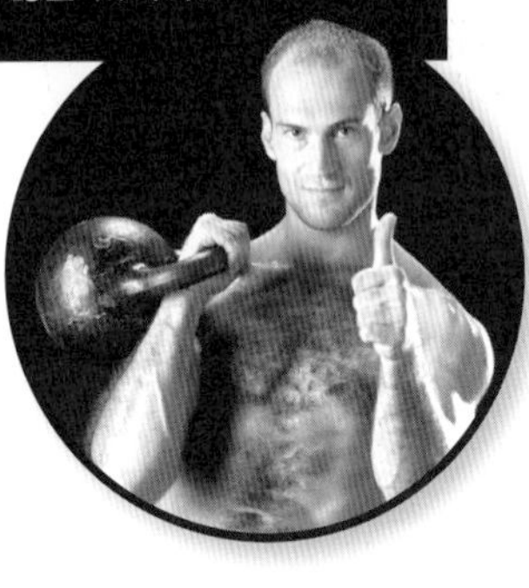

핸들 사이에 손가락을 끼지 마라! 손은 핸들 속으로 찔러 넣어라.

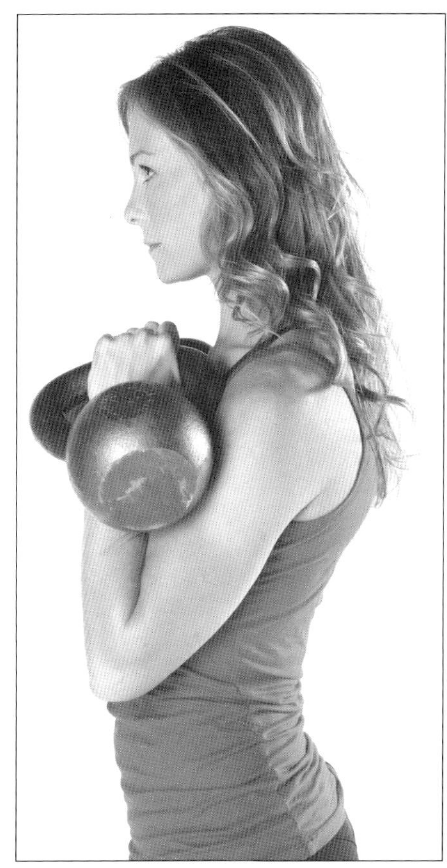

여성 동지들에게는 조금 다른 문제가 발생할 수 있다. 팔꿈치가 바깥으로 비틀리지 않게 해야 한다. 왜냐하면 케틀벨이나 전완이 가슴을 때리는 것은 건강에 좋지 않기 때문이다. (비록 그게 아프지 않다고 할지라도 그렇게 하면 안 된다.) 따라서 불편한 느낌이 들더라도 팔 간격을 넓혀 케틀벨을 받도록 하자.

이 페이지의 두 사진 모두 여성 동지들에게 적합한 랙 자세를 보여준다. 가슴을 압박하거나 팔꿈치에 무리가 가지 않는다.

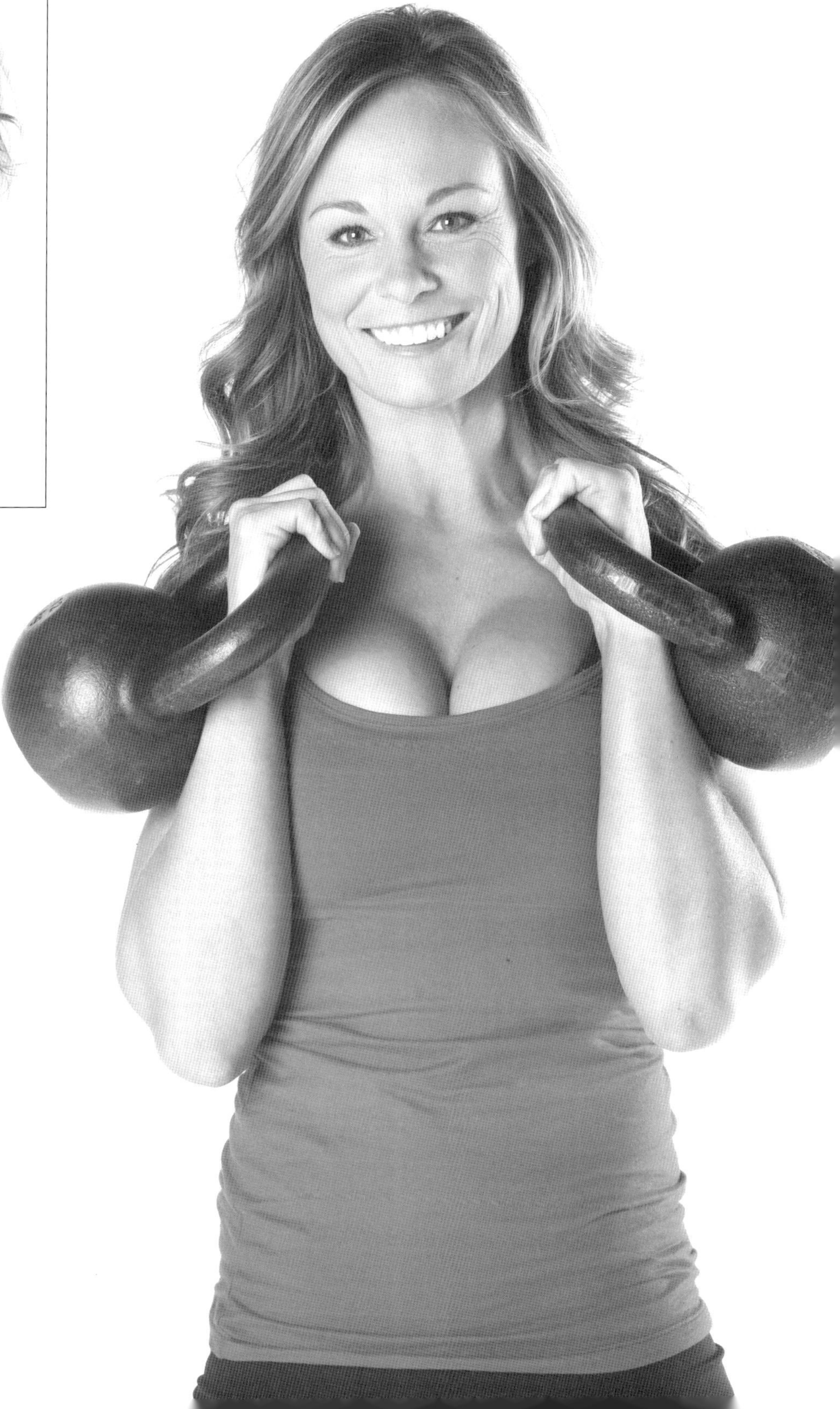

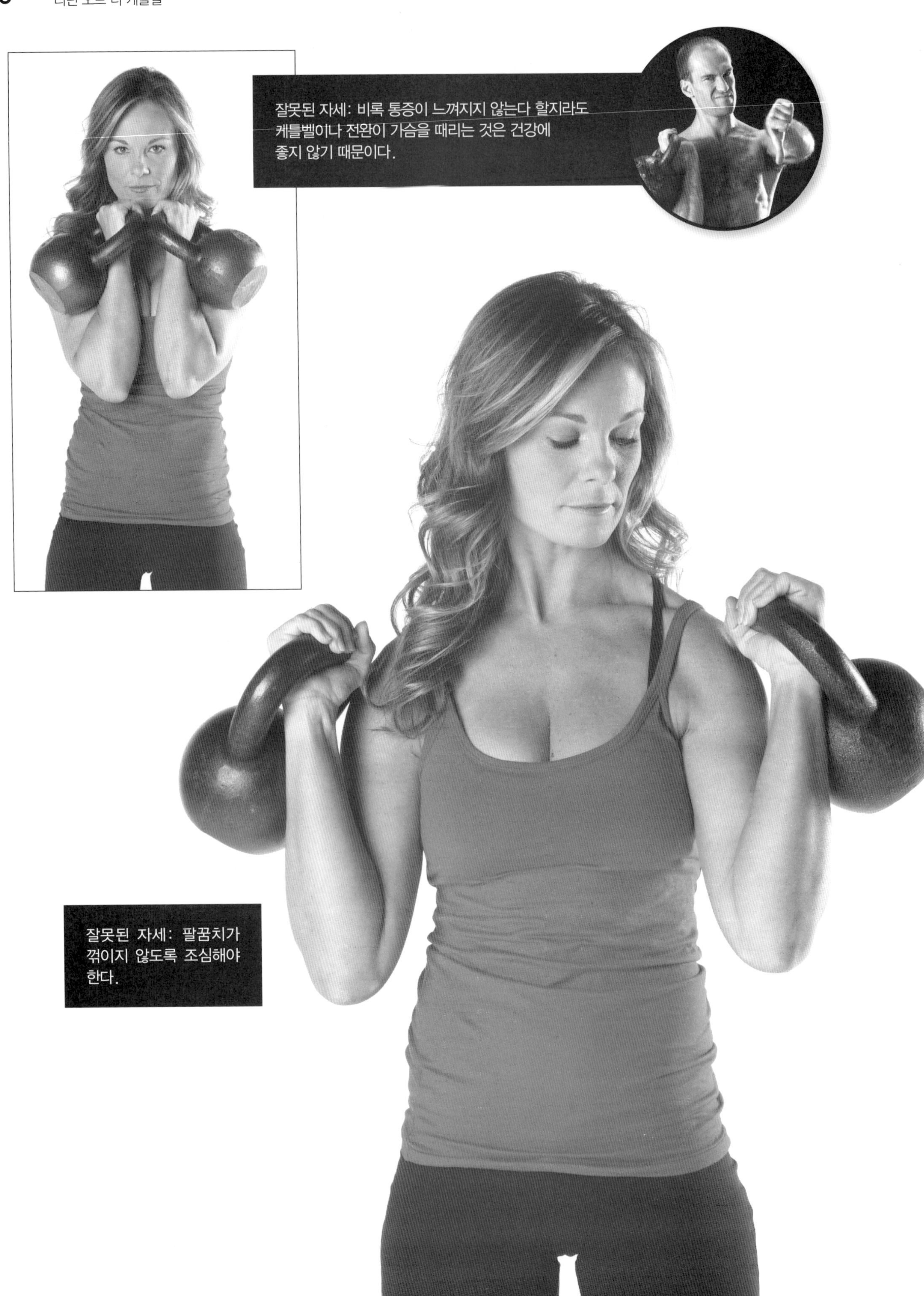

잘못된 자세: 비록 통증이 느껴지지 않는다 할지라도 케틀벨이나 전완이 가슴을 때리는 것은 건강에 좋지 않기 때문이다.

잘못된 자세: 팔꿈치가 꺾이지 않도록 조심해야 한다.

두 팔을 쭉 펴라!

RKC인 세실리아 톰이 우리 포럼에 다음과 같은 글을 올렸다. "오늘은 내가 올 봄을 맞이해 처음으로 탱크톱을 입은 날이다." "그리고 나는 친구와 함께 거울 앞에 서서 팔 운동을 하였다." 거울 앞에서 운동하는 것이 금기이긴 하지만 이분은 숙녀시니 묵인하도록 하자. "그리고 내 왼팔(이두근과 삼두근)이 오른팔보다 두껍다는 사실을 발견하였다. 그리고 파벨이 '빠른 원심성 부하는 근육을 만든다. 기술이 완벽한 전우들에게는 이러한 효과가 발생하지 않는다는 것이 흥미롭다. 왜냐하면 이두박근들은 감속에는 별로 참여하지 않기 때문이다'라고 했다. 아마 내 왼팔(약한 쪽)의 기술이 그다지 좋지 않아 왼쪽 근육을 더 많이 키워 돌연변이처럼 보인다는 것이리라. 사실 내 팔은 이미 내 취향에 비해 너무 크다. 나는 키가 작은 편이니까…."

러시아에서 케틀벨 클린은 전통적으로 이두근을 만드는 운동이 아니다. 적절한 케틀벨 클린 동작에서 팔은 이완되고 둔근을 사용해 추진력을 만든다. 그러나 미국인들을 훈련시키면서 나는 뭔가 특이한 점을 발견하였다. 마른 체형이지만 괜찮은 케틀벨 기술을 가진 사람들은 그 몸매를 유지하였지만, 파워리프팅 챔피언인 RKC 필 워크맨같이 체격이 크고 다소 뻣뻣한 사람들은 다소 '잘못된' 기술을 사용해 클린을 할 때 팔꿈치는 약간 구부러져 있고 팔을 뻣뻣하게 한 채로 클린의 바텀 자세를 하여 팔의 둘레가 빠른 속도로 두꺼워졌다.

팔을 구부린 채로 클린을 감속시키는 동작을 하면 이두근이 커지기 쉽지만, 반면 이두근이 찢어질 가능성 역시 생긴다. 그렇게 하면 안 된다. 삼두근에 텐션을 넣어 팔을 완전히 펴야 한다.

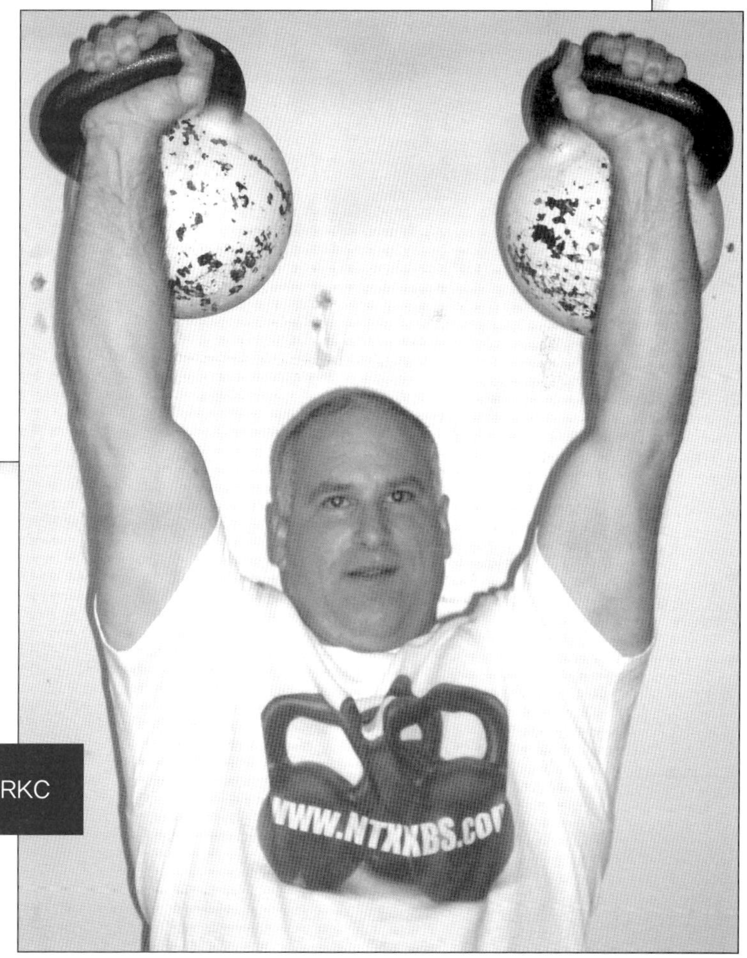

필 워크맨, RKC

적어도 더 가벼운 케틀벨 한 쌍으로 클린을 완벽하게 할 수 있을 때까지는 무거운 케틀벨 한 쌍으로 클린을 시도하지 마라. 레슬링 수플렉스와 비슷한 방법으로 한 쌍의 케틀벨을 랙 자세로 쉽게 '떠올리는' 것은 가능하다. 케틀벨을 앞으로 보내고 몸을 뒤로 젖혀 랙 자세로 케틀벨을 받기 위해 무릎의 반동을 이용하기만 하면 되는 것이다. 하지만 이러한 짓을 할 생각은 꿈도 꾸지 마라!

시니어 RKC인 제프 노이퍼트는 고중량 더블 클린, 더블 스윙, 그리고 더블 스내치를 위해 다음과 같은 훌륭한 조언을 하였다. "시선은 지평선을 향하라."

역도 동작처럼 고관절을 완전히 신전시킨 다음, 이어서 세컨드 딥second dip을 하는 것은 그나마 나은 동작이지만 여전히 허가되는 동작은 아니다. 세컨드 딥을 할 만큼의 권한을 얻기에 충분한 중량은 아직 감당하기 힘들 것이다. 이 동작을 하는 경향은 둔근 스트렝스에 대한 자신감이 없음을 의미한다.

운동에서 치팅을 하는 메커니즘을 생각해보자. 신경계는 갑작스럽게 근육들이 계획대로 움직임을 완성하기에 충분한 힘을 가지고 있는지 의심을 품고 재빨리 저항이 최소화되는 길로 계획을 변경한다. 데드리프트를 할 때가 이에 대한 훌륭한 예를 제공한다. 파워리프터는 처음에 다리를 세게 밀어내지만 바벨이 거의 움직이지 않는다면 공황상태에 빠져 더 나은 역학적 지렛대를 사용하기 위해 엉덩이를 위로 들 것이다. 공황상태에서 내리는 다른 모든 결정들과 마찬가지로, 이는 매우 짧은 시야에서 내리는 결정이다. 이렇게 하면 특정 지점에서 바벨을 움직이는 것이 조금 더 쉬워질지는 몰라도 결코 데드리프트를 락아웃으로 끝마치지는 못하며 위험성은 더욱 높아진다. 당황했을 때는 이게 좋은 생각이라고 여겼을 테지만….

'떠올리는' 클린. 이런 식으로 하지 마라.

반면 경험이 많은 리프터는 더 쉽게 우회할 수 있는 길을 가지 않고, 아무리 어렵고 힘들게 느껴진다고 해도 좁으면서도 곧은 기술의 길을 갈고 닦는다. 고중량 더블 케틀벨 스윙, 클린, 스내치 모두 같은 방식의 길을 갈고 닦아라. 당신의 스트렝스를 믿어라. 두 발로 바닥을 밀어내고 둔근에 긴장을 주어라. 약한 본능이 당신을 지배하지 못하게 하라. 아무리 힘들어도 기술의 홈groove을 지키는 것이 스트렝스 전문가의 전형적인 특징이다.

프레스를 할 경우의 클린에는 랙 자세와 그립에 엄격한 룰이 적용되지만 저크나 푸시 프레스를 하기 전에 하는 클린에는 몇 가지 미묘한 변형 사항이 있다. 이 사항에 대해선 푸시 프레스 섹션에서 다룰 것이다.

『엔터 더 케틀벨!』에서 배운 파워 브리딩 패턴power breathing pattern을 잊지 마라.

- 내려가는 동작에서 숨을 코로 날카롭게 들이마신다. 이때 케틀벨은 가장 낮은 지점 근처에 위치한다.
- 탑 자세에서 부분적으로 날카롭게 숨을 내쉰다.
- '방패 뒤에서 숨을 쉰다.' 척추가 취약해질 때마다 복부에 주먹이 날아오는 것에 대비하는 것처럼 복부를 잠근다.

피곤한 상태일 때 파워를 추구하는 선수에게 나쁜 습관, 즉 지구력 위주 선수의 호흡 패턴이 발달하게 될 수도 있다.

호흡과 움직임을 협응시키는 것에는 다음 두 가지 방법이 있다. 바로 해부학적 방법과 생체역학적 방법이다. 블라디미르 자치오스키Vladimir Zatsiorsky 교수는 "작은 노력으로 움직였을 때(체간 기울이기와 같은 칼리스데닉calisthenic 운동을 하는 것과 유사한) 들이마시는 숨은 체간 신전과 일치시키고 내뱉는 숨에서 체간을 굴곡시켜야 한다. 이를 해부학적 일치(호흡 단계와 움직임을 일치)라고 부른다. 반대로, 높은 힘이 생성될 때 내쉬는 힘은 움직이는 방향 또는 해부학적 자세와 관계없이 움직임 단계와 일치해야 한다. 예를 들어 조정 경기 선수는 스트로크 단계에서 숨을 내쉬거나 발살바 기법을 사용한다. 이 호흡을 생체역학적 일치라고 한다. 스트렝스 운동을 하는 동안에는 호흡과 동작이 해부학적 일치보다는 생체역학적으로 일치해야 한다"고 말했다.

생체역학적으로 호흡하는 것에는 수행 능력과 안전상의 이유가 있다. 진중하게 호흡을 들이마시고 있을 때, 당기는 동작 바로 아래에서 숨을 조금 내뱉으면서 해부학적 일치로 가고 싶은 유혹을 받을 것이다. 그러지 마라. 몸을 내릴 때는 두 번째 흡기를 해야 한다. 케틀벨들이 몸 뒤로 빠져나갈 때 숨을 내쉬지 말고 코를 통해 재빨리 공기를 두 번 들이마시도록 하라.

더블 스내치, 풀 바디 파워를 표현하는 궁극의 형태

랜달 스트로센Randal Strossen 박사는 "등은 리프터들에게 있어, 보디빌더의 이두박근과 같은 존재이다"라고 말했다. 그러므로 더블 스내치는 우리 리프터들에게 있어 바이셉스 컬과 같은 위치에 있는 운동이다.

이 운동은 확실히 초보자를 위한 것이 아니다. 전제조건은 다음과 같다. 싱글 케틀벨 스내치의 숙달, 완벽한 오버헤드 숄더overhead shoulder 자세의 가동성과 안정성, 강력한 더블 케틀벨 스윙, 두려움 없는 정신력, 그리고 케틀벨 한 쌍을 떨어뜨려도 되는 열린 공간.

스내치! '시선은 지평선을 향한다.' 공격적인 마음가짐을 지닌다. 주저하지 마라. 두 번 생각하지 마라. 늘 그렇듯이, 세컨드 딥을 하지 마라. 대신 좀 더 힘을 내라.

더블 스내치

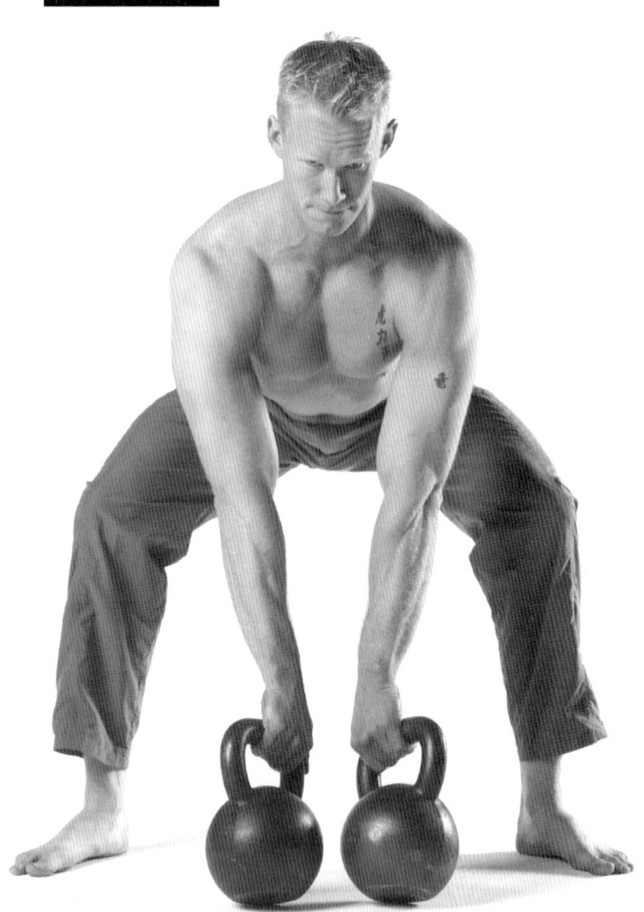

1.

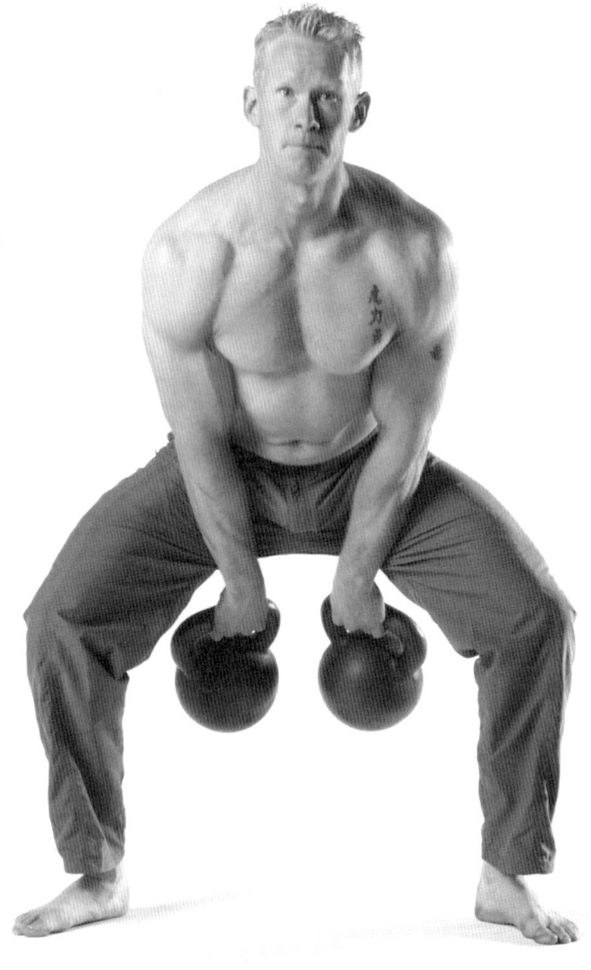

2.

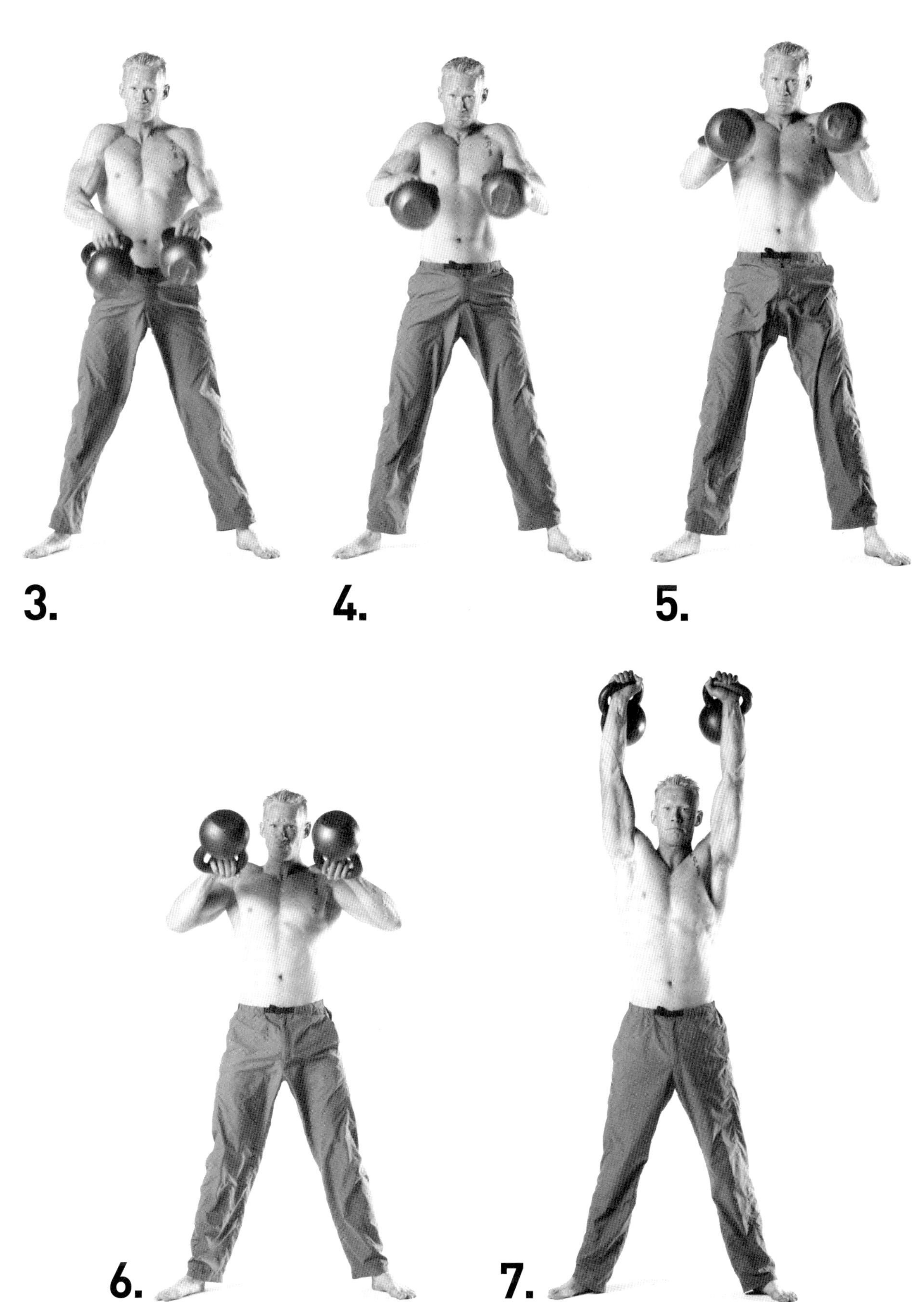
3.
4.
5.
6.
7.

케틀벨을 다리 사이로 떨어뜨리기 전에 가슴까지 내린다. 여기에는 몇 가지 이유가 있다. 두 무릎을 벌려야 하는 것은 작은 문제이다. 체중의 절반 정도 되는 중량과 체중 사이의 엄청난 운동 에너지는 잘하면 얼굴을 바닥에 박게 하고 나쁘면 허리를 부서버릴 것이다. 여기서는 스트렝스가 문제가 아니라, 체중에 대한 케틀벨 한 쌍의 상대적인 질량이 문제이다. 이 큰 힘을 고정시킬 정도로 체중이 충분히 무겁지는 않을 것이다.

이 내용은 더블 스내치를 위한 것이다. 만약 당신에게 더 많은 지시사항이 필요하다면, 더블 스내치를 할 준비가 되어 있지 않은 것이다. 높은 수준의 브라질리언 주짓수 강사인 로이 해리스Roy Harris는 자신의 교육 코스에서 몇 가지 질문에 답하는 것을 다음과 같은 이유로 거부하였다. "당신이 하는 질문의 성격은 기술을 반복 연습하는 시간을 들임에 따라 바뀌게 될 것이다. 반복 연습에 대한 충분한 시간이 없기 때문에 그런 질문을 하는 것이다. 만약 충분히 연습한다면 수행에 관한 질문의 답변이 될 뿐만 아니라, 당신이 가지는 질문의 본질을 변화시킬 것이다. 이는 미적분학 교육 과정에서 대수학에 대한 질문을 하는 것과 같다."

다시 말해, 만약 더블 스내치를 할 수 없다면 『엔터 더 케틀벨!』의 기본을 다시 연마해야 할 필요가 있다는 뜻이다.

더블 스내치(측면)

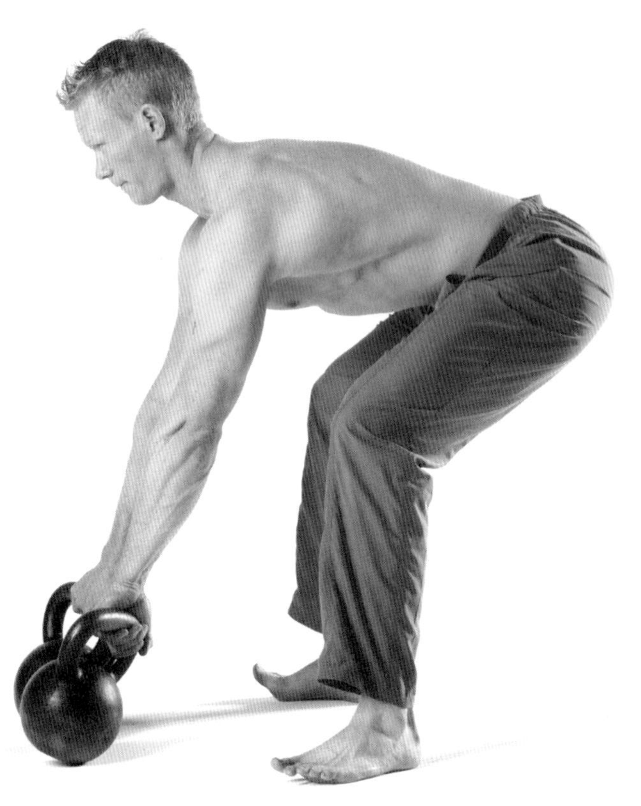

1.

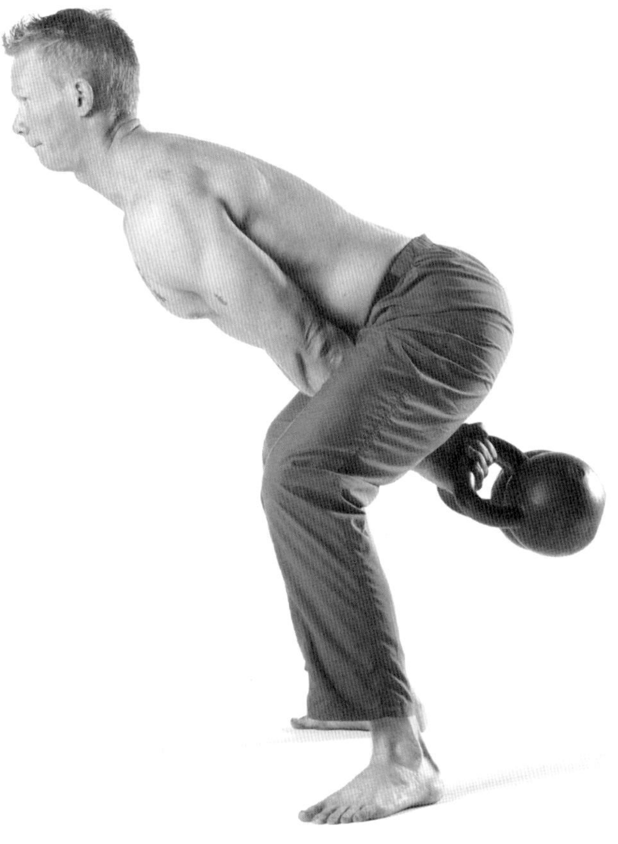

2.

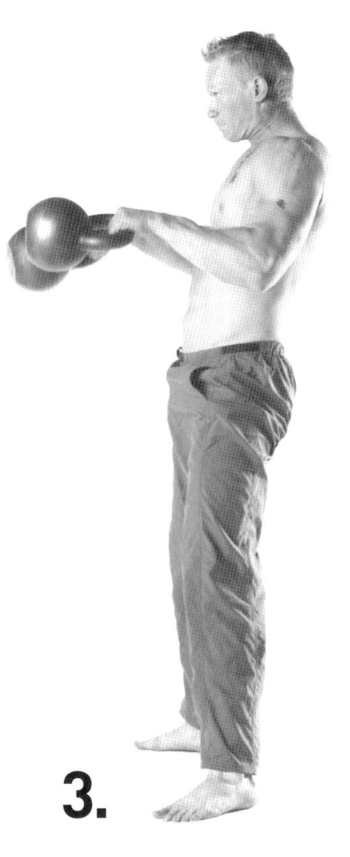

3.

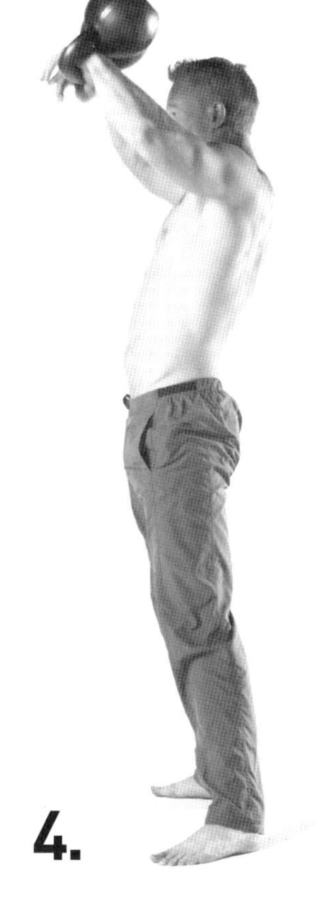

4.

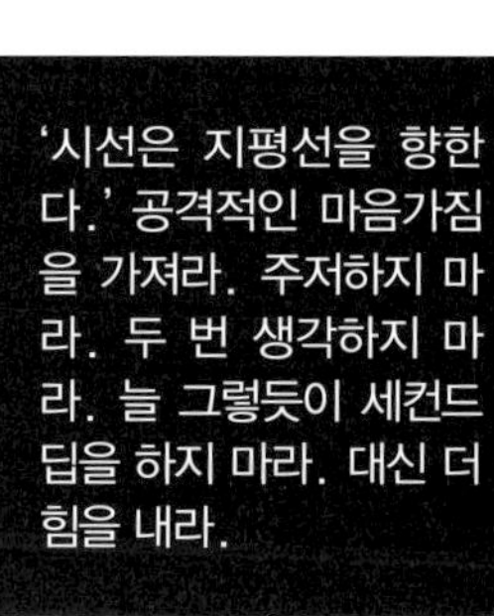

'시선은 지평선을 향한다.' 공격적인 마음가짐을 가져라. 주저하지 마라. 두 번 생각하지 마라. 늘 그렇듯이 세컨드 딥을 하지 마라. 대신 더 힘을 내라.

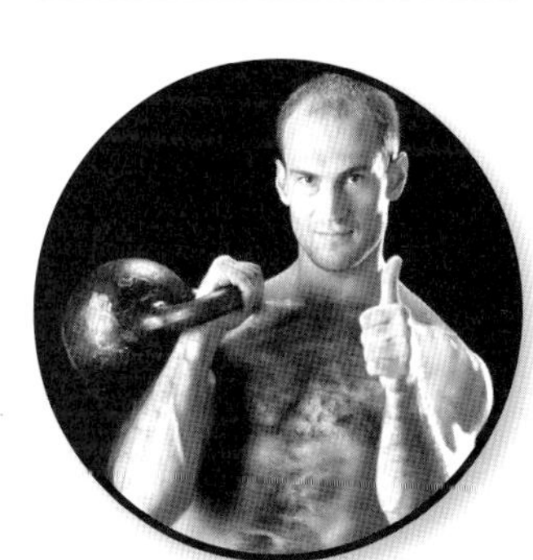

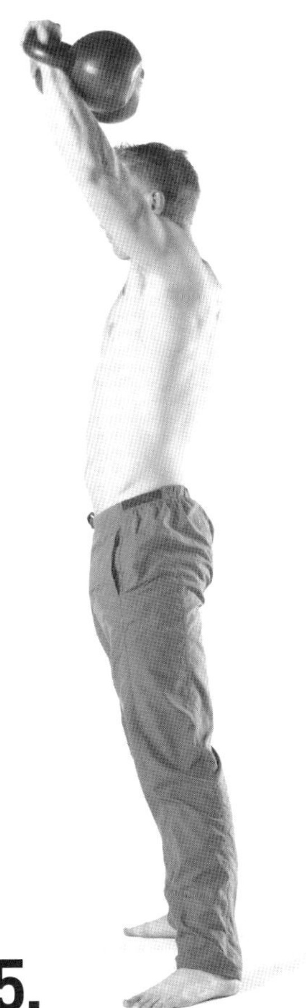

5.

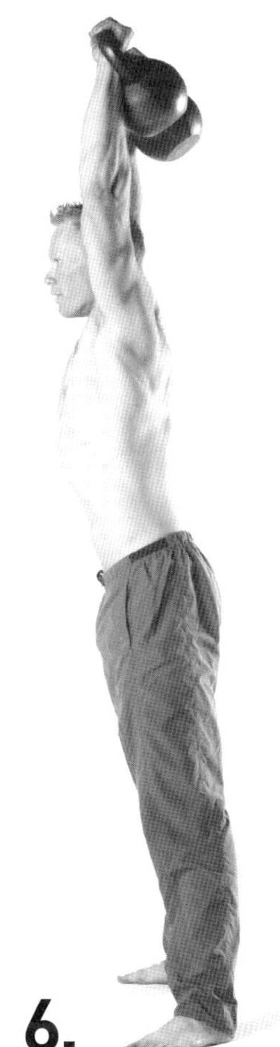

6.

특수한 스내치로 거대한 어깨와 등 상부를 만들어라

러시아의 강인한 사람들을 이 운동을 한다. 존 브룩필드John Brookfield, RKC인 도니 톰스폰Donnie Thomspon이 이 운동을 한다. 이 운동은 케틀벨 프런트 스내치이다. 이 드릴은 아마도 당신이 찾을 수 있는 어깨와 상부 등을 만드는 최고의 운동일 것이다.

팔을 앞으로 뻗으며 스내치하되 케틀벨이 평소보다 빨리 주먹 위로 넘어오게 한다. 핸들 사이로 주먹을 내질러라! 팔은 지면과 수평이 되게 앞으로 뻗는 것으로 동작이 마무리된다. 극단적인 프런트 레이즈를 하는 것이다. 순간적으로 조각상이 된 것처럼 '멈춘다.' 그러고 나서 다리 사이로 케틀벨을 보내 하이크 동작을 하고 다음 반복을 한다. 케틀벨 손잡이의 정가운데를 매우 정확히 잡을 수 있도록 노력해야 할 것이다.

허리를 보호하기 위한 전제 조건은 복근, 둔근, 대퇴근을 잠그는 것이다. 스내치를 할 때 몸을 앞으로 보내 발끝으로 서면 안 된다. 광배근에 텐션을 주고 어깨는 관절 소켓으로 빨아들이는 것을 잊지 마라. 몸은 땅에 깊이 박혀 있는 강철빔으로 심상화하여야 하고 팔은 그 강철빔에 전방으로 고정된 또 다른 강철빔이다. 만약 위의 설명이 무슨 뜻인지 도무지 모르겠다면 기초를 충분히 갈고 닦지 않았다는 뜻이다.

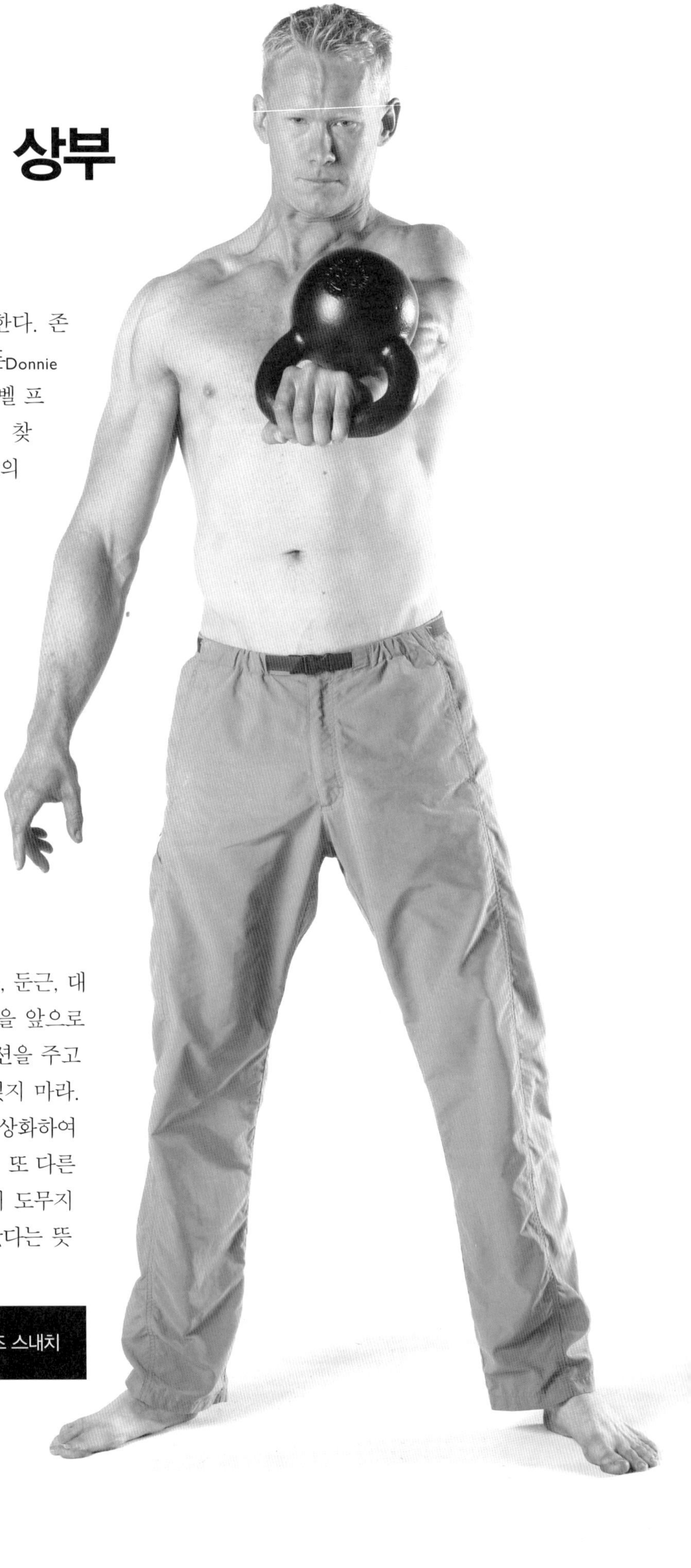

프런트 레이즈 스내치

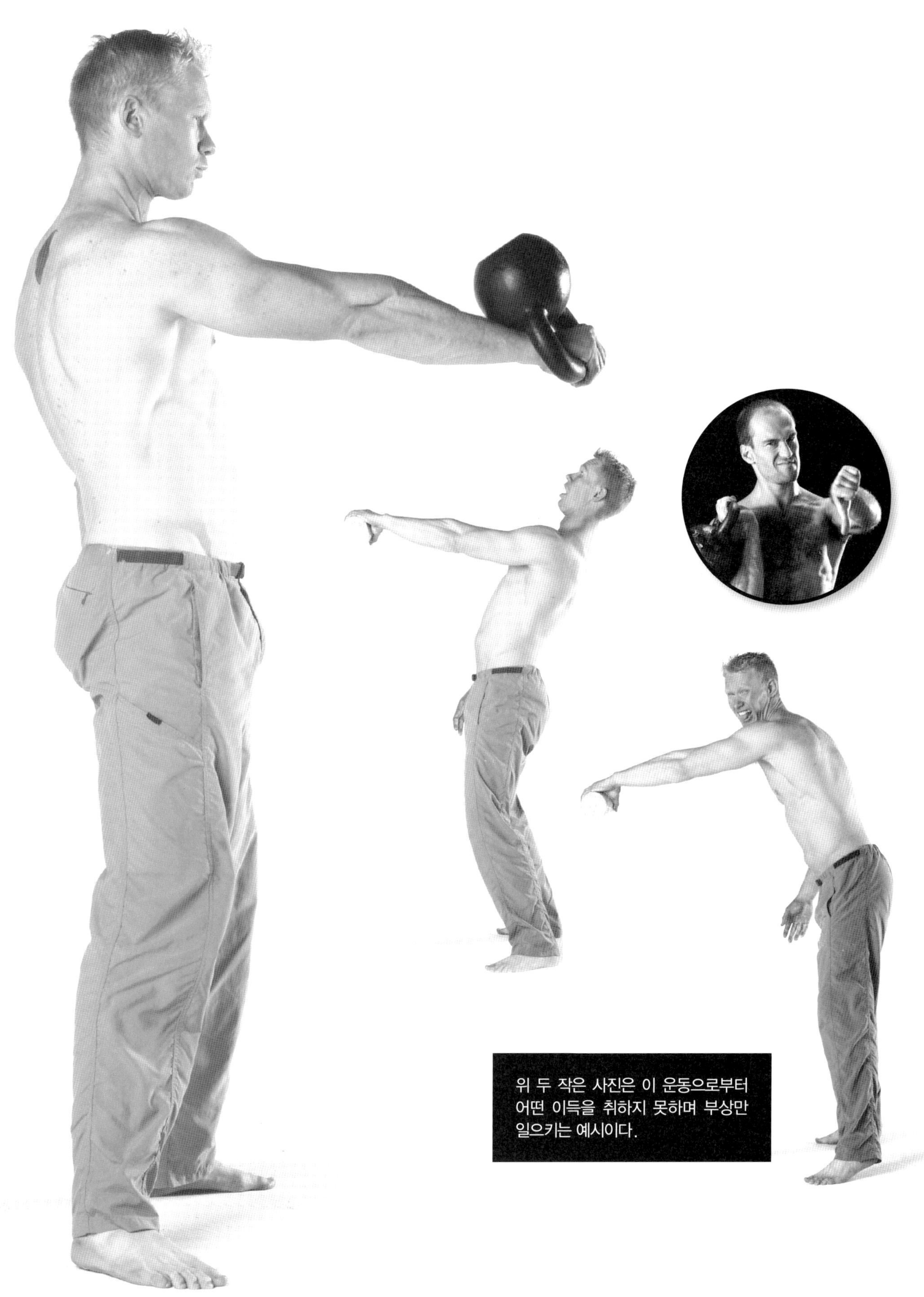

위 두 작은 사진은 이 운동으로부터 어떤 이득을 취하지 못하며 부상만 일으키는 예시이다.

그 다음 운동은 사이드 레이즈 스내치로, 측면 삼각근의 스트렝스와 크기를 키우는 최고의 운동이다. 나는 파워리프팅 챔피언인 도니 톰슨이 웨스트사이드 바벨 클럽에서 두 개의 케틀벨로 이 운동을 하는 것을 보았다. 하지만 이를 따라하지 마라. 단 한 개의 케틀벨만으로도 이 운동은 충분히 무시무시하다.

발끝과 무릎을 바깥 방향으로 적당히 돌리고 꽤 넓은 스탠스를 취하라. 이를 '프러그' 스탠스라고 부른다. 매우 가벼운 케틀벨을 사용하여 양다리 사이로 스윙하고 몸 측면으로 스내치를 하면서 팔을 똑바로 뻗는다. 팔을 지면과 평행으로 만들면서 '락아웃'을 하여 극단적인 사이드 레이즈를 완성한다. 잠시 멈추고 케틀벨을 다리 사이로 내려 양 어깨와 거의 평행한 각도로 내려오게 스윙하는 프러그 스탠드를 취하는 것이 말이 된다고 여겨질 것이다. 이 스탠스는 케틀벨이 무릎을 다치게 하는 것을 막아주긴 하겠지만 그래도 케틀벨을 잘 지켜봐야 할 것이다.

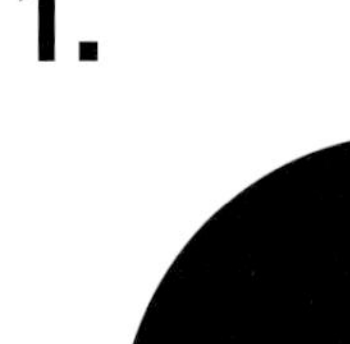

1.

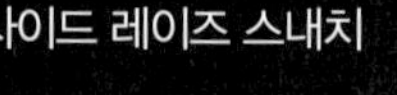

사이드 레이즈 스내치

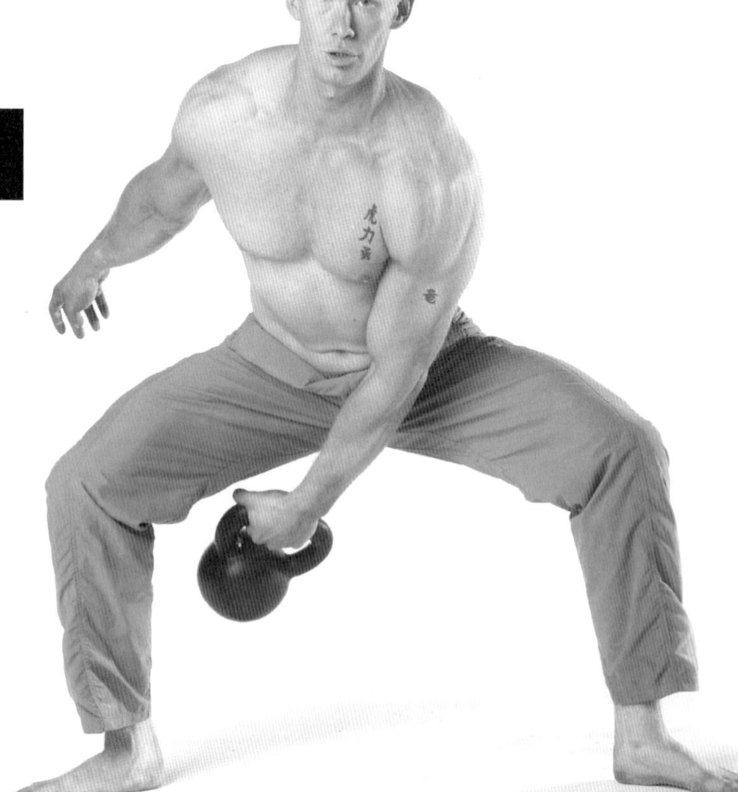

2.

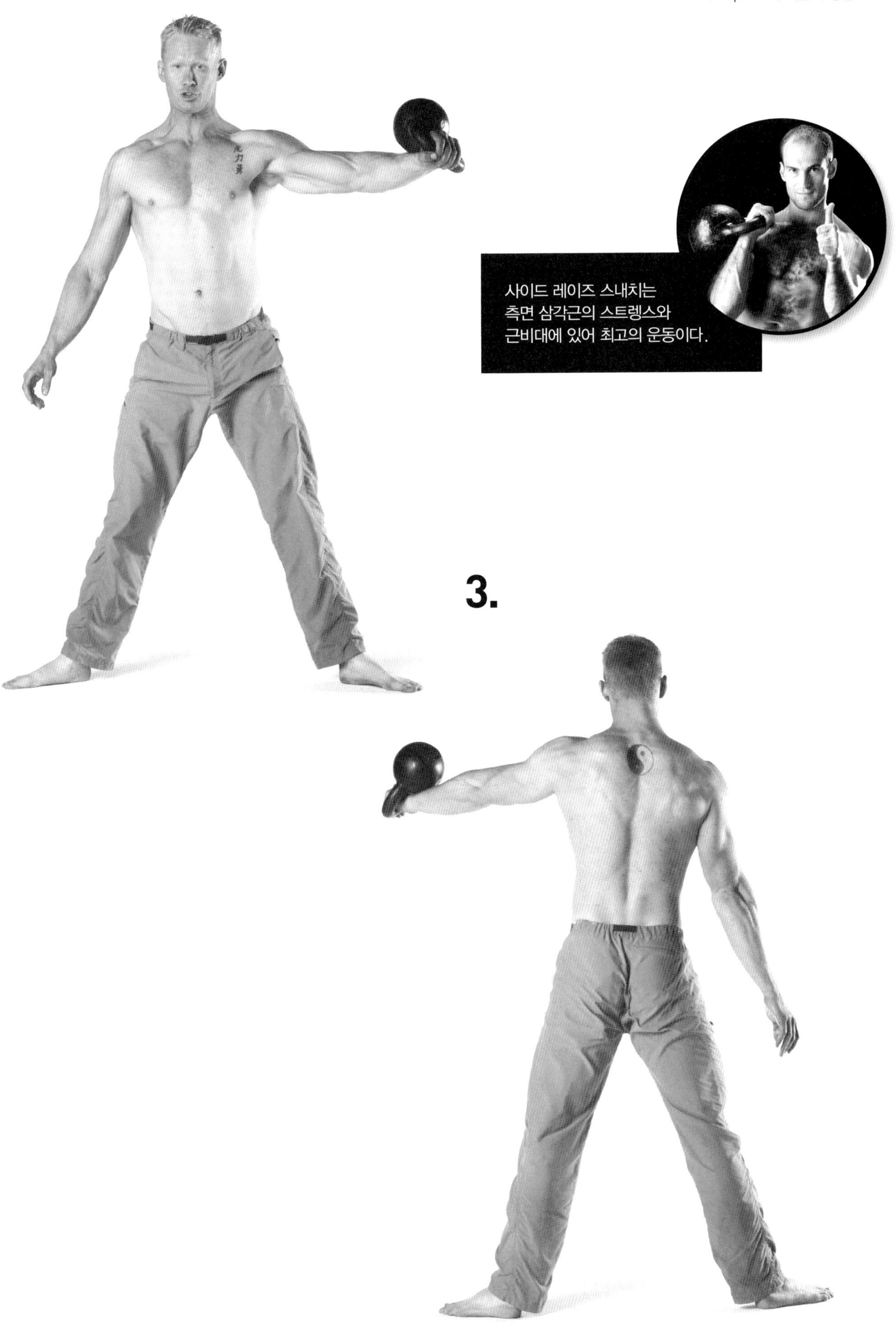
사이드 레이즈 스내치는
측면 삼각근의 스트렝스와
근비대에 있어 최고의 운동이다.
3.

바이킹과 같은 근육을 위한 바이킹 푸시 프레스

푸시 프레스는 상완삼두근과 대퇴사두근 발달을 위한 최고의 운동일 뿐 아니라 저크를 잘하기 위한 지름길이다. 전통적인 방법은 케틀벨이 가슴에 위치해 있는 랙 자세에서 무릎을 구부리고 하체를 사용하여 빠르게 케틀벨을 머리 위로 올리는 것이다. 필자는 마스터 RKC 인스트럭터 케네스 제이가 개발한 변형동작이 보다 안전하면서도 배우기 쉽고 더 효과적이라고 생각한다.

초심자들은 전통적인 푸시 프레스를 배울 때 두 가지 문제에 직면하게 된다. 첫째는 니 딥knee dip과 레그 드라이브leg drive의 타이밍이다. 두 번째는 허리의 건강에 필수적인 복부의 탄탄함을 잃게 되는 경향이 발생한다는 것이다. 상체를 무너뜨리는 것이 반복횟수를 높이는 데는 도움이 될지언정 척추의 부담 또한 높이게 된다.

'바이킹 푸시 프레스'는 놀랍도록 단순한 방법으로 이 두 가지 문제를 해결한다. 반복횟수 사이에 케틀벨 랙 자세에서 휴식을 취하는 대신에 케네스는 락아웃 자세에서 멈춘다. 그는 케틀벨이 가슴 위로 떨어지도록 두면서 무릎을 구부려 케틀벨을 받고 바로 다시 푸시 프레스를 한다. 탑 자세에서 시작하면 복부를 브레이싱하는 데 도움이 되며, 자연스럽게 다리 움직임의 리듬도 적절하게 조절된다. 무릎을 너무 깊게 구부리거나 바닥 자세에서 주저하는 경향이 더 이상 발생하지 않는데, 이는 움직임이 점프처럼 자연스럽게 느껴지기 때문이다.

드릴에 따른 다양한 그립 방법

오버헤드 동작이 발생하는 다양한 케틀벨 운동에서는 새끼손가락 손꿈치 부분에 부하가 걸려야 하며, 손목이 뒤로 꺾이지 않는 방법으로 그립을 잡아야 한다. 그러고 나서 운동 종류에 따라 두 가지 다른 그립 방법을 선택할 수 있는데 평행parallel 그립과 대각선diagonal 그립이 그것이다.

평행 그립은 핸들이 주먹과 평행이 되도록 핸들의 중앙 부분을 잡는 것이다. 이렇게 으스러뜨릴 듯이 꽉 잡는 평행 그립은 스트릭트 밀리터리 프레스를 위해 필수적이다. 핸들을 꽉 잡으면 '방사작용irradiation'(『파워 투 더 피플!』 참조)을 통해 스트렝스가 올라갈 뿐만 아니라, 엄지 부분 손꿈치에 부하가 실리면서 상완이두근을 동원시키는 기계적 수용기들이 활성화된다. 이두근 활성화 '버튼'을 누르는 것과 같다. 놀랍게도 상완이두근은 스트릭트 프레스에 큰 영향을 미치는데, 장두는 어깨 굴곡, 즉 팔을 위로 들어 올리는 역할을 한다. 이것이 파워리프팅 선수들이 따로 이두근 운동을 하는 수모를 겪지 않고도 이두근이 크게 발달하는 이유이다.

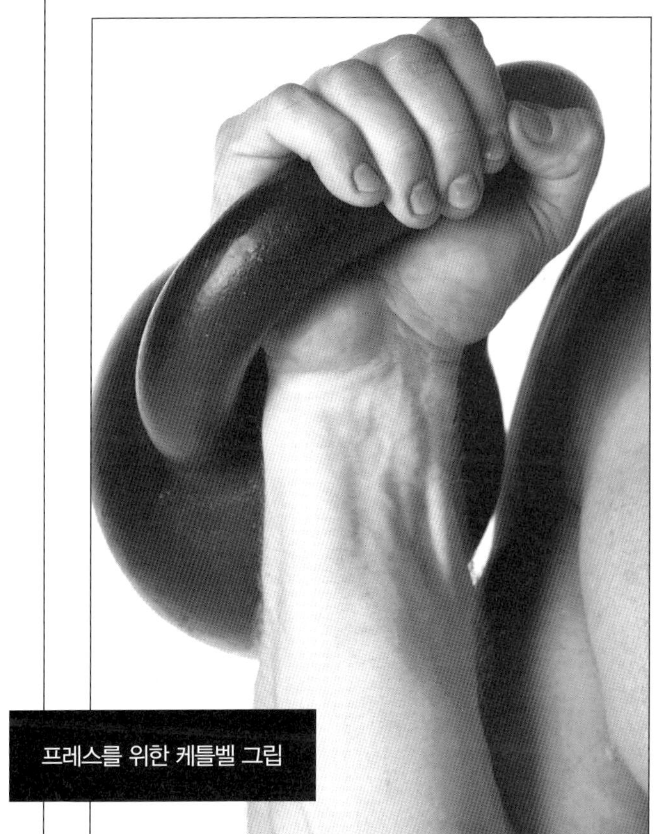
프레스를 위한 케틀벨 그립

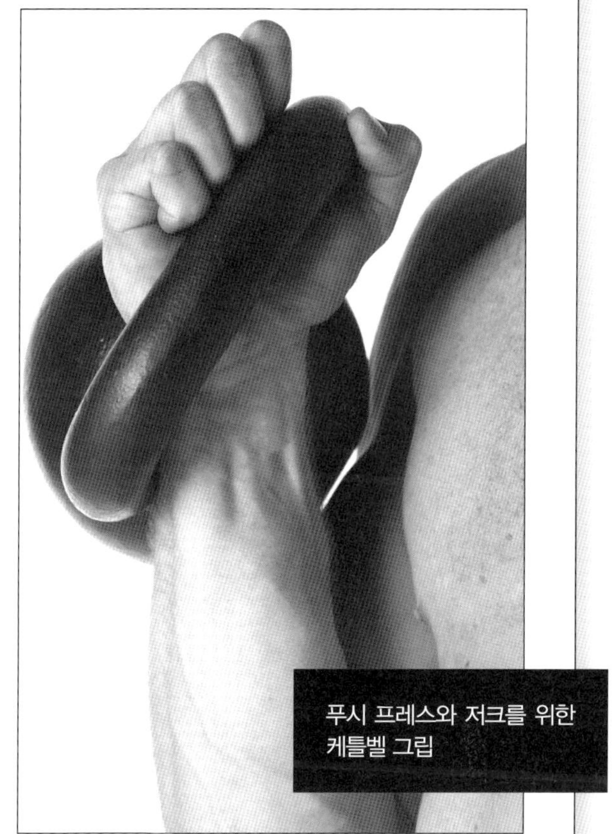
푸시 프레스와 저크를 위한 케틀벨 그립

하지만 위의 방법은 푸시 프레스, 템포 프레스 또는 저크를 위해서는 적합하지 않다. 이러한 드릴들은 움직임을 시작하는 데 다리 그리고/또는 흉곽을 사용하는데, 이를 위해서는 상완이두근의 도움이 필요하지 않으며 동작을 마무리하기 위한 강한 삼두근의 힘이 필요할 뿐이다. 따라서 그립을 꽉 쥐거나 엄지의 손꿈치 부분에 부하를 거는 것은 불필요하다. 평행 그립을 사용하지 않으면 오히려 삼두근 '버튼'이 있는 손꿈치 부분에 더 부하를 걸 수 있다. 이 방법은 엄지가 모서리 쪽에 닿아 핸들이 손바닥을 가로질러 대각선이 되도록 두는 것으로 무게가 손목 쪽으로 전달된다. 이렇게 하면 아예 핸들을 꽉 잡을 필요조차 없으며 손가락을 쓰지 않고 접어둘 수도 있다.

이 그립 방법은 푸시 프레스나 저크 동작을 하기 위한 선택이라기보다 필수라고 할 수 있는데, 이두근의 힘을 뺄 수 있을 뿐만 아니라 삼두근을 더 활성화시키고 그립을 잡는 데 쓰는 힘을 아낄 수 있다. 또한 이러한 코너 그립을 사용하는 것은 푸시 프레스나 저크와 같은 빠른 리프트 동작과 프레스 동작을 분리시켜서 생각하는 데 아주 유용하다.

올림픽 웨이트리프팅에 프레스 종목이 존재하던 시절, 소비에트의 전문가들은 저크와 프레스 사이에 부정적인 기술 전이 현상이 발생할 수 있다는 가능성에 대해 경고했다. 하나는 팔에 힘을 빼는 것이 요구되지만 다른 하나는 팔의 긴장을 유지해야 한다. 두 개를 혼동할 경우 두 개 다 제대로 할 수 없다.

하지만 케틀벨 리프터들은 두 가지 다른 그립법을 사용함으로써 스트릭트 프레스와 푸시 프레스/저크의 기술을 구분하는 호사를 누릴 수 있다. 랙 자세를 약간 다르게 취하는 것 또한 도움이 된다.

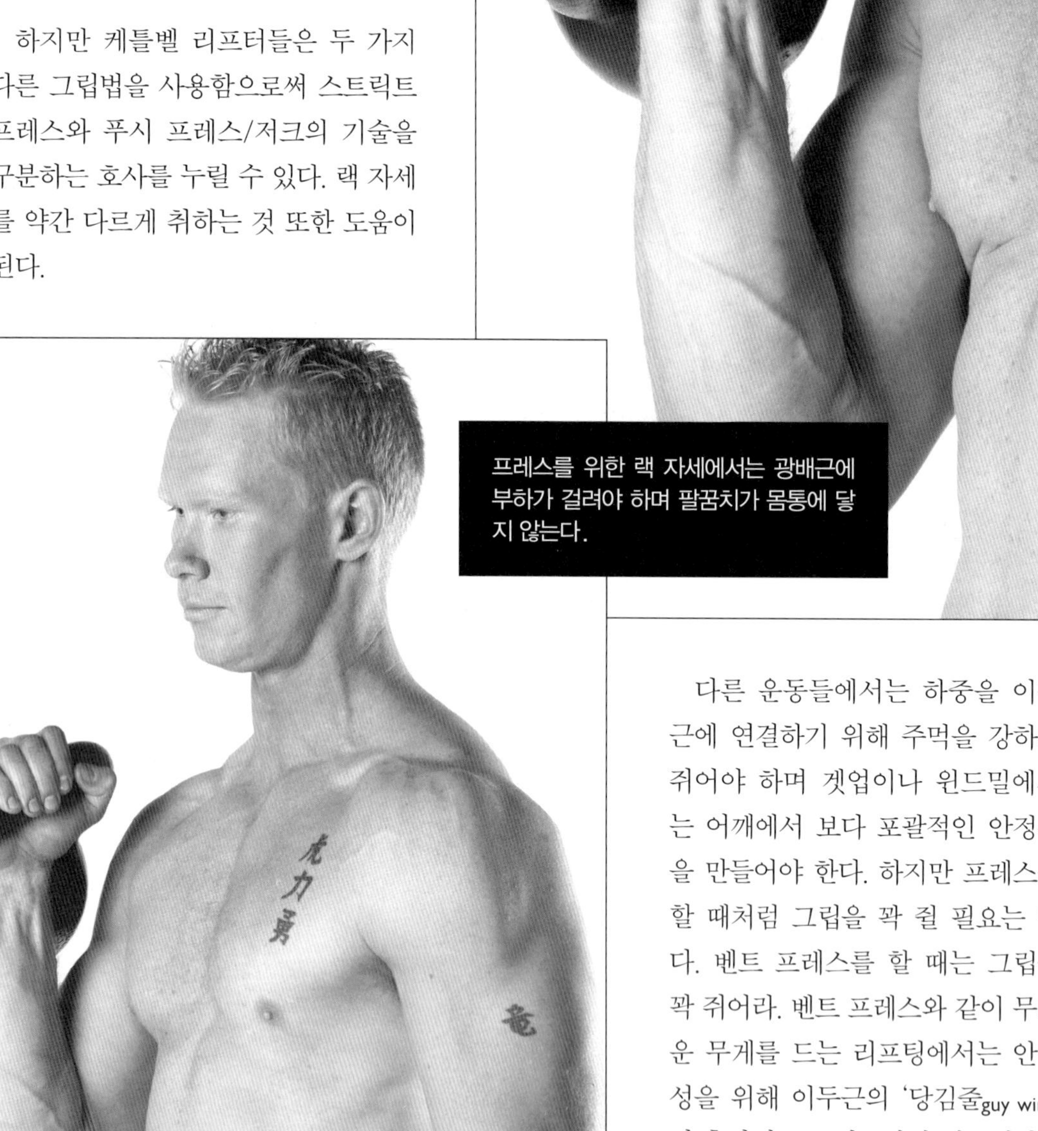

프레스를 위한 랙 자세에서는 광배근에 부하가 걸려야 하며 팔꿈치가 몸통에 닿지 않는다.

다른 운동들에서는 하중을 이두근에 연결하기 위해 주먹을 강하게 쥐어야 하며 겟업이나 윈드밀에서는 어깨에서 보다 포괄적인 안정성을 만들어야 한다. 하지만 프레스를 할 때처럼 그립을 꽉 쥘 필요는 없다. 벤트 프레스를 할 때는 그립을 꽉 쥐어라. 벤트 프레스와 같이 무거운 무게를 드는 리프팅에서는 안정성을 위해 이두근의 '당김줄guy wire'이 추가적으로 필요하기 때문이다.

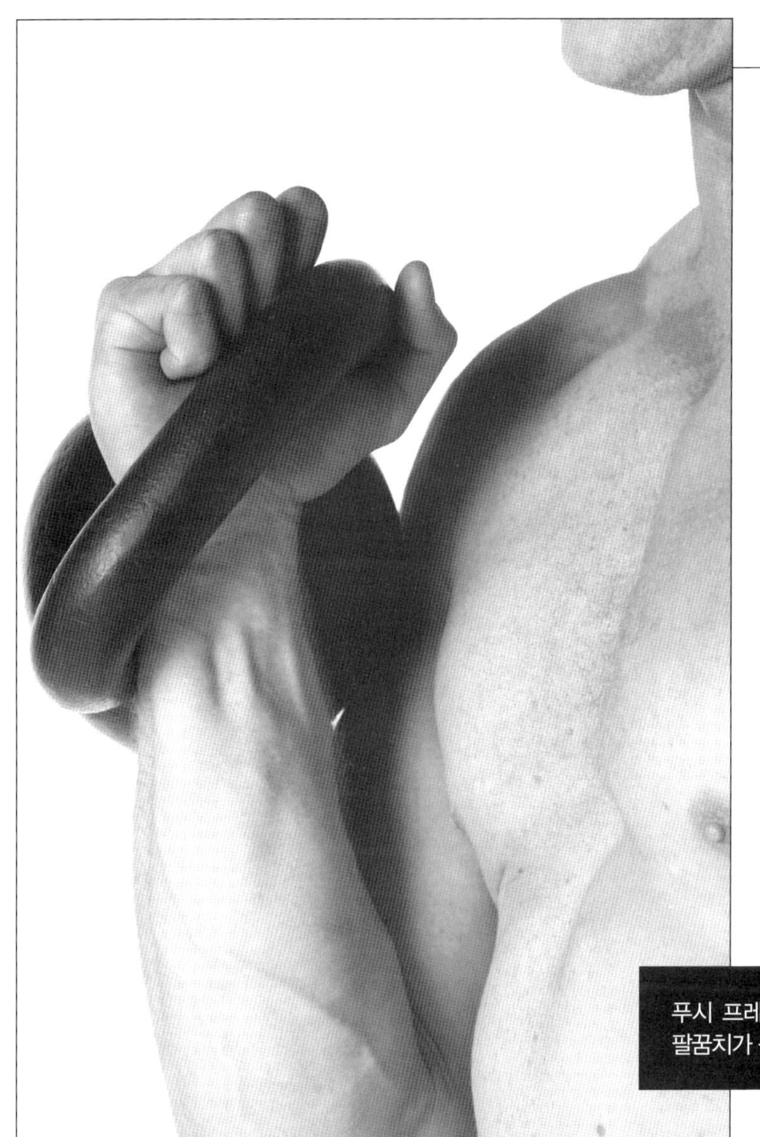

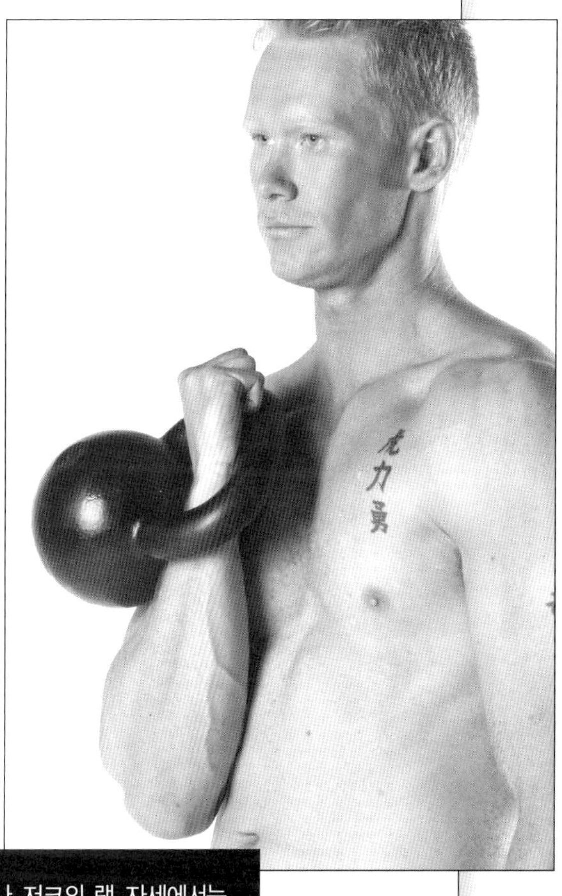

푸시 프레스나 저크의 랙 자세에서는 팔꿈치가 몸통에 꽉 붙어 있어야 한다.

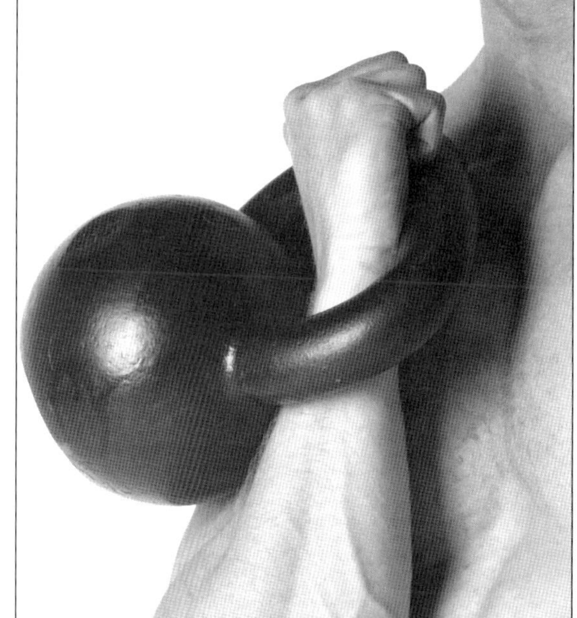

스내치에서는 평행 그립을 사용하라. 대각선 그립은 케틀벨과 기르빅의 몸이 회전할 수 있도록 도와주지만, 이렇게 하면 폭발적인 힘이 줄어든다. 『엔터 더 케틀벨!』 통과의례에 나와 있는 것과 같이 고반복 스내치를 할 경우에는 손바닥을 편다. 하지만 더블 스내치를 할 경우에는 추가적인 조절력과 안정성을 위해 락아웃 시 그립을 잡아야 한다.

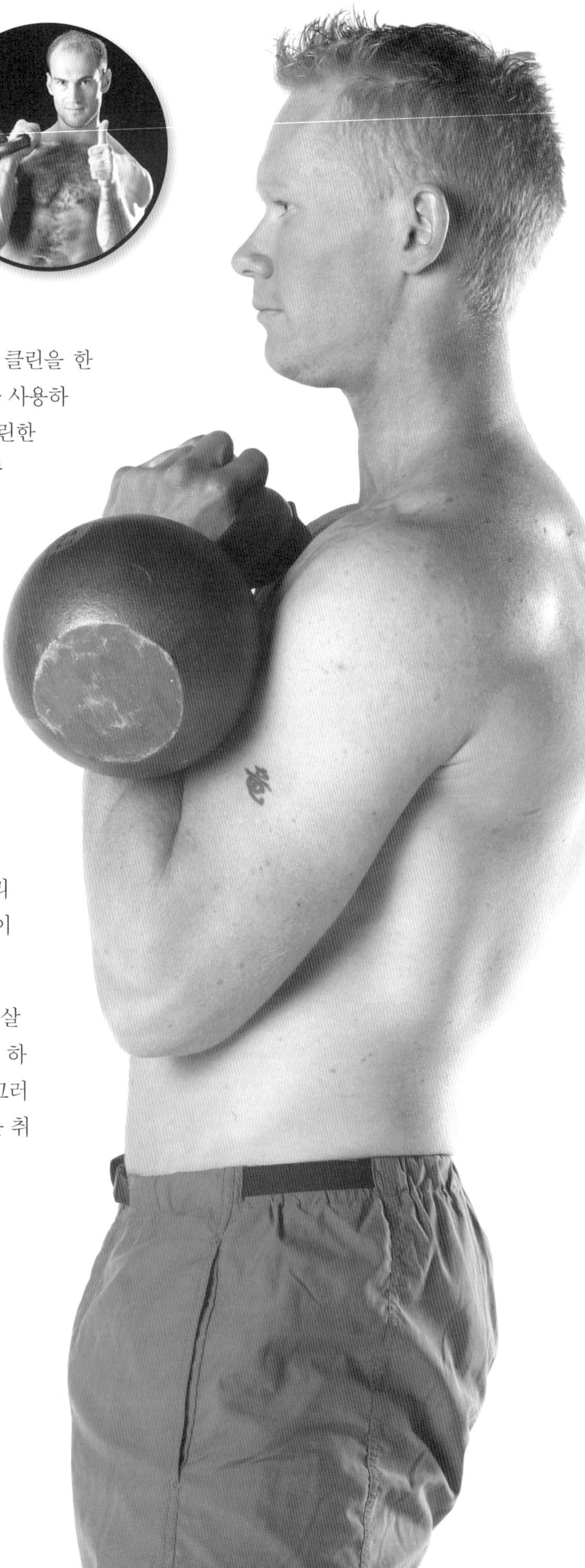

세부 사항이다.

위 박스에 서술된 코너 그립을 사용하여 케틀벨 클린을 한다.『엔터 더 케틀벨!』을 통해 익숙해진 평행 그립을 사용하지 않는다. 처음에는 반대쪽 손의 보조를 받아 클린한 쪽 손가락을 꼼지락거려 본다. 편하게 그립을 쥘 수 있는 최적의 위치를 찾고 손바닥을 펴서 손가락을 꼼지락꼼지락 움직인다.

어깨나 광배근이 아닌 다리의 힘으로 케틀벨을 머리 위로 올리는 것이기 때문에 랙 자세 또한 달라진다. 전완을 수직으로 하여 벨을 받치면서 전완이 가슴에 닿지 않도록 하는 랙 자세 대신 케틀벨이 팔꿈치 위 삼각형 안으로 들어오도록 하는 랙 자세를 취한다. 팔꿈치를 몸통에 딱 붙인다. 팔과 어깨에 무게를 신지 않고 무게가 단단한 몸통과 직접 연결되도록 한다. 척추전문가 스튜어트 맥길 박사는 '강한 팔다리의 힘을 전달하기 위해 필요한 것은 단단한 몸통'이라고 강조한다.

클린을 한 후 '케틀벨과 한 몸이 되어라.' 가슴을 살짝 들어 어깨보다는 몸통으로 케틀벨을 지지한다. 하지만 보디빌더처럼 가슴을 부풀리거나 흉곽을 찌그러뜨려 팔꿈치가 배 안으로 들어가는 극단적인 자세를 취하지 않는다.

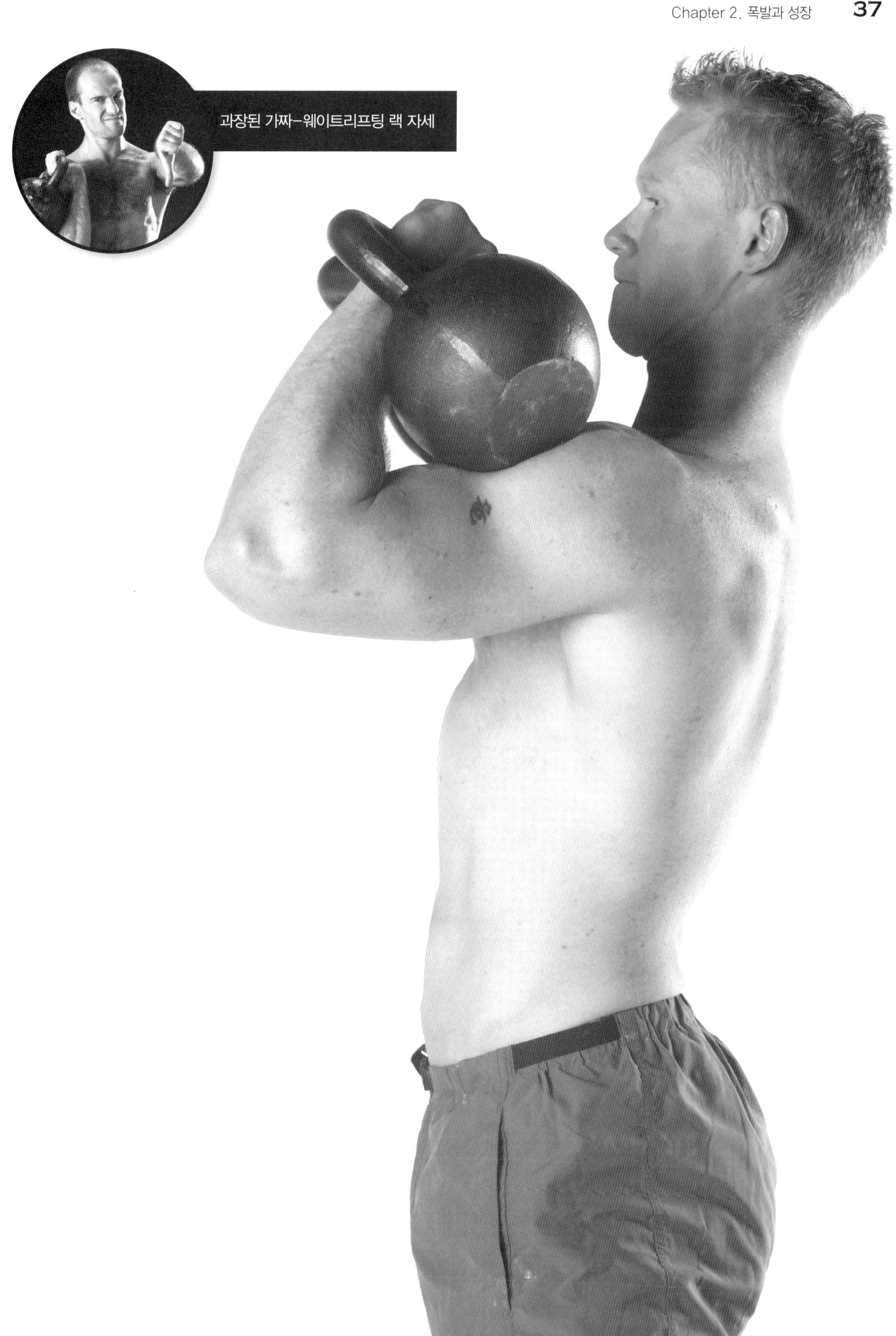
과장된 가짜-웨이트리프팅 랙 자세

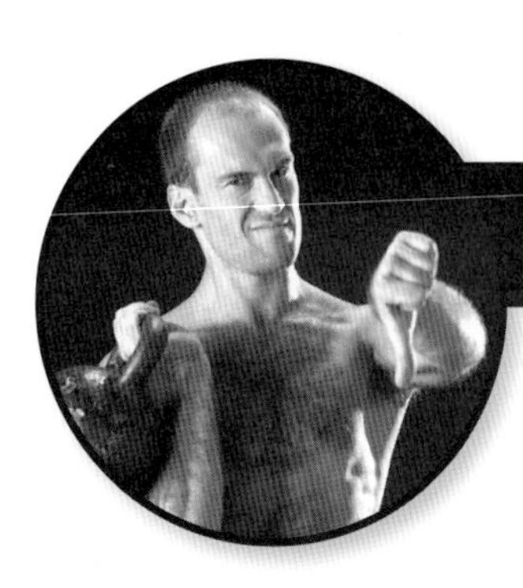

과장된 가짜-기르보이 스포츠 랙 자세

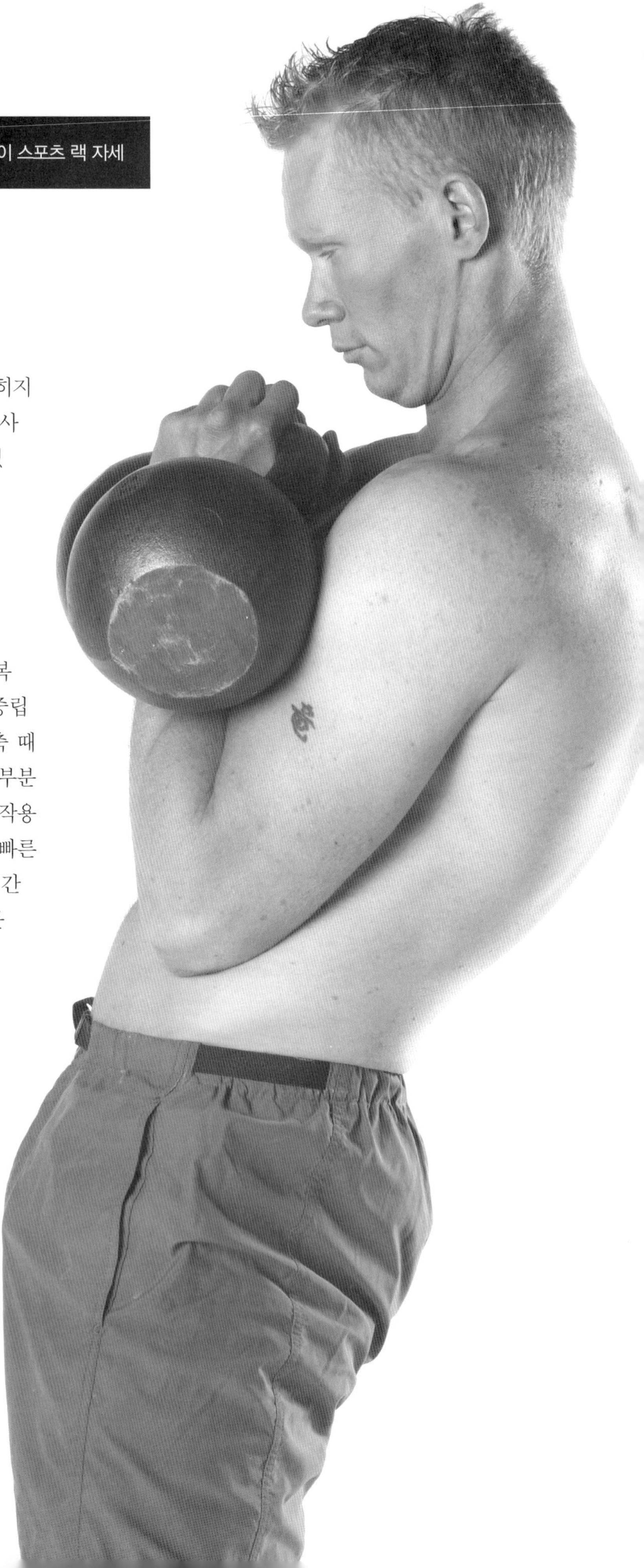

세트 동안 목을 중립으로 유지하고 뒤로 젖히지 않는다. 목을 신전하면 삼두근이 강해지는 반사작용이 발생한다. 그러면 좋은 것 아닌가 싶겠지만 안타깝게도 복부의 힘이 약해지고 허리가 과신전되는 현상 또한 같이 발생한다. 이는 척추에 문제를 발생시킬 수 있다. 에릭 코브 박사는 푸시 프레스를 할 때 목은 중립 상태로 유지하되 시선을 위로 올리는 방법을 제안한다. "하지만 신장성 수축에는, 특히나 반복 횟수가 높을 경우에는 시선을 내리고 목을 중립 상태에 두도록 한다. 이렇게 하면 신장성 수축 때 조절 능력이 나아지며 그 다음 단축성 수축 부분에서 시선을 다시 위로 올려볼 때 눈의 반사작용을 통한 이점을 얻을 수 있다." 코브 박사는 빠른 리프팅에서 시선을 재훈련하는 것은 오랜 시간이 걸린다는 사실을 경고한다. 또한 다양한 문제들로 인해 이에 어려움을 겪는 경우가 많다. 그는 이러한 경우에는 그냥 정면을 바라볼 것을 추천한다.

클린 후 발 너비를 좁힌다. 푸시 프레스과 저크에서는 발 너비를 어깨 너비 정도로 하는 것이 가장 강하게 힘을 쓸 수 있다. 케틀벨을 원하는 방법으로 머리 위로 올리고 다시 랙 자세로 받는다.

팔의 힘을 빼라. 이 기술은 가벼운 무게로 충분한 반복횟수를 하여 지쳤을 때 자연스럽게 터득될 것이다.

대퇴사두근에 가해지는 부하를 줄이기 위해 케틀벨을 받을 때 어깨가 으쓱이면 안 된다.

통증 없이 효율적으로 충격을 흡수하는 첫 번째 요소는 거리를 통해 운동에너지를 소멸시키는 것이다. 독립기념일이 되면 아내 줄리와 나는 북쪽에 있는 로레인 이모와 존 삼촌의 오두막을 방문하곤 했다. 물풍선 받기 놀이는 독립기념일의 중요한 행사 중 하나였다. 우리 커플들은 물이 들어 있는 풍선을 서로 주고받는 놀이를 했다. 풍선을 던지고 모두 한 발짝 물러선다. 물이 꽉 차 있는 풍선들은 금방 터진다. 누구든 풍선을 터뜨리지 않는 사람이 이기는 것이다.

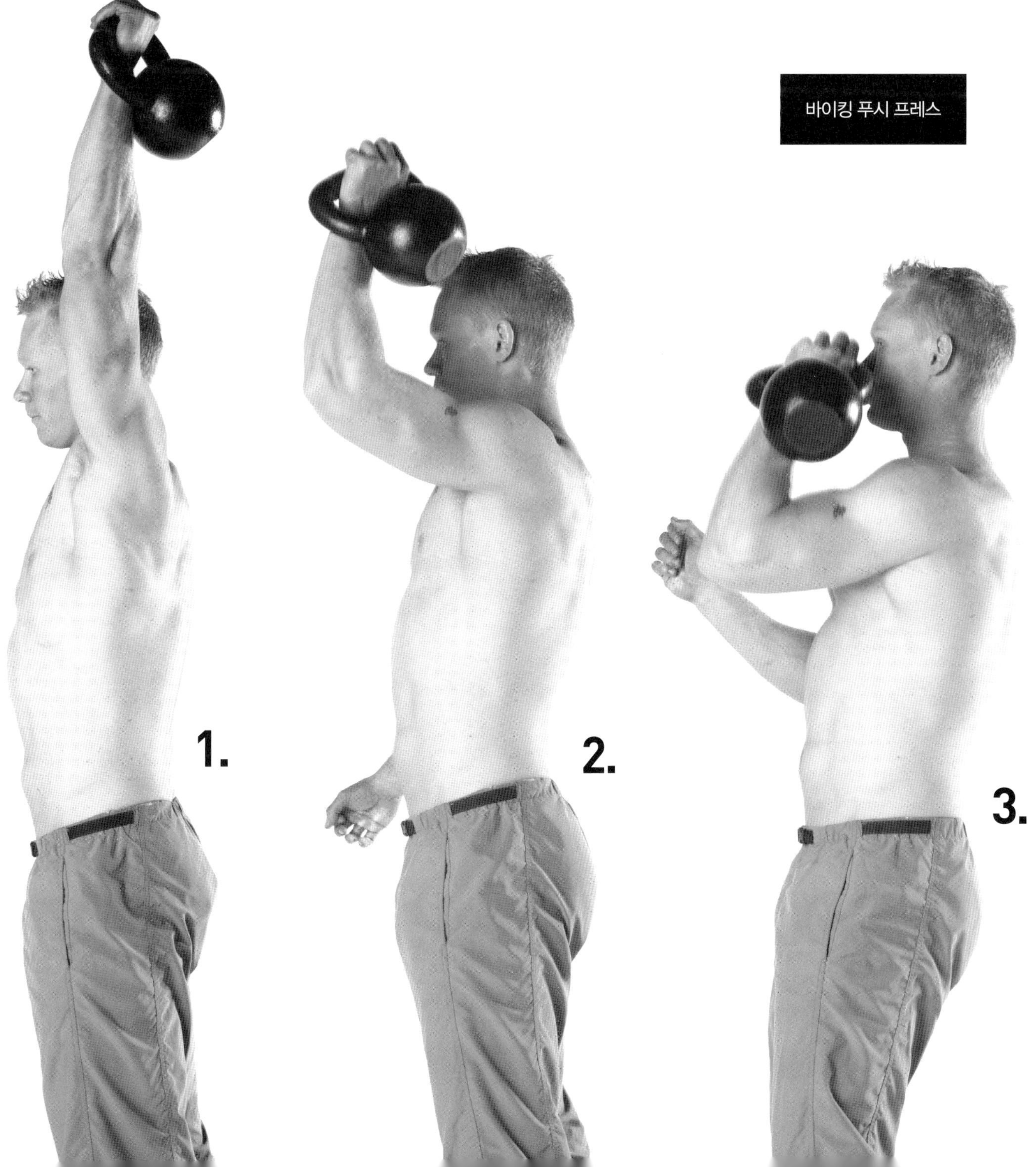

이 놀이를 시작하고 얼마 지나지 않아 이 흔들리는 작은 물방울을 잡는 것이 벽을 향해 던지는 것만큼이나 좋은 놀이임을 깨닫게 될 것이다. 풍선이 갑자기 멈출 때 중력가속도가 커지며 물풍선이 터진다. 갑자기 멈추기보다는 풍선이 손에 거의 닿자마자 재빨리 멀어지며 거리를 두어 충격을 흡수하는 방법을 배우게 될 것이다.

마찬가지로 케틀벨이 내려올 때 발생하는 충격은 길고 부드럽게 브레이크를 거는 니 딥 동작을 통해 흡수해야 한다.

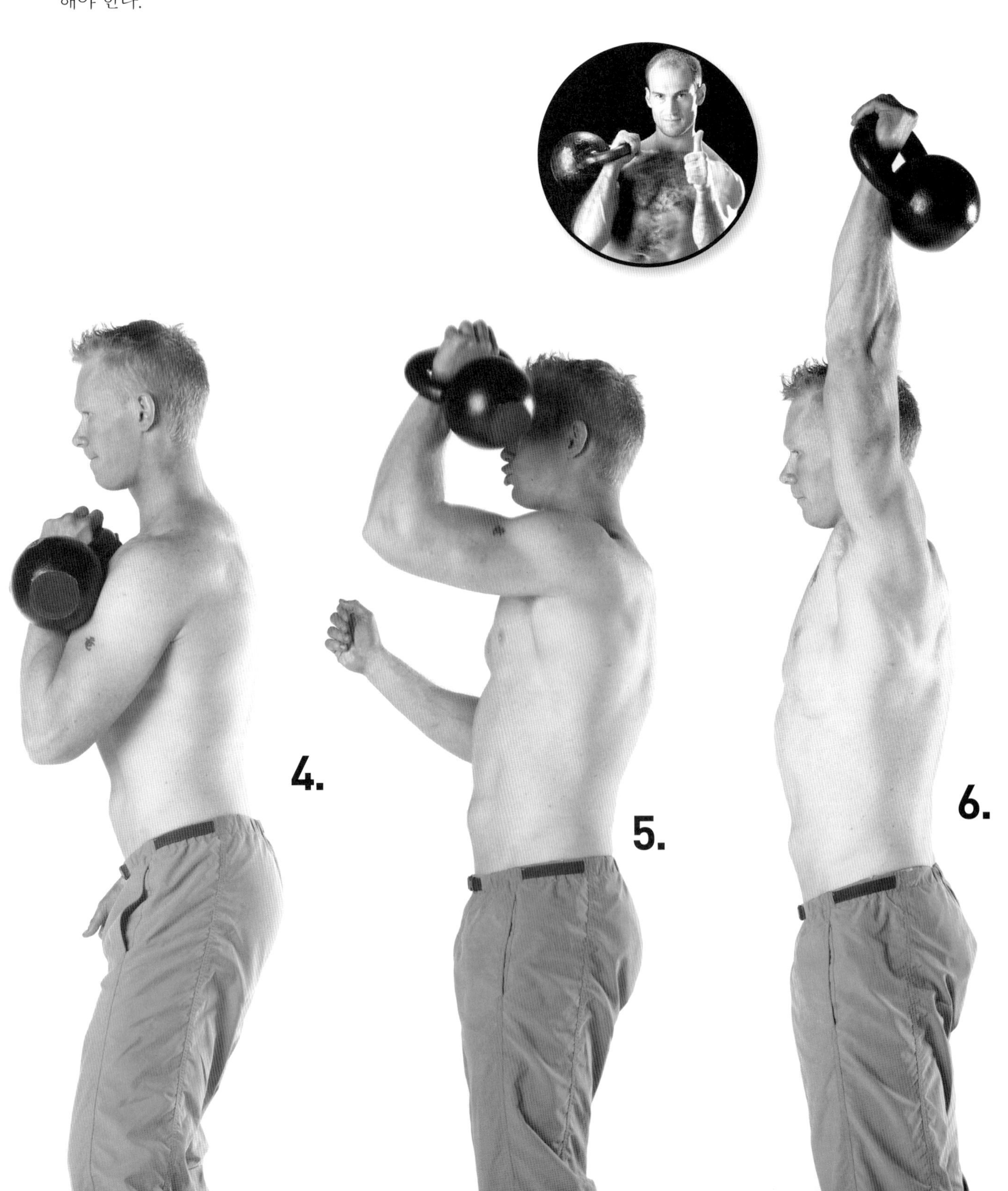

하지만 무릎을 너무 많이 구부려서는 안 된다. 과도하게 무릎을 구부리면 다음 반복횟수를 위한 폭발력이 감소한다. 중간 정도의 적절한 깊이를 찾아라. 서서하는 수직 점프와 마찬가지로 무릎을 너무 많이 또는 너무 조금 구부리면 파워가 감소한다.

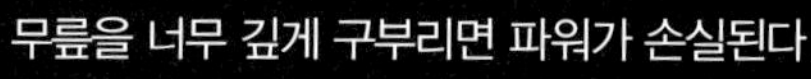

절대 발뒤꿈치가 떨어지면 안 된다. 케틀벨을 받을 때 무릎에 부상을 입을 수 있다. 계속해서 발뒤꿈치를 붙이기가 어렵다면 푸시 프레스나 저크할 때 뒤꿈치가 높은 역도화를 신어라.

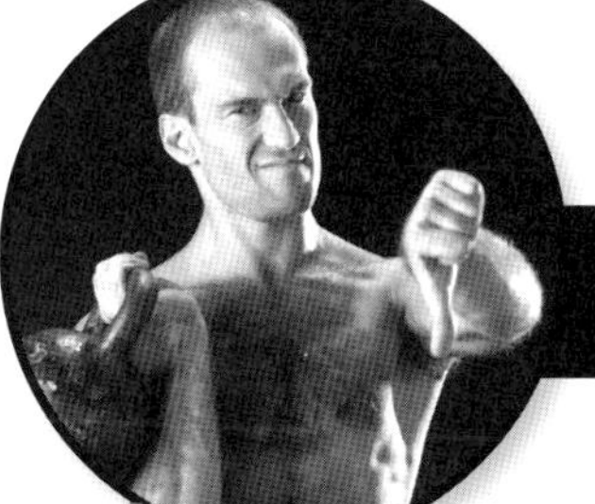

뒤꿈치가 떨어지면 안 된다.

케틀벨을 머리 위로 올릴 때 발뒤꿈치가 떨어지는 것은 위험하진 않지만 비생산적이다. 케네스 제이는 세 가지 위험성에 대해 경고한다. "첫 번째, 몸통이 길어질 때 복부의 압박을 잃기 쉽다. 이는 저크에는 해당사항이 없다. 두 번째, 딥에서 브레이싱을 리셋할 수 있기 때문이다"라고 그는 말한다. 발가락으로 서면 두 번째 딥을 하는 경향이 생기는데 이것은 푸시 프레스가 아니라 저크다. 세 번째, 하체에서 모든 일을 다 하기 때문에 어깨와 삼두근에 긴장감이 떨어진다.

바이킹 푸시 프레스를 처음 배울 때는 사진에서 보이는 것보다도 더 깊게 딥 스쿼트를 하고 점진적으로 가동범위를 줄인다.

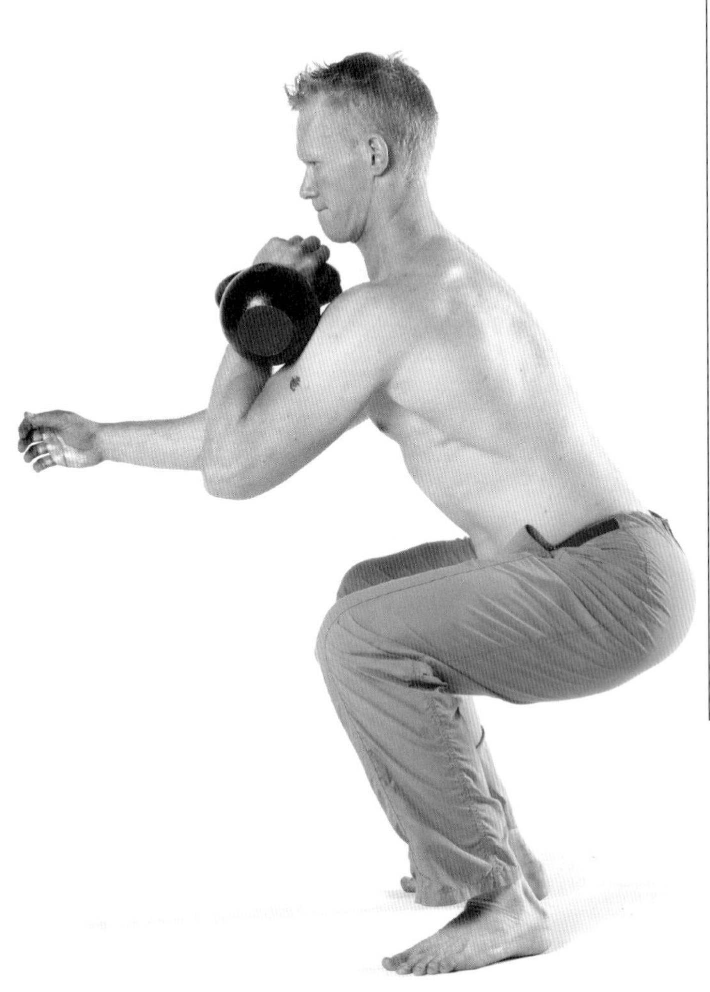

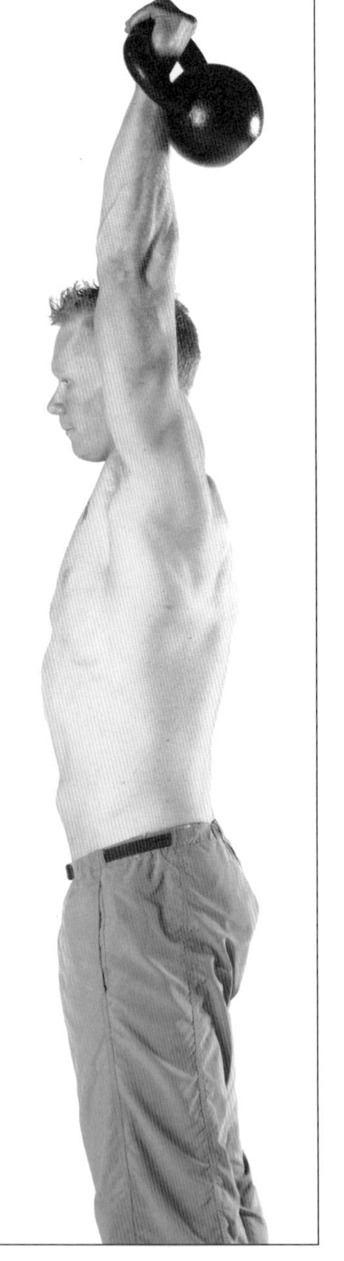

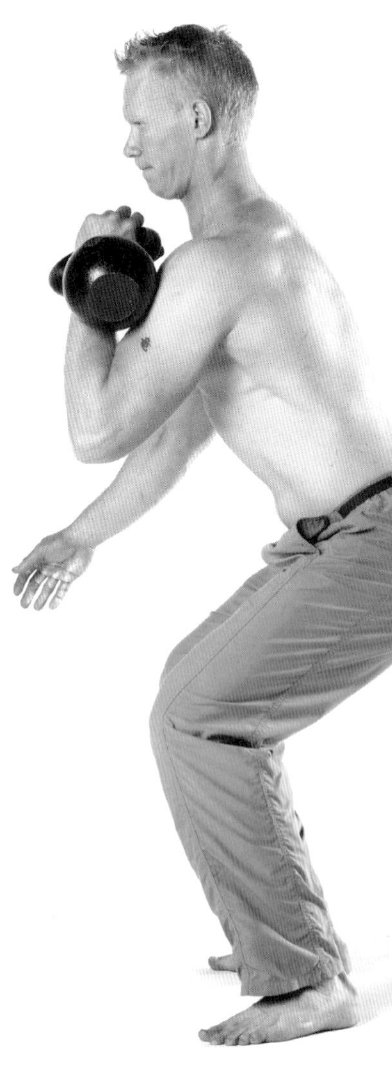

세트 내내 무게가 발 중앙 위에 오도록 유지한다. 딥 동작을 할 때 무릎과 발목만을 구부리는 것이 아니라 고관절도 약간은 구부려야 하는데, 엉덩이를 아주 살짝만 뒤로 뺀다. 엉덩이를 뒤로 많이 빼면 케틀벨이 앞쪽으로 쏠린다. RKC 세실리아 톰Cecilia Tom이 바이킹 푸시 프레스를 할 때 고관절 움직임에 대한 느낌을 잘 모르겠는 기르빅들에게 주는 팁이 있다. 롱 푸시 프레스(풀 프런트 스쿼트에서 시작하는 푸시 프레스)부터 연습하여 점차 가동범위를 줄여가는 것이다.

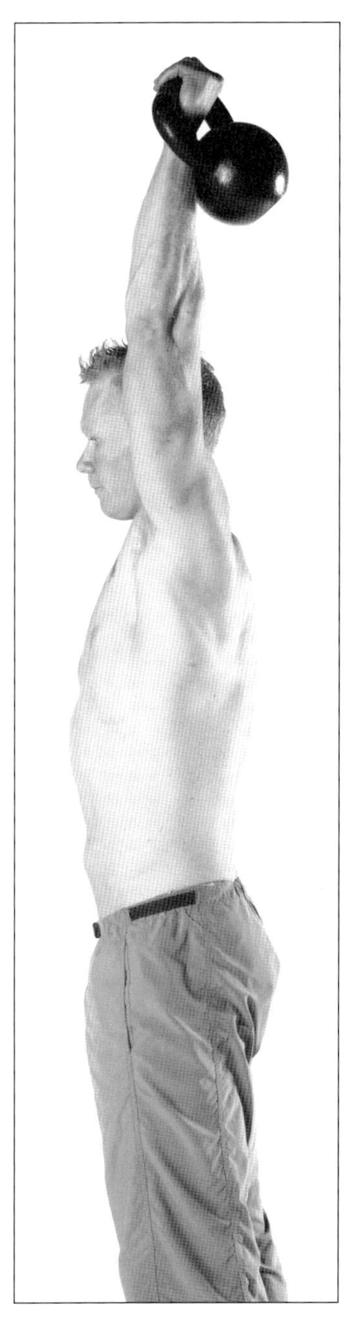

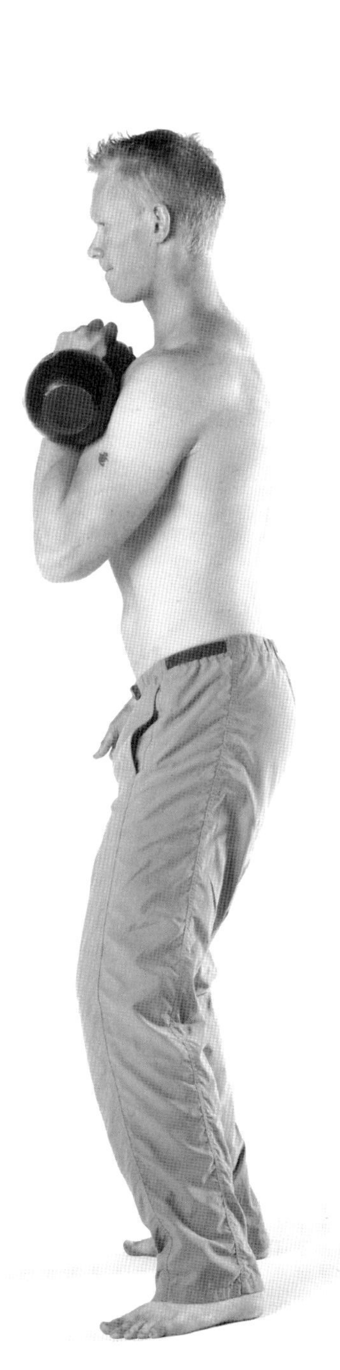

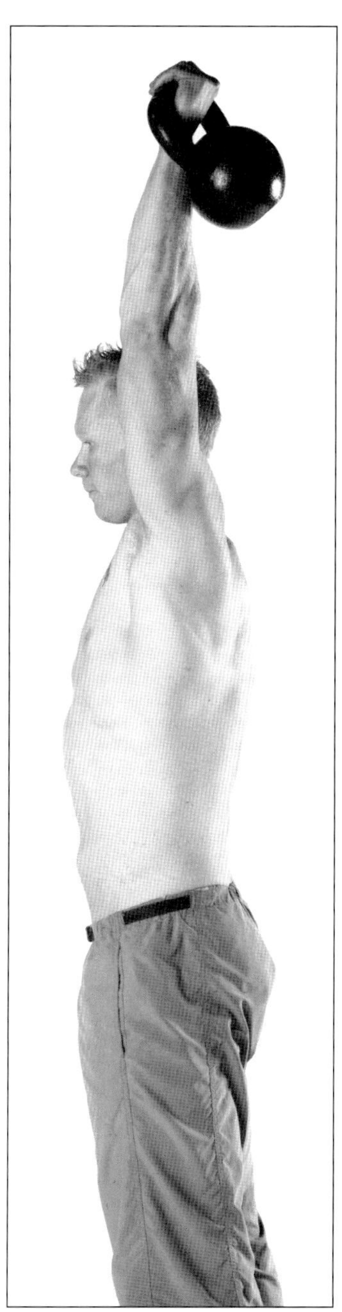

충격을 흡수하는 두 번째 요소는 넓은 표면을 통해 충격을 분배하는 것이다. 하이힐을 신으면 코끼리보다도 발자국이 더 깊게 남는 이유와 같다. 팔이 가슴에 닿을 때 팔 '삼각형'으로 가능한 넓은 표면을 만들어 충격을 흡수하라. 어깨나 팔꿈치만으로 충격을 흡수하지 않도록 한다.

세 번째 요소는 펀치를 위한 브레이싱을 하는 것이다. 복부에 가격을 당할 것처럼 브레이싱하라. 배꼽을 안으로 당기지 말고 '벽'을 만들어라. 척추 전문가 스튜어트 맥길 교수에 따르면 척추의 중립 상태를 유지하고 몸통을 브레이싱하는 것이 허리의 부상 없이 운동하는 데 필수적이다. 이완하거나 구부리면 안 된다. 척추를 단단하게 일자로 만들어라!

케틀벨을 받을 때
척추를 구부리지 마라.
뒤로 기대지 마라.

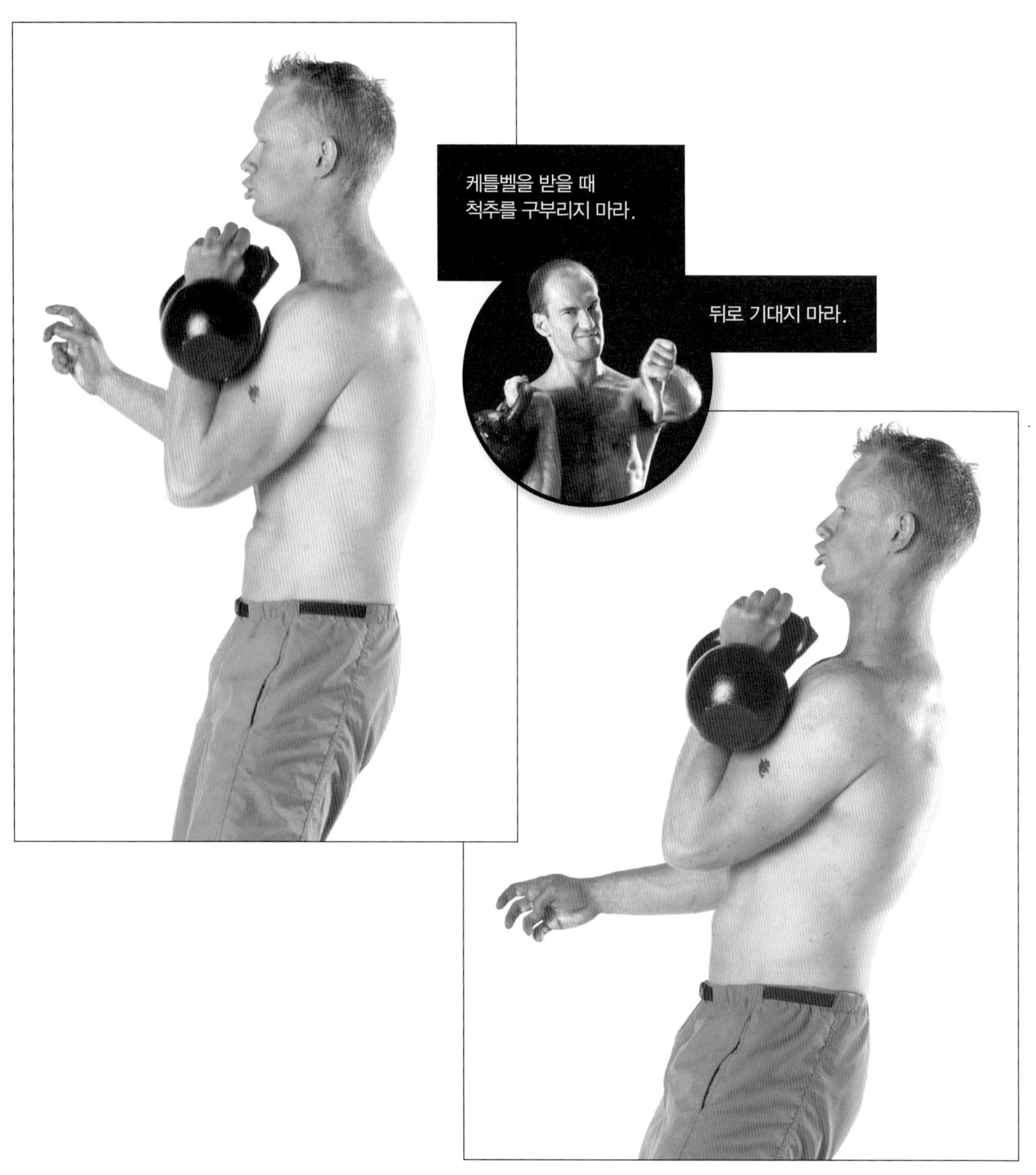

네 번째 요소는 공기를 약간 뱉어내는 것이다. 아주 약간만 뱉어야 하며 척추를 구부리지 마라.

이 운동을 하는 동안의 호흡 시퀀스는 다음과 같다. 케틀벨이 가슴으로 떨어지는 동안 코로 날카롭게 들이마신다. 케틀벨이 가슴에 닿는 순간 브레이싱하며 공기를 약간 뱉어낸다. 위로 올릴 때 날카롭게 내쉰다. 탑 자세에서 '쉬는' 동안 호흡을 몇 번 더 해도 된다.

충격 흡수를 위해 무릎을 구부린 후 즉시 일어난다. 흉곽의 탄성을 사용하여 케틀벨을 밀어 올리지 말고 대퇴사두근과 상완삼두근을 사용하라.

처음에는 가벼운 케틀벨 한 개로 탑 자세에서조차 멈추지 않고 고반복하는 것이 가장 좋다. 기술은 좀 엉망일지라도 리듬과 타이밍을 익히는 데 좋다. 추후에는 무게를 올리고 때때로 흐름을 천천히 하여 탑에서 멈추는 동작을 추가한다. 마지막으로 가벼운 케틀벨 두 개를 사용한다. 바이킹 푸시 프레스는 운동 에너지가 엄청나며 무거운 무게를 들기 위한 동작이 아님을 명심하라. 할 수 있다 할지라도 속도가 느려지면서 이 운동을 통해 얻을 수 있는 많은 효과를 잃게 될 것이다.

더블 바이킹 푸시 프레스

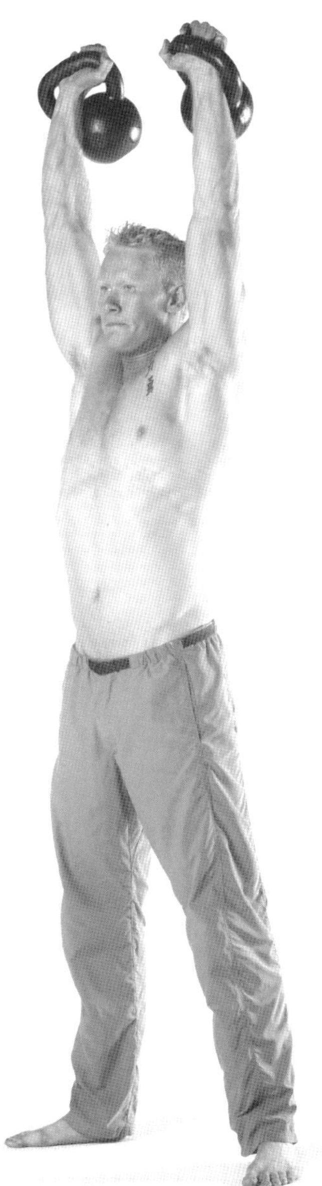

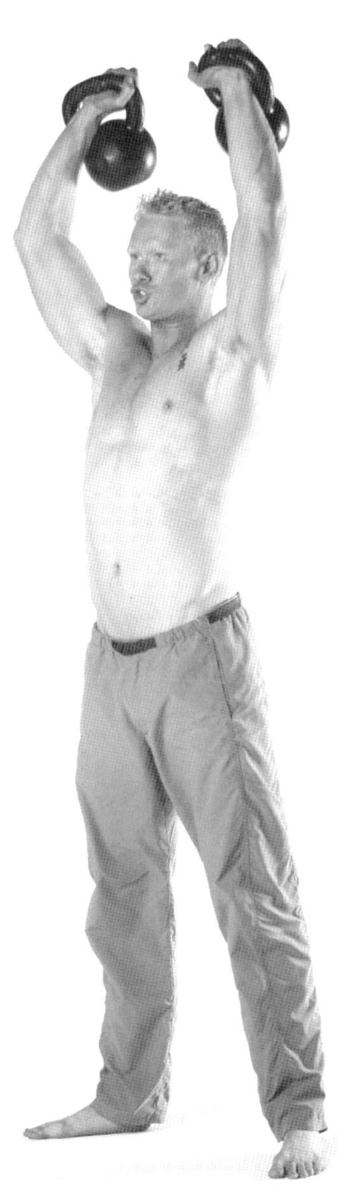

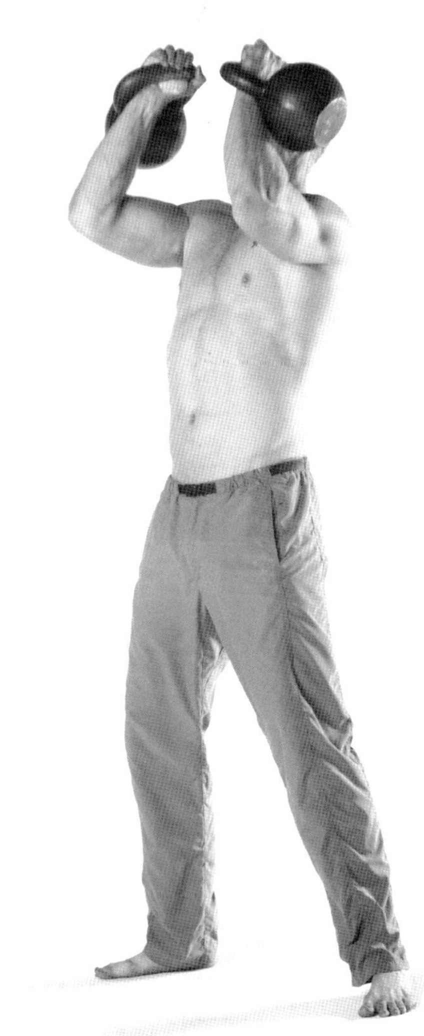

계속되는 더블 바이킹 푸시 프레스

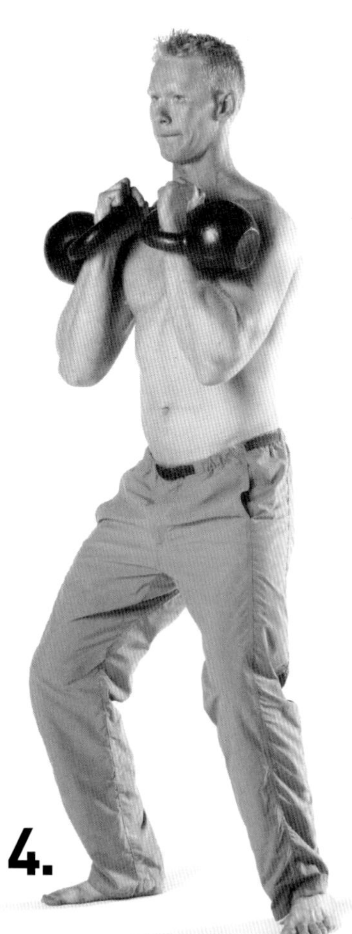
4.

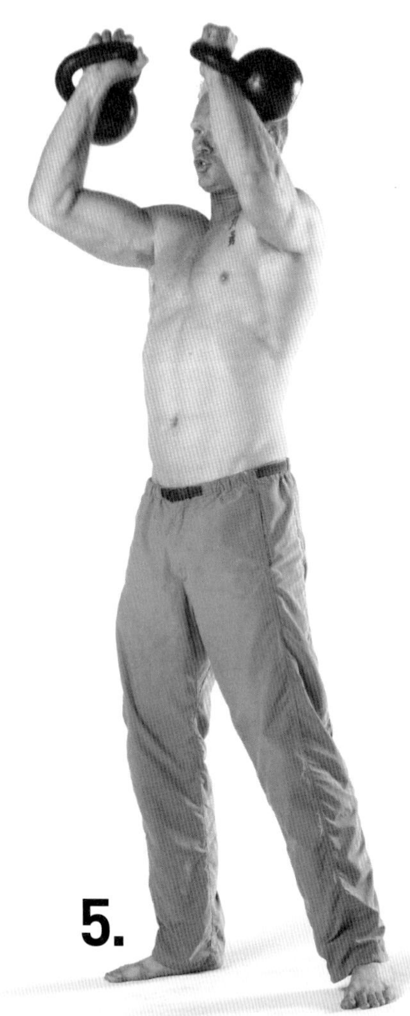
5.

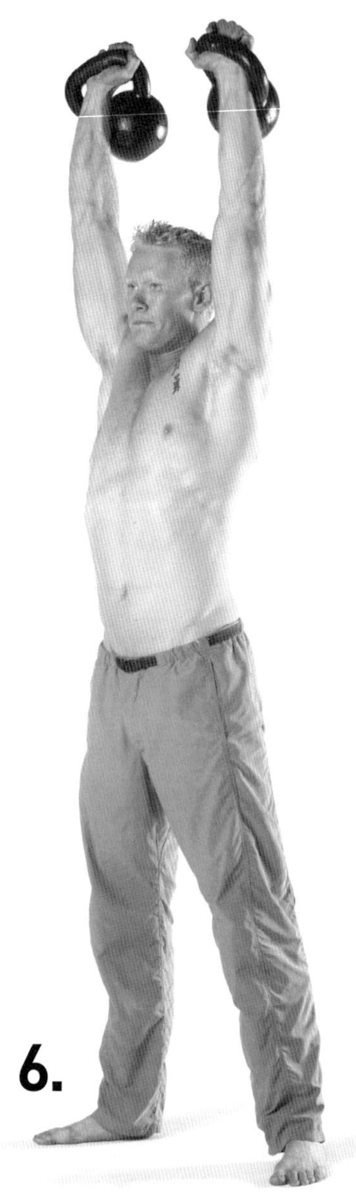
6.

여성 동지들을 위한 경고!

푸시 프레스 또는 저크를 할 때 케틀벨을 받으며 케틀벨 또는 팔로 가슴을 반복적으로 치면 건강에 좋지 않다. 통증이나 불편함이 없어도 마찬가지다.

몇 가지 선택사항이 있다. 첫 번째 가슴 바깥쪽으로 케틀벨을 떨어뜨리는 것이다. 하지만 이렇게 할 때 팔꿈치나 어깨에 부담이 오는 경우 플랜 B는 '백 업 캐치back up catch'이다.

탑에서부터 시작하는 바이킹 푸시 프레스가 아닌 아래에서부터 시작하는 전통적인 푸시 프레스를 한다. 케틀벨을 받을 때 반대쪽 손바닥을 사용해 케틀벨을 바깥쪽으로 가이드한다. 저크에서도 마찬가지다. 당연히 한 팔로 수행할 때만 가능한 방법이다. 이렇게 하는 것이 여전히 불편하다면 푸시 프레스나 저크를 아예 하지 마라.

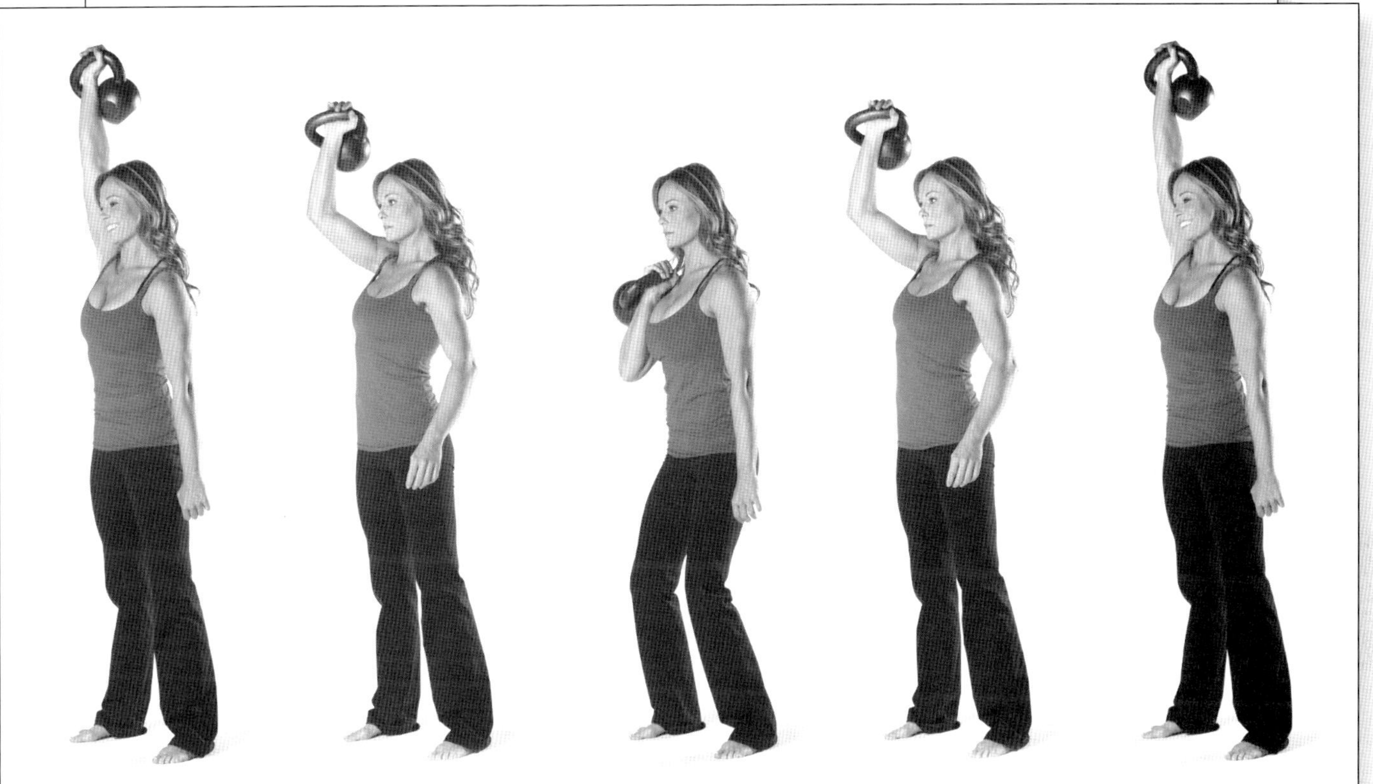

여성 동지들에게는 미안하지만, 『리턴 오브 더 케틀벨』에서는 푸시 프레스와 저크를 많이 사용하기 때문에 이는 당신에게 적합하지 않을 수도 있다.

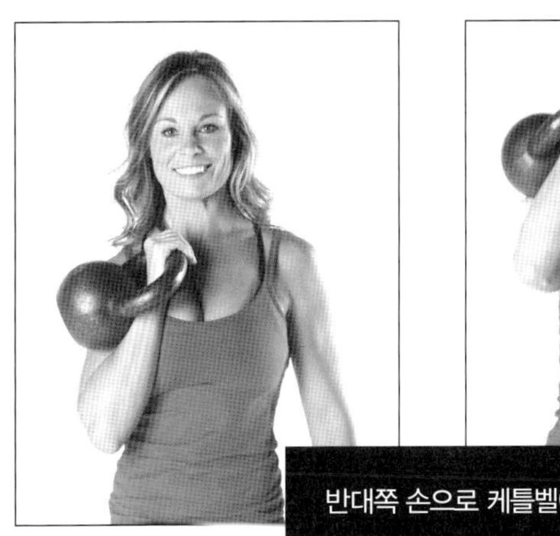

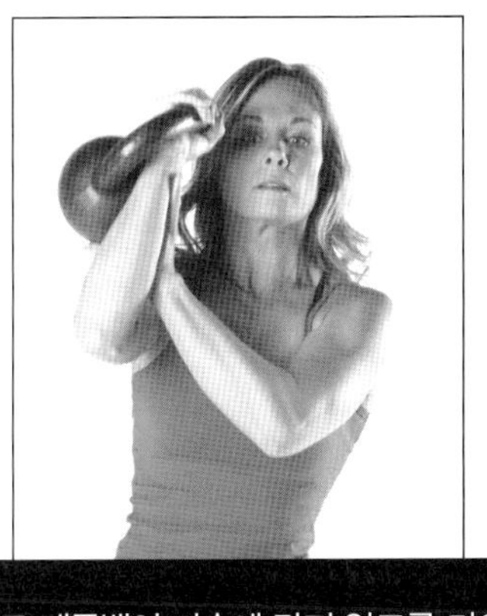

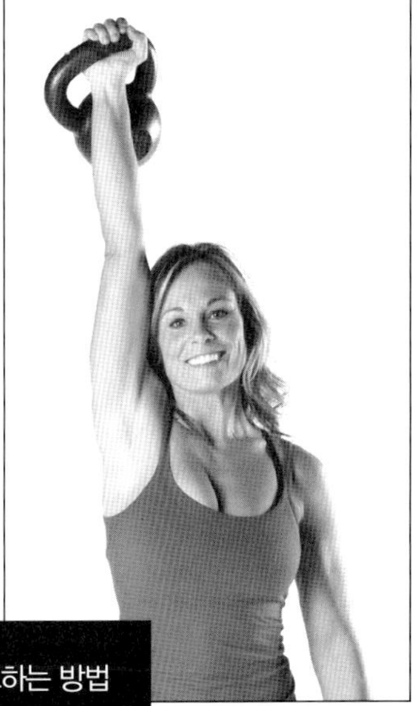

반대쪽 손으로 케틀벨이 가슴에 닿지 않도록 가이드하는 방법

클린 & 저크: 스쿼트 20번에 버금가는 운동

텍사스 파워리프팅 챔피언 RKC 필 워크맨은(그는 이미 인간의 몸이 가져야 할 그 이상의 근육을 가지고 있었다) 케틀벨 한 쌍으로 클린 & 저크를 훈련하기 시작했다. 그의 어깨는 스테로이드를 맞는 것이 아니냐는 의심을 받을 정도로 커졌다. 암벽 등반가인 RKC 케빈 페론Kevin Perrone은 롱사이클 클린 & 저크로 인해 자신의 가벼운 몸에 15파운드(약 7kg)의 근육이 더 붙자 몹시 언짢아했다. 이것은 당신의 이야기가 될 수도 있다.

《아이언맨Ironman》의 창간자이자 편집자로 매우 존경받는 피어리 래이더Peary Rader는 1952년 자신의 잡지에 한 기사를 실었다. '클린 & 저크 운동으로 몸무게를 늘리는 실험을 한 보디빌더 짐Jim에 대한 이야기인데, 그는 항상 몸무게가 잘 늘지 않는 편이었고 더 이상의 발전이 거의 불가능한 상태에 이르렀다. 그는 정해진 반복횟수(약 15~20회)를 정확히 할 수 있는 무게를 사용하여 클린 & 저크 프로그램에 돌입했다. 즉각적으로 아주 빠르게 몸무게를 늘릴 수 있었고, 이 한 운동만으로 이렇게 엄청난 효과를 얻을 수 있다는 사실에 깜짝 놀랐다. 추후 우리도 이 운동으로 유사한 실험을 진행하였고, 클린 & 저크가 근육을 늘리는 데 훌륭한 수단일 뿐만 아니라 스트렝스, 지구력, 스피드, 타이밍 등에도 더할 나위 없이 좋은 운동이라는 사실을 발견했다. 또한 우리가 했던 그 어떤 워크아웃보다 힘들었다.' 페리 레이더가 아이언게임에서 고반복 바벨 스쿼트를 매우 장려한 최초의 인물 중 한 명이라는 사실을 미루어보아 위의 기사는 상당한 의미가 있다.

더블 케틀벨 클린 & 저크 운동에는 사용되지 않는 근육이 없으며 심장과 폐를 한계까지 몰아붙인다. 러시아 특수부대에서는 클린 & 저크만 제대로 한다면 다른 것은 그다지 할 필요가 없다고 말한다. 밀고 당기는 운동만으로도 슈퍼맨을 만들 수 있다. 하지만 여기에 저크를, 더 나아가 롱사이클 클린 & 저크를 더한다면 하체에 엄청난 파워를 길러줄 뿐 아니라 컨디션이 또 다른 차원으로 한 단계 상승할 것이다. 정확한 테크닉으로 무거운 케틀벨을 사용한다면 몸 전체, 특히 허벅지와 등, 팔에 엄청난 근육을 얻게 될 것이다.

더블 케틀벨 클린 & 저크는 연습하지 않는 운동까지 강력하게 만들어주는 '왓 더 헥 이펙트What the heck effect'의 대명사이다. "롱사이클을 통해 지난 1년간 훈련하지도 않은 데드리프트 1RM이 15파운드(약 7kg) 증가했다"고 시니어 RKC 데이비드 위틀리는 말한다. "500파운드(약 227kg)에서 525파운드(약 238kg)가 되었다. 롱사이클을 통한 둔근의 발달이라고 밖에 생각할 수 없다."

롱사이클은 러시안 파이터들에게도 아주 유명하다. 러시아 국내대회를 휩쓴 톰스크Tomsk 주짓수 클럽에서는 승급심사에서 케틀벨 테스트를 본다. 예를 들어 갈색띠를 따기 위해서는 몸무게에 따라 다르긴 하지만 32kg 케틀벨 한 쌍으로 롱사이클 클린 & 저크를 15~20회 할 수 있어야 한다. 거의 남성 한 명에 버금가는 무게이다.

한 가지 문제는 저크는 푸시 프레스보다 배우기가 훨씬 어려우며 더블 케틀벨 저크를 위해서는 평균 이상의 어깨 가동성이 필요하다는 것이다.

오버헤드 리프트를 쉽게 만들어주는 어깨 가동성 드릴

다음은 러시아의 전문가들인 고모노프Gomonov, 마크호트킨Makhotkin, 가므조프Gamzov가 어깨 가동성 향상을 위해 추천하는 드릴로, 케틀벨 락아웃 자세를 보다 편하게 만들어줄 것이다.

- 오버헤드 락아웃 자세에서 케틀벨을 고정하고 가슴을 앞으로 기대는 동작을 탄성 있게 반복한다.

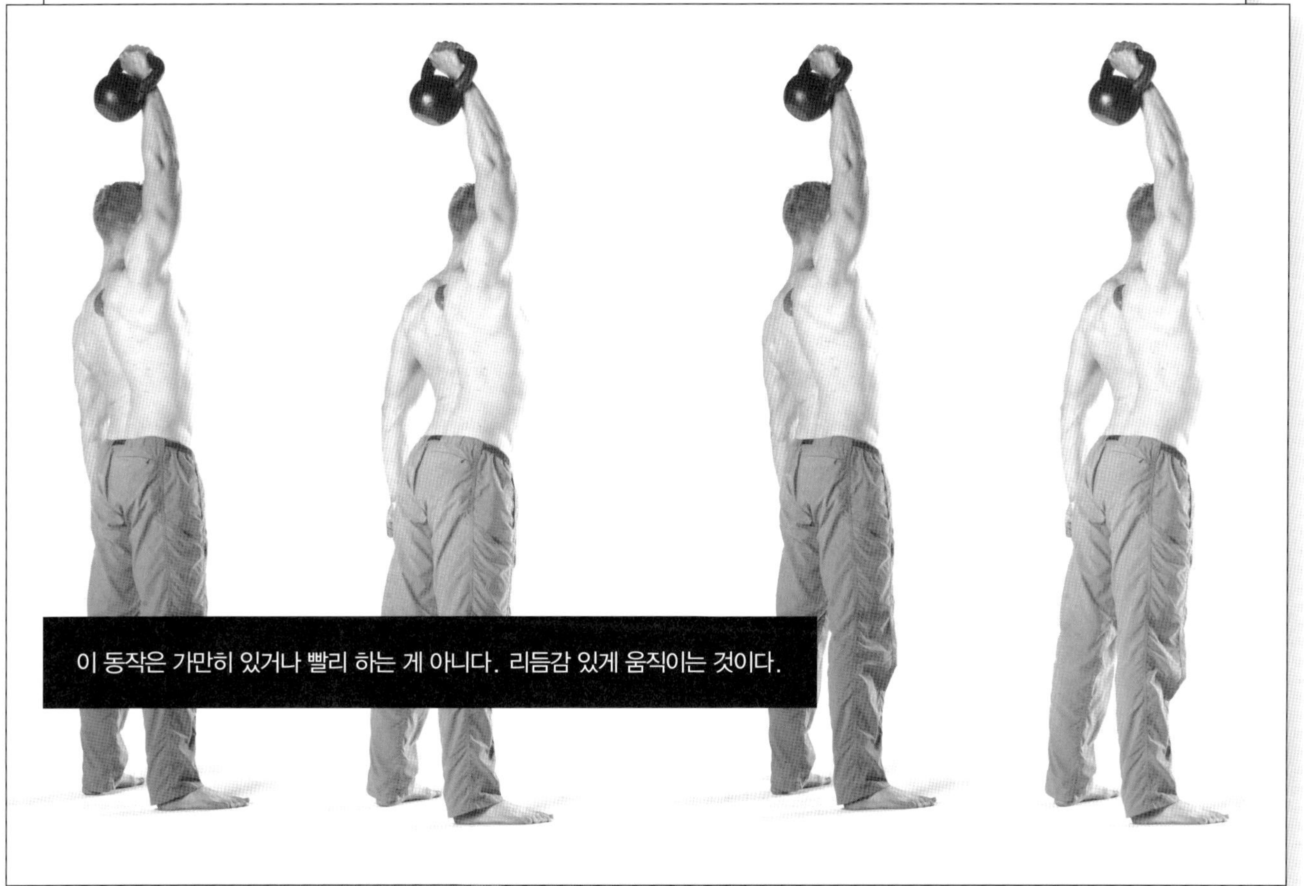

이 동작은 가만히 있거나 빨리 하는 게 아니다. 리듬감 있게 움직이는 것이다.

견고한 물체에 손을 올린다. 엉덩이를 뒤로 빼며 팔을 쭉 편다. 흉곽을 아래쪽으로 리듬감 있게 움직인다. 팔꿈치를 구부리거나 바깥으로 벌리지 않는다.

스트레칭을 위한 최적의 높이를 실험해보라.
가짜 어깨 가동성은 어깨를 망가뜨린다.

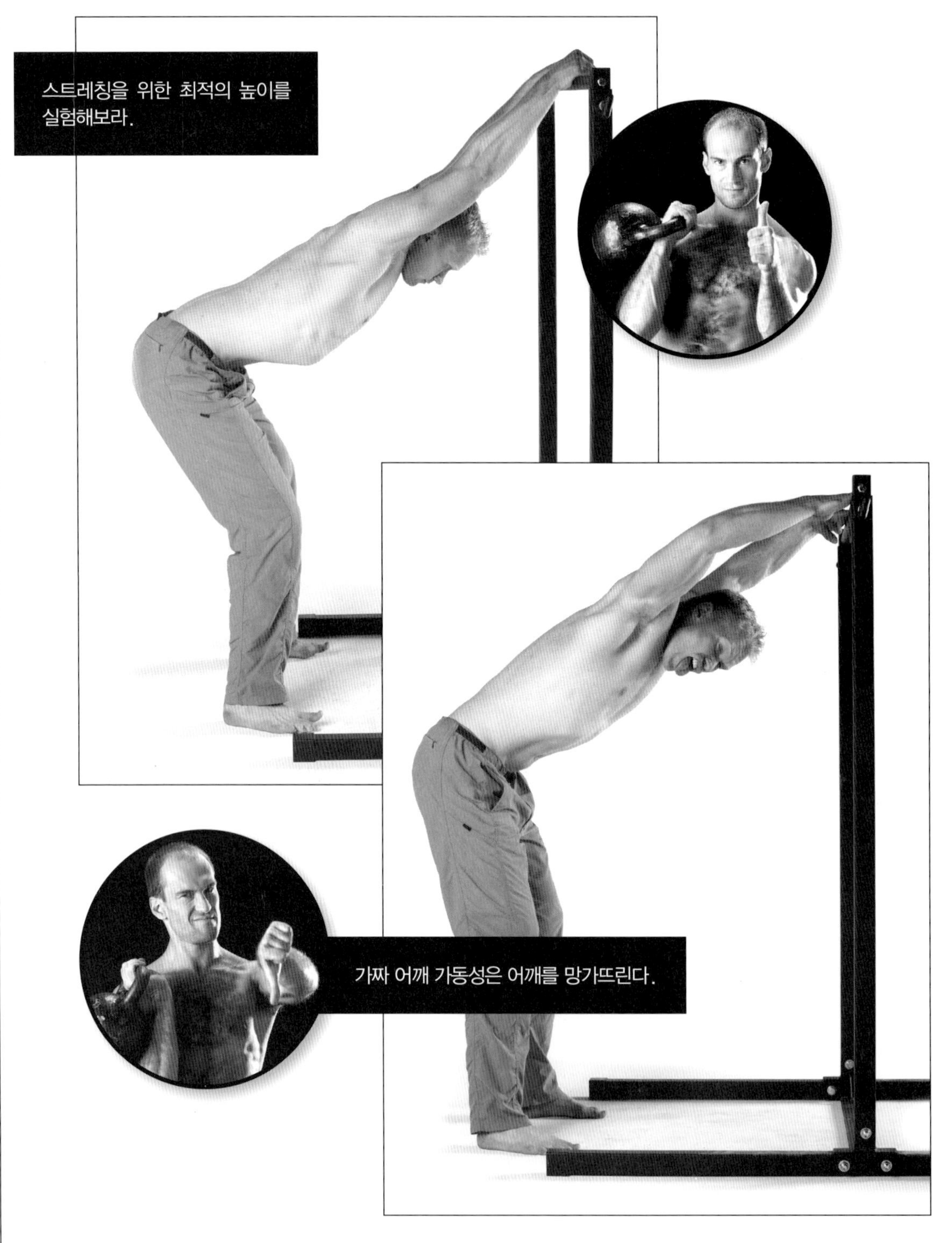

- 케틀벨 풀오버 동작. 케틀벨의 몸통이 손목 굴곡근 위에 놓이도록 그립을 잡는다. 팔꿈치를 구부리거나 옆으로 벌리지 말고 팔을 쭉 편다.

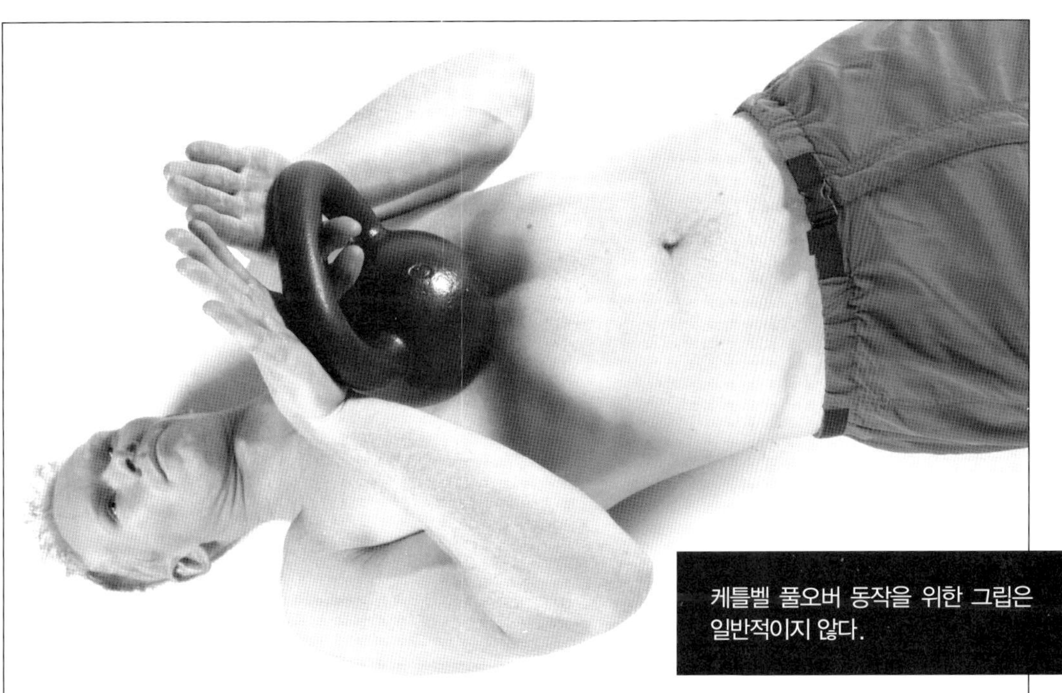

케틀벨 풀오버 동작을 위한 그립은 일반적이지 않다.

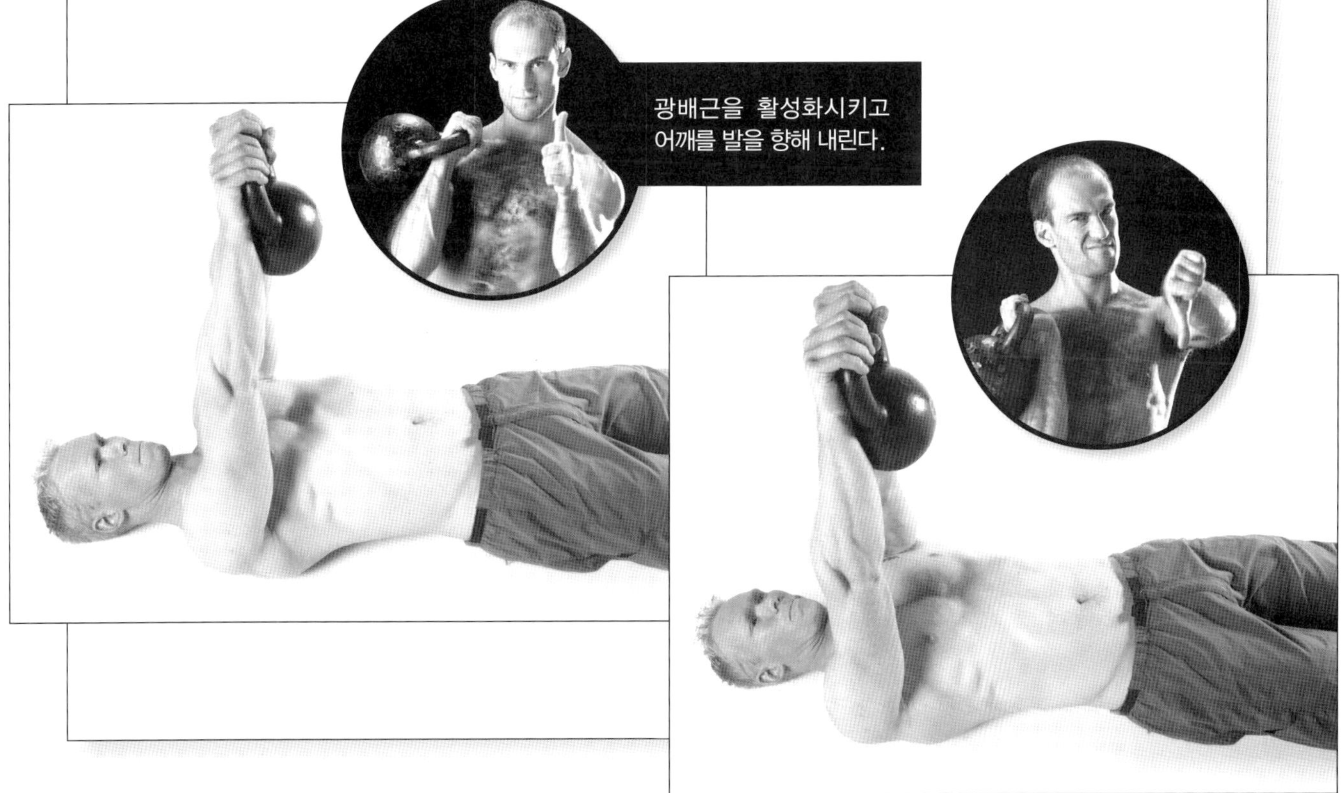

광배근을 활성화시키고 어깨를 발을 향해 내린다.

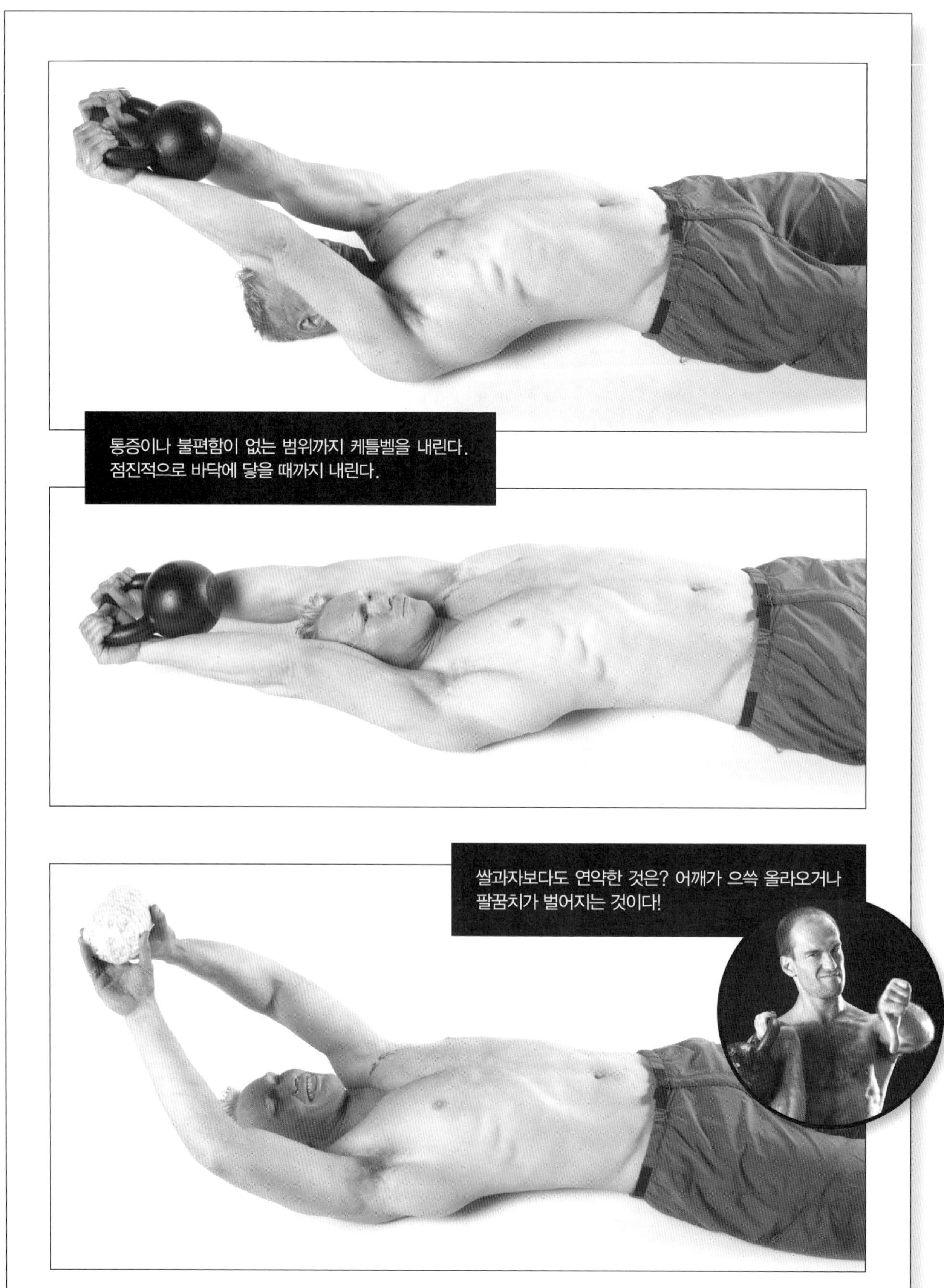
통증이나 불편함이 없는 범위까지 케틀벨을 내린다.
점진적으로 바닥에 닿을 때까지 내린다.
쌀과자보다도 연약한 것은? 어깨가 으쓱 올라오거나
팔꿈치가 벌어지는 것이다!

이 드릴을 수행할 때는 뼈가 소켓 안에 유지되도록 어깨를 내리는 것이 매우 중요하다. 오버 스트레치가 되지 않도록 주의하라.

하우어Hauer는 저크 운동 전, 중간, 후에 풀업 바에 매달리는 것을 추천한다. 몸집이 매우 커서 불가능하지 않는 한, 엄지손가락이 서로 닿을 정도로 그립을 좁게 잡는다. "몸이 풀릴 정도까지만 하라. 어깨 가동성이 충분하고 오버헤드 자세를 취하는 데 아무런 문제가 없는 사람은 아예 하지 말 것을 추천한다. 이것은 '정적인' 스트레칭 또는 수동적인 스트레칭이 아니라, 쥐었다 풀었다를 반복하는 것이다."

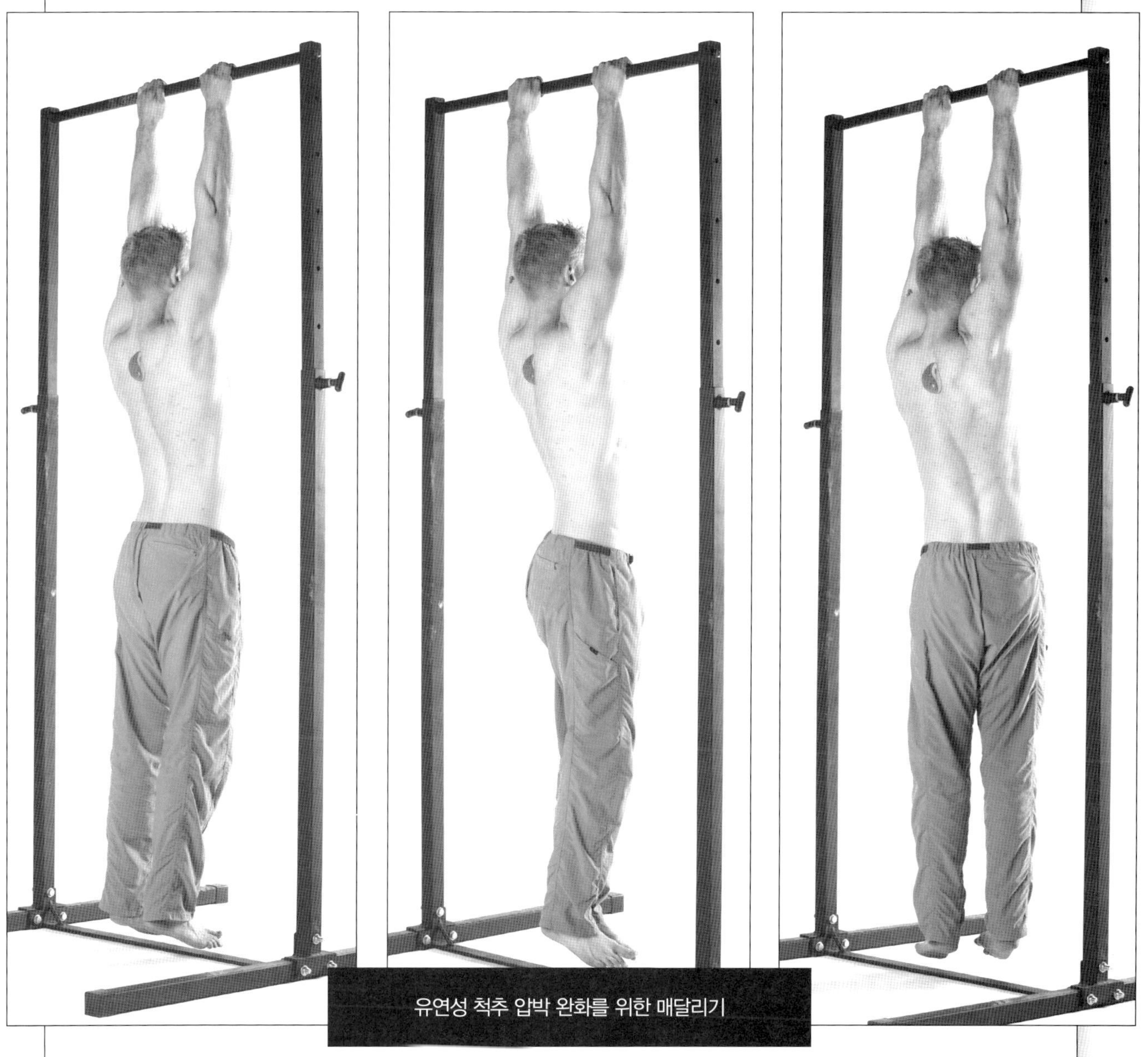

유연성 척추 압박 완화를 위한 매달리기

"매달리기는 단지 어깨를 스트레칭하기 위한 것만은 아니다(물론 상완골을 소켓 안에 고정해두어야 한다는 사실은 변함없다). 매달리기를 통해 팔꿈치, 손목, 광배근, 윗등 주변을 스트레칭 할 수 있다. 또한 워크아웃 후에는 척추에 가해진 부하를 감소시켜준다. 개인적으로 매달리기를 통해 견갑골과 흉추관절의 가동성을 늘리는 것을 좋아하지만, 가슴근육과 어깨가 매우 뻣뻣한 날에는 가슴을 열기 위해 몸을 살짝 앞으로 기울이고 발을 뒤로 보내 박스 위에 올려놓는다. 여기에 '펌프' 동작(『엔터 더 케틀벨!』 참조)을 추가하기도 한다.

"한 워크아웃당 3~5회 정도만 매달린다. 한 번은 관절 가동 및 웜업으로, 한 번은 스내치 또는 저크 동작을 위한 웜업으로, 한 번에서 두 번 정도는 세트 사이에 뻣뻣함을 느낄 경우, 나머지 한 번은 마무리를 위해 보다 '제대로' 스트레칭을 하는 용도로 활용한다. 하지만 매달리는 시간이 총 1분도 되지 않으며 그날 딱 필요하다고 생각되는 만큼만 매달린다. 매일 하거나 매 워크아웃마다 하는 것은 아니다. 꼭 필요한 경우에만 수행한다."

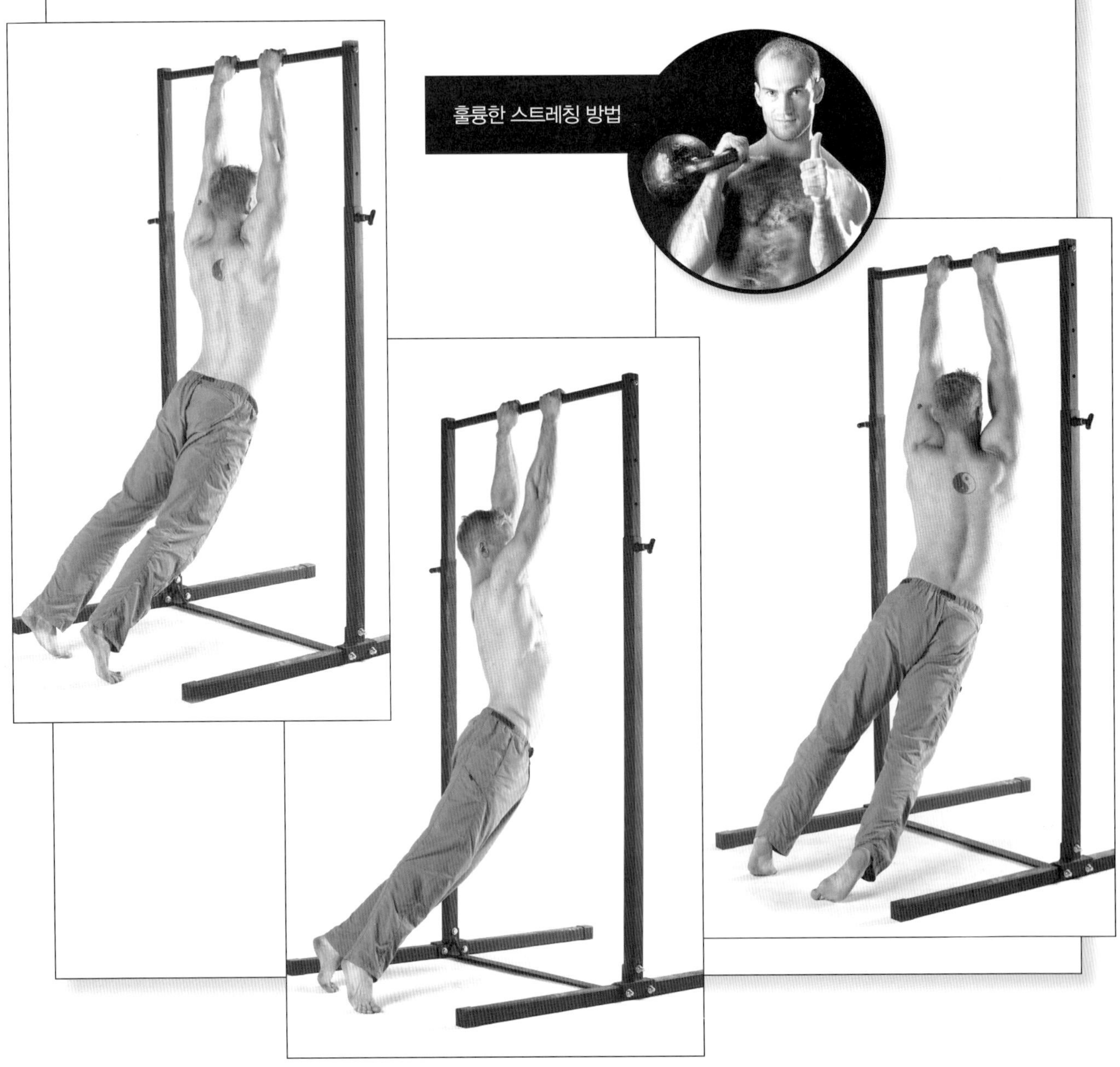

저크 동작을 배우기 전에 용어 정리를 분명히 하겠다. '푸시 프레스'에서는 무릎을 구부렸다 재빨리 편다. 이 동작을 통해 케틀벨이 가슴에서 떨어져 머리 위로 향한다. 팔을 사용하여 케틀벨을 머리 위로 밀어 올리면 푸시 프레스가 끝난다. 다리를 일단 편 후에는 그대로 편 상태를 유지하며, 두 번째 무릎을 구부리는 동작은 없다.

'저크'에선 밀어 올리는 것을 허용하지 않는다. 사실 팔은 거의 사용하지 않는 대신 다리를 두 배로 써야 한다. 무릎을 구부렸다 펴는 힘으로 벨을 올리는 것은 푸시 프레스와 동일하다. 다리가 펴지는 것과 동시에 케틀벨을 위로 쏘아 올릴 때 빠르게 다시 무릎을 구부려 케틀벨 밑으로 들어가는 동시에 팔을 편다. 팔로 푸시 프레스 동작을 마무리할 때 수행하는 세컨드 딥을 통해 저크가 완성된다. 팔이 빨라야 하지만 강한 힘을 쓸 필요는 없다.

푸시 프레스와 비교할 때 저크의 이점은 무엇일까? 첫째, RKC 팀 리더이자 웨이트리프팅 챔피언인 댄 존의 말에 따르면 더 무거운 무게를 사용할 수 있다는 사실이다. 이 말은 전신에 더 많은 변화가 일어나며 근육이 형성된다는 뜻이다. 두 번째는 뭐라고 정의를 내리기 어려운 운동 능력이 개발된다는 것이다. 내가 추측하기엔 두 번째 딥에서 빠르게 부하를 없애는 동작이 민첩성을 개발시킨다고 본다.

뛰어난 기르빅이자 미국 마스터스 웨이트리프팅 메달리스트 RKC 팀 리더 랜디 하우어는 RKC 저크 기술에 대해 다음과 같은 견해를 가지고 있다. "RKC/하드스타일 저크는 올림픽 웨이트리프팅의 파워 저크와 유사한 점을 가지고 있다. 둘 다 지속적인 가속 서킷이라고 볼 수 있다. 먼저 벨이 수직적으로 가속한 후 벨을 머리 위로 올리기 위해 팔을 펼 때 몸이 아래쪽으로 가속된다. 이러한 서킷은 딥과 드라이브가 시작될 때부터 벨을 받고 고정시킬 때까지 지속된다. 이 첫 번째 딥과 캐치 사이에 벨과 몸이 계속해서 가속하고 있다."

& 벨을 받을 때는 무릎을 구부려 충격을 흡수한다. 척주에서는 어떠한 움직임도 발생해서는 안 된다. 벨을 캐치할 때 충격을 흡수하기 위해 몸을 구부리고 싶은 유혹이 강하게 들지만 그렇게 해서는 안 된다. 척추를 중립으로 유지하고 몸통을 단단하게 만든 후 감속을 위해 대퇴사두근을 사용하라. 그 이유가 궁금하다면 스튜어트 맥길 박사의 책 『얼티밋 백 피트니스 앤드 퍼포먼스Ultimate Back Fitness and Performance』를 읽어보라. 그의 웹사이트 backfitpro.com에서 구매 가능하다.

다리를 완전히 편다. 잠시 멈추었다가 다시 약간의 스쿼트를 사용하여(너무 깊은 스쿼트를 할 경우 드라이브의 폭발력이 감소한다) 다시 벨을 공중에 띄운다.

저크

하우어는 퍼스트 딥first dip에 대해 다음과 같은 견해를 제공한다. "퍼스트 딥은 너무 빠르게 하지 않도록 주의해야 한다. 벨이 몸통에서 분리되기 때문이다." 생각해보라. 퍼스트 딥을 너무 빠르게 하면 케틀벨은 계속해서 공중에 머물 것이다. 만화에서 주인공이 갑자기 빨리 달려갈 때 모자만 공중에 떠 있는 채로 남아있는 장면을 상상해보라. "퍼스트 딥에서는 '케틀벨을 데리고' 내려가야 한다. 몸과 분리되어서는 안 된다. 어떠한 경우라도 퍼스트 딥의 스피드보다 더 중요한 것은 퍼스트 딥 이후 무릎을 펴는 동작의 스피드이다."

케틀벨의 세계에선, 클린을 한 번 한 후 계속해서 저크를 하는 것을 '클린 & 저크'가 아닌 그냥 '저크'라고 한다. 어깨가 많이 뻣뻣한 경우가 아니라면 클린 후 발을 어깨너비로 줄이는 것이 좋다.

푸시 프레스에서 배운 모든 것이 저크에도 동일하게 적용된다. 프레스를 할 때 사용하는 랙 자세가 아닌, 팔의 '트라이앵글'을 통해 케틀벨의 무게가 몸통에 전달될 수 있는 랙 자세를 사용하는 것, 손바닥을 편 대각선 그립을 잡는 것, 척추 중립과 단단한 복부를 유지하는 것, 발 중앙에 무게가 오도록 하는 것 등이 모두 동일하다.

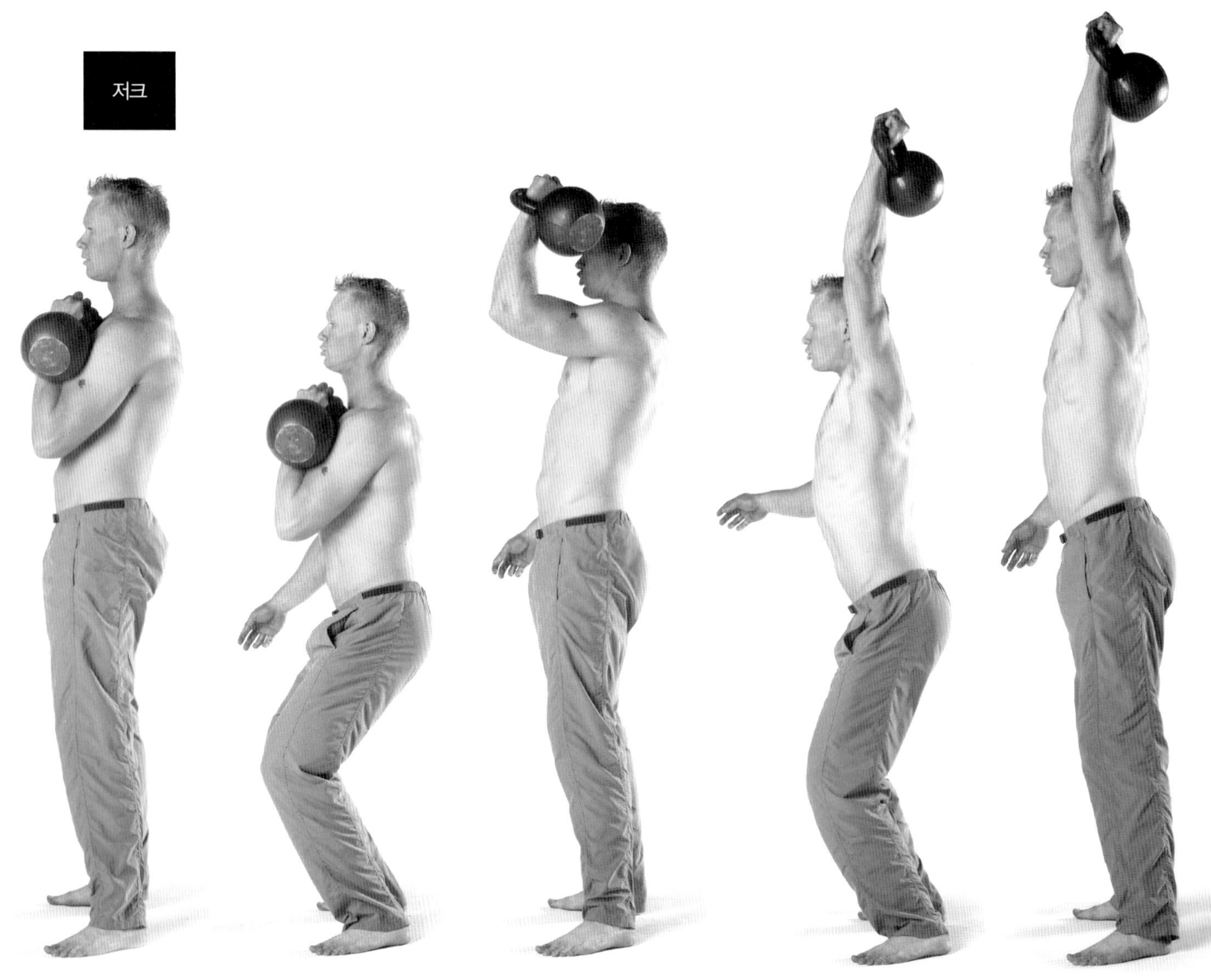

댄 존이 추천하는 저크를 배우기 가장 좋은 방법은, 치팅을 사용하는 것이다! 적당한 무게의 케틀벨 하나로 삼두근이 완전 지칠 때까지 푸시 프레스를 반복한다. 그런 후 '치팅'을 사용하여 빠르게 무릎을 구부려 동작을 마무리한다. 팔을 펴 빠르게 몸이 케틀벨과 멀어지면서 케틀벨 밑으로 들어간다. 팔뼈는 소켓 안에 유지하며 팔꿈치를 편다. 뒤꿈치가 바닥에 고정되어 있으며 팔꿈치가 펴져 있고 케틀벨이 목 뒤에 위치한 1/4 스쿼트 동작이 되어 있을 것이다. 이제 무릎을 펴고 팔을 편 상태에서 잠시 자랑스럽게 멈추어 있어라.

적절한 무게로 여러 번 반복하다 보면 결국 저크를 배우게 될 것이다. 여전히 어렵게 느껴진다면 플랜 B는 알렉세이 보르틴세프Alexdy Vorotintsev의 드릴인 하프 저크를 연습하는 것이다. 많은 마스터들과 러시아 코치들이 저크를 가르칠 때 사용하는 방법이다. 하프 저크는 팔을 사용하지 않고 케틀벨을 가슴에서 공중으로 띄우도록 드라이브하는 방법을 이해할 수 있도록 해준다. 처음에는 하나의 벨을 이용하여 랙 자세에서부터 규칙적으로 탄성 있게 움직이는 1/4 스쿼트를 반복한다. 무게는 발의 중앙에 위치하도록 하며 척추는 중립으로 거의 수직에 가깝게 한다. 체중을 뒤로 기대고 싶은 유혹을 이겨내라. 속도를 올려라. 빠르게, 점점 더 빠르게 스피드를 올리면 케틀벨이 가슴에서 약간씩 떨어지기 시작하며 무게가 없게 느껴지는 순간이 온다.

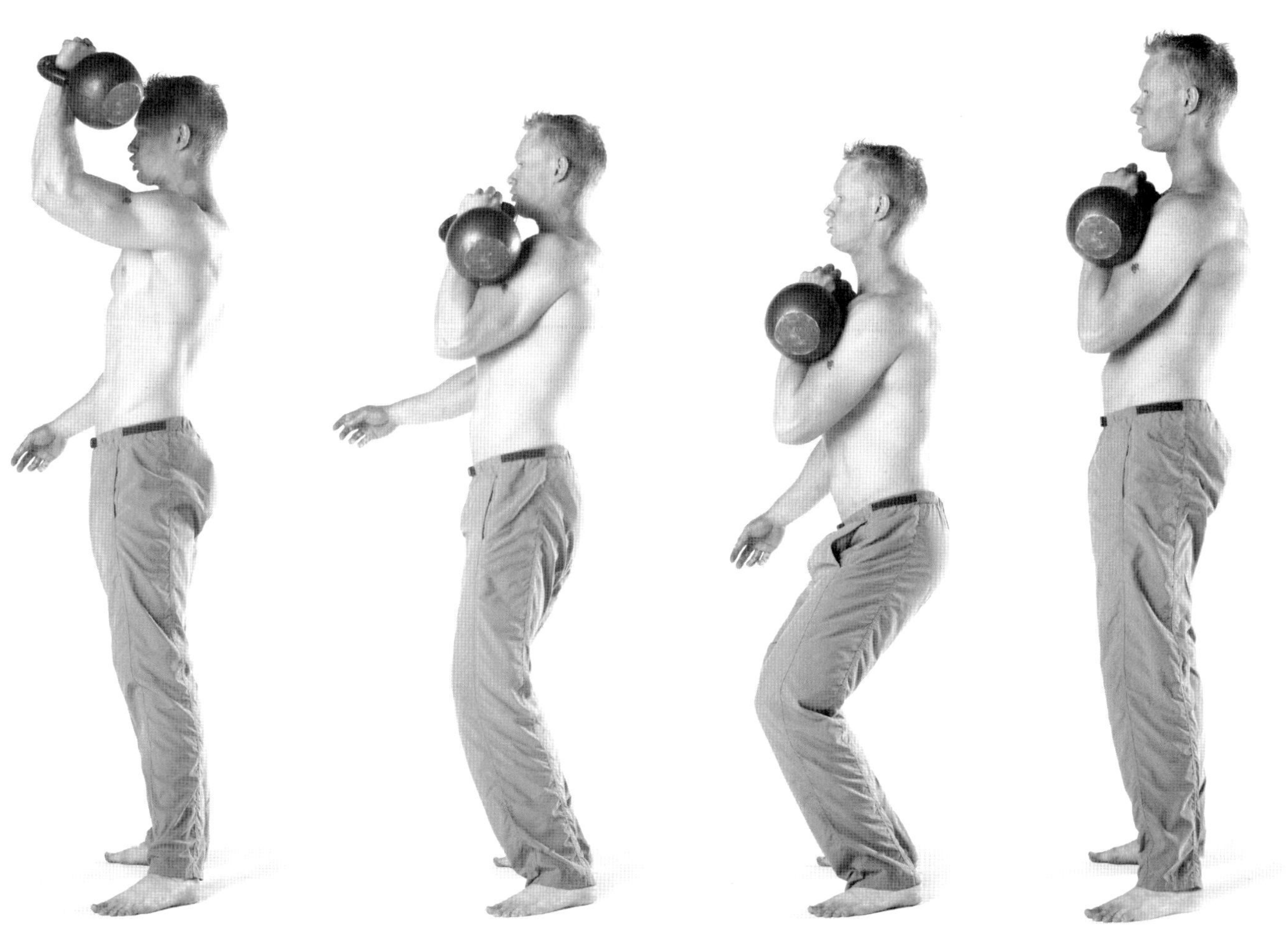

기르보이 스포츠 경기에서는 왜 랙 자세를 다르게 하는가?

"기르보이 스포츠 초창기에 선수들은 팔꿈치가 복부에 닿지 않는 파워 저크 기술을 사용했다." 러시아 기르빅 오드리 커즈민Andrey Kuzmin은 말한다. "왜냐하면 케틀벨을 가슴에 올린 채 쉬는 것이 허용되지 않았기 때문이다. 랙 자세를 유지하는 것이 아주 잠깐만 허용됐기 때문에 어디에 케틀벨을 두는지는 크게 상관이 없었다. 파워 저크는 더 힘들기 때문에 더 이상 경기에서는 사용되지 않지만 어깨와 삼두를 훈련하는 아주 좋은 방법이다."

하지만 기르보이 스포츠는 진화의 과정에 있었으며 코치들은 기술을 향상시킬 방법을 찾고 있었다. 곧 팔꿈치를 복부 또는 벨트 위에 올려놓으면 전신과 팔을 쉬게 할 수 있으므로 더 많이 반복할 수 있다는 사실을 알아냈다. 이러한 랙 자세를 취하면 반복횟수 사이에 휴식을 취할 수 있을 뿐만 아니라 드라이브를 할 때 복부를 사용하여 케틀벨을 위로, 앞으로 밀어낼 수 있다. 이를 통해 더 많은 반복횟수를 소화할 수 있다.

전통적인 파워 저크와 새로운 기르보이 스포츠 저크의 차이점을 요약하면 다음과 같다.

- 랙 자세에서 팔꿈치의 위치
- 기르보이 스포츠 저크에서는 팔꿈치를 복부에 붙인다는 점
- 기르보이 스포츠 저크에서는 랙 자세에서 뒤로 기댄다는 점
- 전통적인 파워 저크에서는 기르보이 스포츠 저크를 할 때보다 락아웃에서 랙 자세로 케틀벨을 내릴 때 무릎을 더 많이 구부린다는 점

현재는 모든 기르보이 스포츠 선수들이 새로운 저크 기술을 사용하지만 스트렝스를 필요로 하는 운동선수들은 근육을 더 빠르게 지치게 하기 위해 파워 저크 기술을 사용한다.

케틀벨을 팔과 어깨의 도움 없이 머리 높이로 올릴 수 있을 때까지 계속해서 위의 드릴을 연습하라. 이 기술을 익혔으면 이제는 세컨드 딥을 배울 차례이다.

"나는 시선을 아래로 둘 것을 강조하는데 세컨드 딥을 하는 동안 목을 중립 자세로 두어 안정성을 증가시키기 위해서이다." 지-헬스®Z-Health®의 에릭 코브 박사는 말한다. 말할 필요도 없이 어깨 가동범위가 잘 나와야 가능하다. 만약 그렇지 않다면 저크를 해서는 안 된다.

세컨드 딥은 매우 중요하다. 웨이트리프팅 역사에서, 챔피언 알렉세이 메드베데프는 유리 블라소프Yuri Vlasov에게 패배한다. 메드베데프는 복수를 결심했지만 다시 왕관을 되찾기엔 점점 나이가 들고 있었다. 그래서 대신 젊고 능력 있는 운동선수를 찾아 지도하기로 결심했다. 메드베데프는 아나톨리 자보틴스키Anatoly Zhabotinsky를 발굴했는데 그는 심지어 리프팅 선수도 아닌 구기종목 선수였다. 메드베데프는 자보틴스키의 몸무게를 늘려도 바 밑으로 들어가는 속도를 잃지 않을 것이란 사실을 감지했다. 이러한 능력이 중요한 두 가

지 이유가 있다. 첫 번째는 당연하게도 무게를 더 높이 들어 올릴 필요가 없다는 것이었고, 두 번째는 아래로 향하는 선수의 움직임이 제트기의 추진력과 같이 무게를 위로 밀어내도록 한다는 것이다. 중량조끼를 입고 케틀벨 하나로 저크를 수행하는 실험을 해보라. '로켓 배기구'와 같은 추가 중량이 케틀벨을 위로 날려 올리게 될 것이다. 이때 팔꿈치의 과신전을 주의하라.

세컨드 딥을 숙달하는 데는 몇 가지 방법이 있다. 첫 번째, 발뒤꿈치를 다섯 시 방향(정면이 9시 방향이라고 할 때)에서 바닥으로 강하게 밀어내는 것이다. 이와 동시에 케틀벨 아래로 몸을 밀어넣는다. 이것이 너무 어렵다면 발 너비를 넓히며 점프하라.

여전히 잘 되지 않는다면 보르틴세프의 책에 소개된 대로 파워랙에 아주 무거운 바벨을 머리 높이 또는 그보다 좀 높게 걸어둔다. 바벨에 손을 대고 무릎을 구부리며 동시에 팔을 쭉 편다. 점점 더 빠르게 할 수 있도록 연습하라.

세컨드 딥이 너무 얕다면 보르틴세프가 추천한 대로 케틀벨을 머리 위로 올린 채 반 스쿼트 자세로 걸어보라. 앞으로도 걷고 옆으로도 걷는다. "균형감과 자신감을 키울 수 있을 것이다"라고 이 케틀벨의 전설은 말한다.

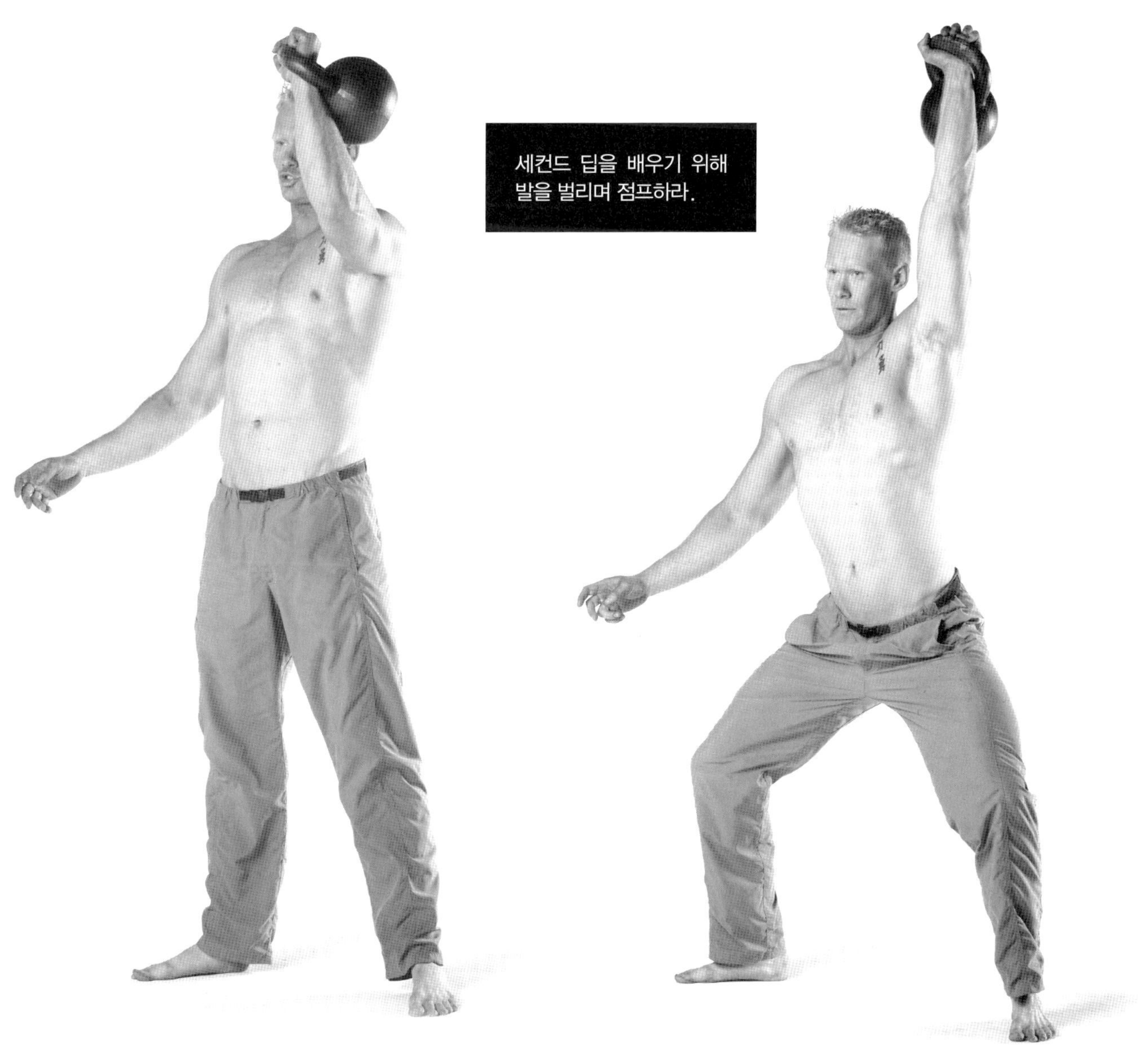

세컨드 딥을 배우기 위해
발을 벌리며 점프하라.

한 개의 케틀벨로 저크하는 것을 익혀라. 여성들이 싱글 케틀벨로 연습해야 하는 이유는 분명하다. 더블 케틀벨 저크를 할 준비가 되었다고 생각하는 남성들이여, 윗등과 어깨 가동성이 상당히 많이 필요하다는 사실을 미리 경고한다. 락아웃 자세가 허리를 잔뜩 꺾고 양팔로 나치 경례를 하는 모양이라면 저크는 생각조차 하지 마라. 최소한 어깨 가동범위를 향상시킬 수 있을 때까지는 말이다. 팔뼈를 소켓 안에 유지한 상태로 팔꿈치를 펴고 양팔이 머리에 닿을 정도로 쭉 편 상태로 편안하게 케틀벨을 서포트할 수 있어야 한다. 동시에 무릎은 완전히 펴져 있고 몸이 약간 앞으로 쏠려 있어야 한다. 양 케틀벨을 가깝게 하기 위해 어깨를 약간 내회전하는 것이 도움이 된다. 어깨 유연성이 부족한 기르빅은 발 너비를 넓게 해야만 할 것이며, 롱사이클을 사용할 경우에도 마찬가지다.

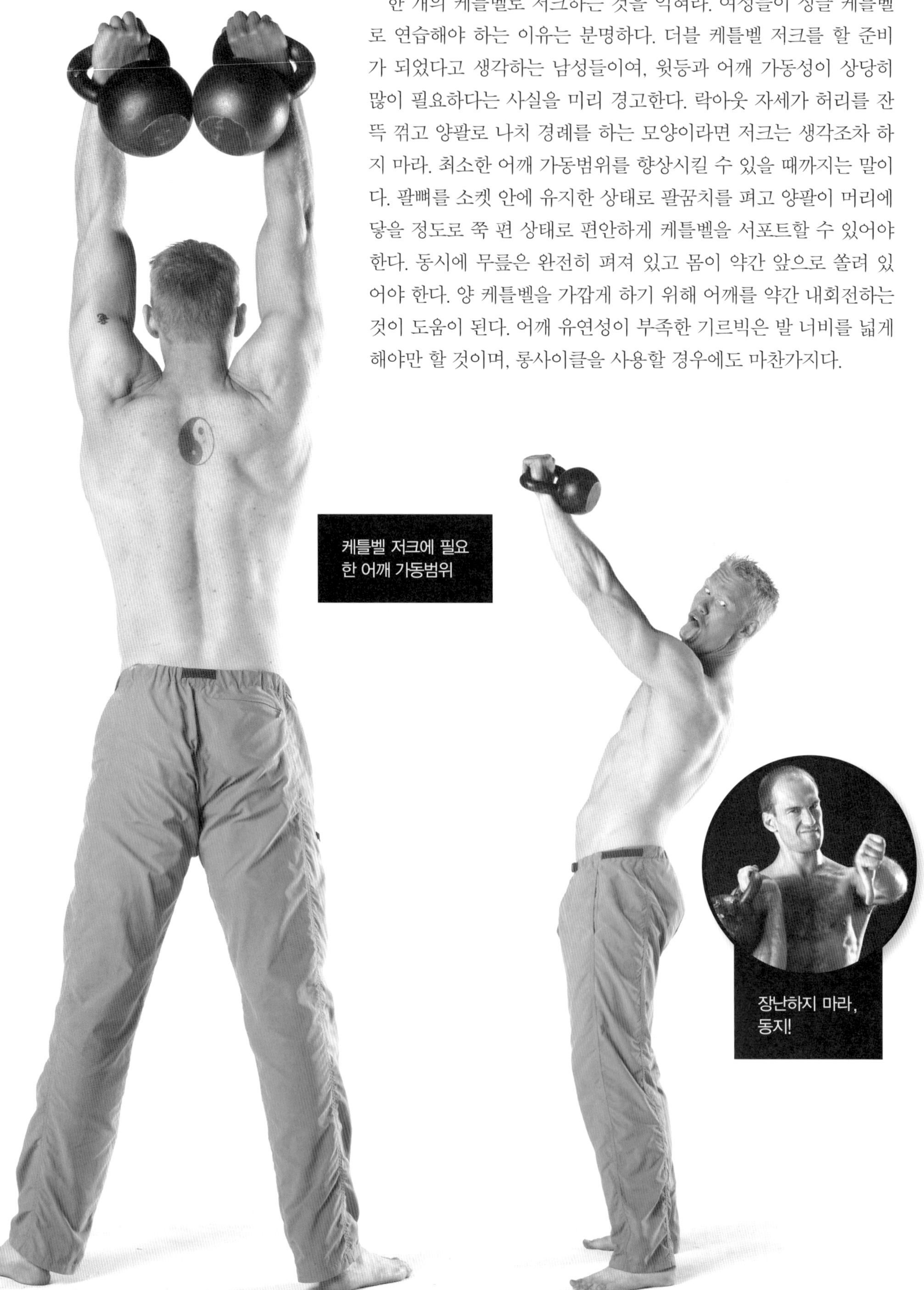

케틀벨 저크에 필요한 어깨 가동범위

장난하지 마라, 동지!

가동성이 향상된 후에는 안정성을 늘리도록 한다. 케틀벨을 들고 완벽한 오버헤드 락아웃 자세를 유지한 채 걷는 것은 아주 좋은 드릴이다. 알렉세이 보르틴세프는 가벼운 케틀벨을 오버헤드로 들고 케틀벨 두 개를 서로 가깝게 멀게, 앞뒤로 약간씩 움직이는 동작을 추천한다. 또한 그 상태에서 반 스쿼트 자세를 취하고 앞으로 옆으로 방향을 바꾸며 걷는 드릴 또한 추천한다. 같은 자세에서 랜디 하우어가 추천하는 두 개의 동작이 더 있는데 하나는 케틀벨로 작은 원을 그리는 것이고 다른 하나는 가벼운 한 쌍의 케틀벨을 프레스하는 것이다. 하지만 반드시! 반드시! 이러한 안정성 드릴은 이미 완벽한 락아웃 자세가 가능한 경우에만 유용하다는 사실을 알아야 한다. 완벽한 락아웃 자세란 팔이 머리와 가까운 상태에서 케틀벨은 머리 뒤에 있고 무릎과 팔꿈치를 완전히 편 상태를 말한다. 이것을 이해하지 못한다면 RKC 그레이 쿡Gray Cook의 말처럼 '기능 장애를 더욱 강하게 만드는 것'이 될 뿐이다.

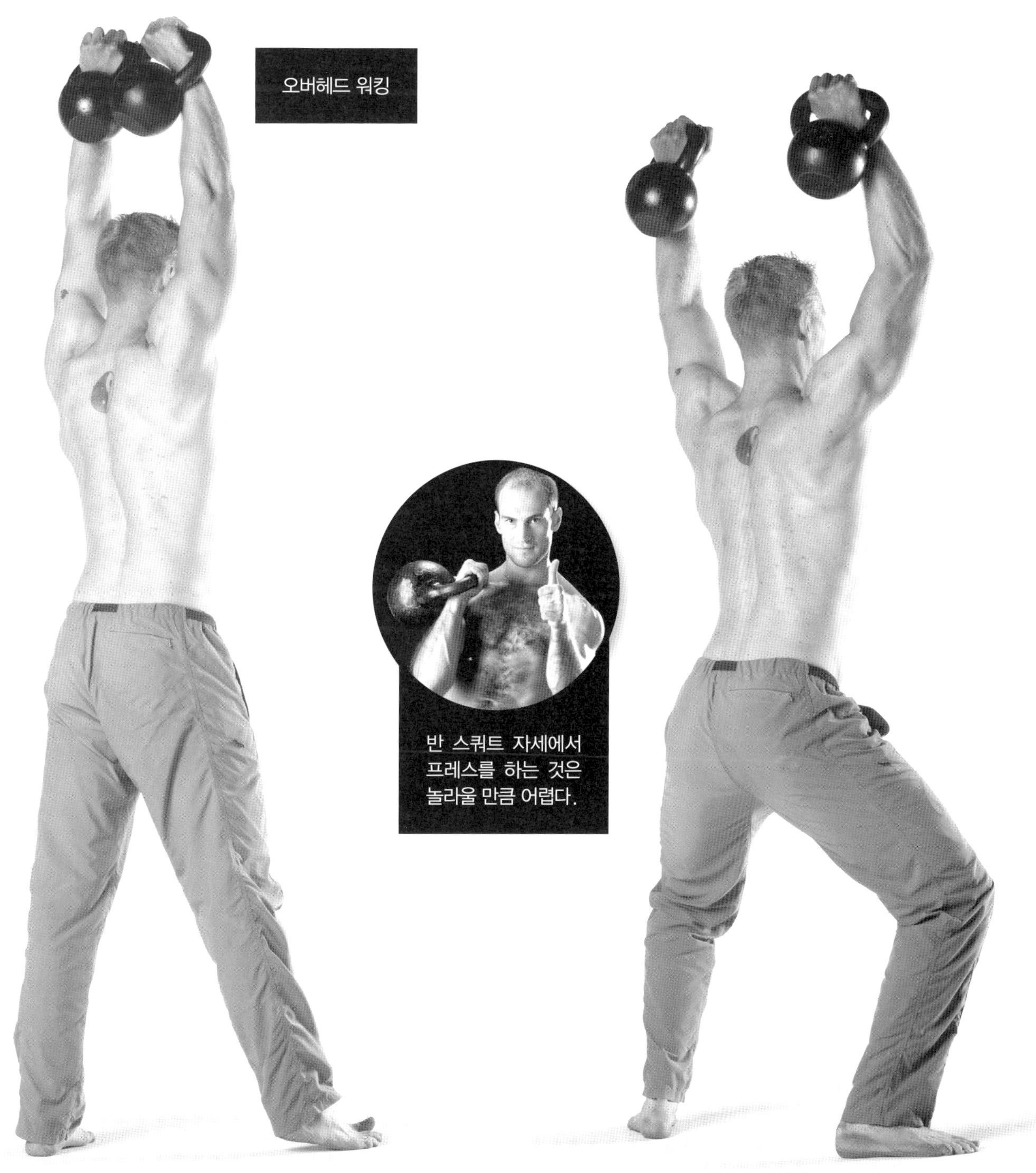

오버헤드 워킹

반 스쿼트 자세에서 프레스를 하는 것은 놀라울 만큼 어렵다.

반복횟수 사이에 멈추는 시간을 길게 가지는 저크는 매우 유용하다. 케틀벨을 랙 자세에 두는 것보다는 오버헤드로 두고 가능한 오래 유지하는 것을 추천한다. 케틀벨을 가슴 위에 얹고 잠깐 이상 머무르지 않기를 권한다. 몸통의 탄탄함이 줄어드는데 이는 폭발력과 허리 건강에 좋지 않다.

저크를 위한 긴장감을 회복하는 가장 좋은 방법은 저크 전에 매번 클린을 다시 하는 것이다. 저크를 하기 이전에 다시 클린을 하는 것을 '롱사이클 클린 & 저크' 또는 단순히 '롱사이클'이라고 한다. 더 힘들기로 악명 높은 롱사이클은 사실 저크만 하는 것보다 더 안전한데 근육을 계속해서 '재장전reloading'할 수 있기 때문이다. 발 너비를 보다 넓게 하고 저크를 해야 하는데, 이는 더 불편하지만 적응하라. 일반적인 저크를 할 때는 손잡이끼리 부딪혀 손가락을 찧지 않도록 주의한다. 손가락을 수동적으로 접는 대각선 그립을 잡는 것이 도움이 될 것이다.

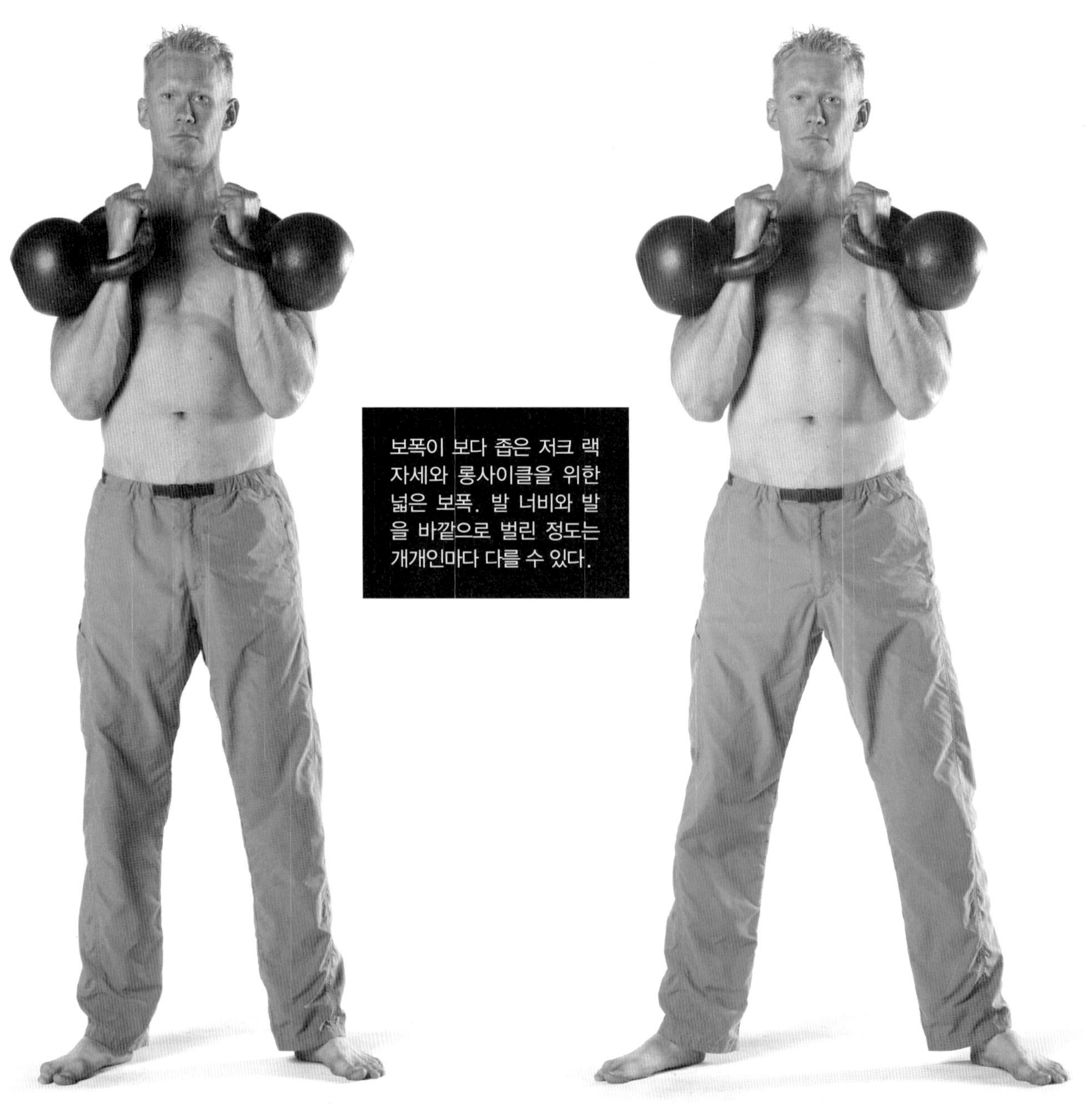

보폭이 보다 좁은 저크 랙 자세와 롱사이클을 위한 넓은 보폭. 발 너비와 발을 바깥으로 벌린 정도는 개개인마다 다를 수 있다.

롱사이클은 케틀벨이 움직이는 거리가 길고 추가적인 근육군이 개입되기 때문에 더 힘들 수밖에 없다. 보로브예프(1978)는 웨이트리프터들이 수행하는 다양한 리프팅 동작들(스내치, 클린 & 저크, 프레스, 파워클린, 백 스쿼트, 프런트 스쿼트 등)의 에너지 소비량에 대해 조사해보았다. 그리고 클린 & 저크의 에너지 소비가 가장 크다는 것을 알아냈다. 피어리 래이더는 20년 전부터 이미 그 사실을 알고 있었다. "고중량 스쿼트 프로그램이 힘들다고 생각된다면 숨을 헐떡거리게 만드는 고반복 클린 & 저크를 해보라. 클린 & 저크는 우리가 아는 그 어떤 운동보다도 훨씬 더 많은 신체 근육을 사용한다."

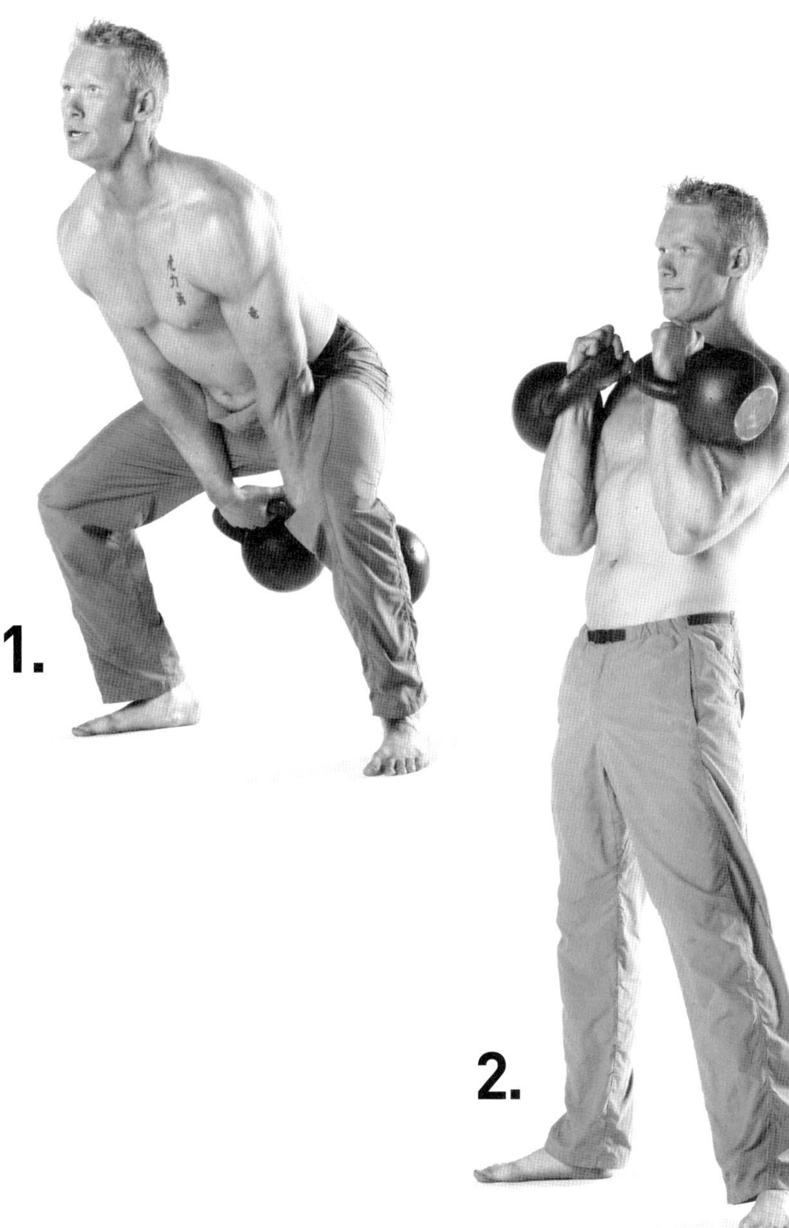

더블 롱사이클.
이보다 더 힘들 순 없다.

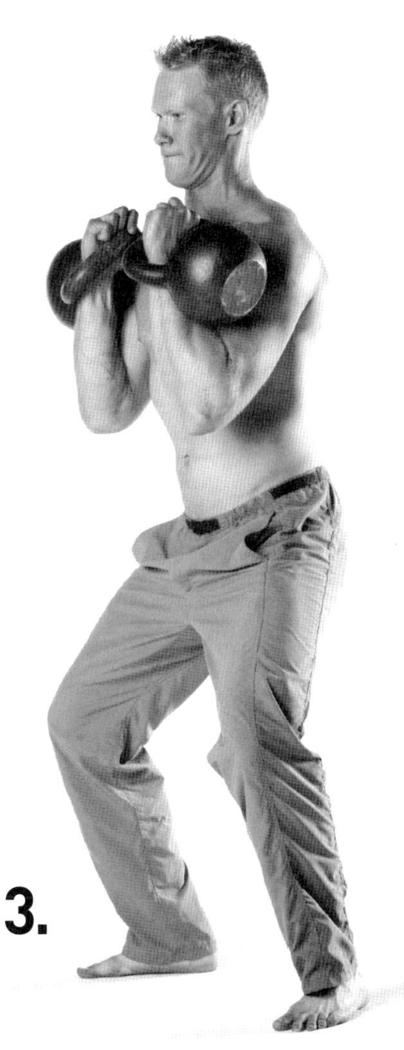

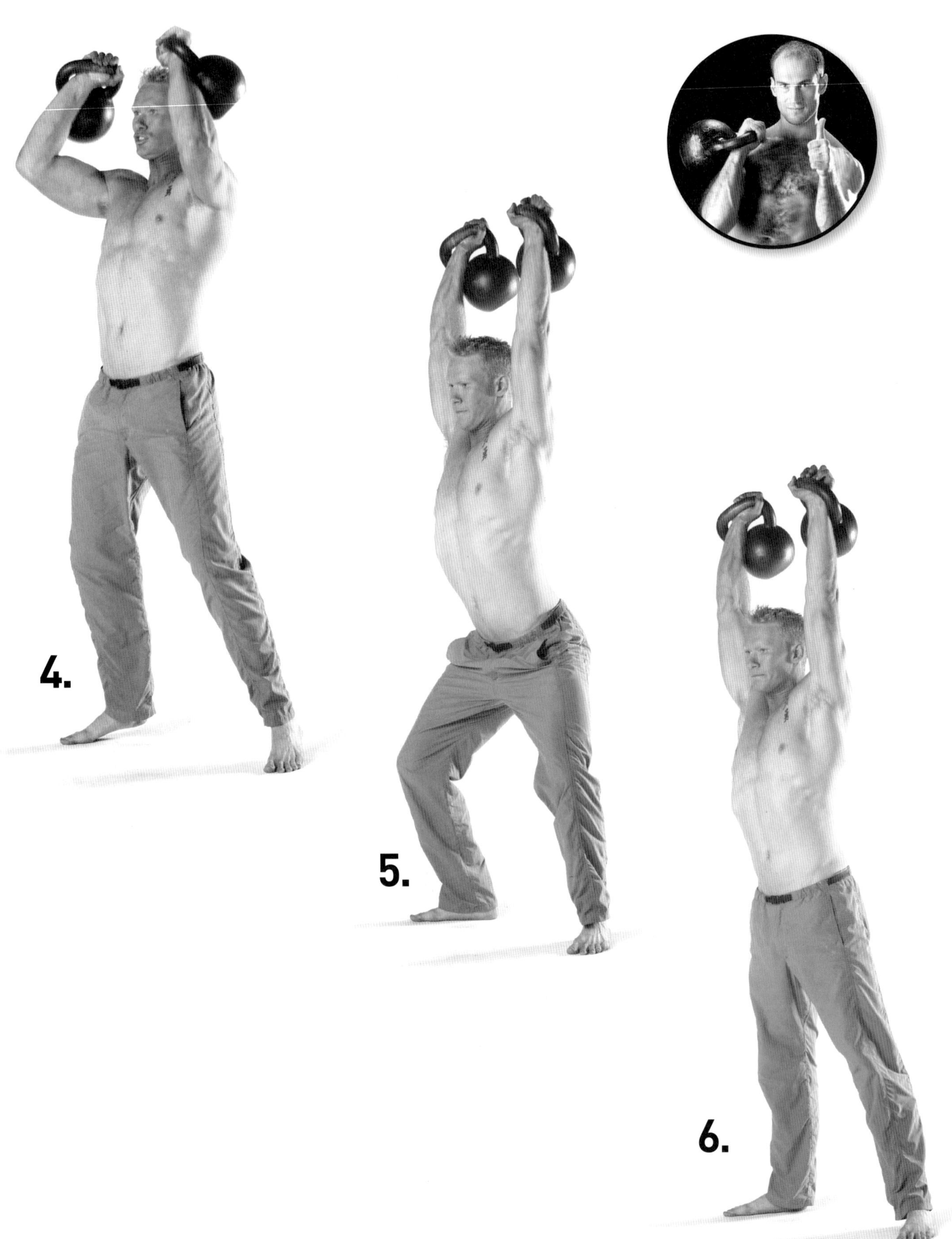
4.
5.
6.

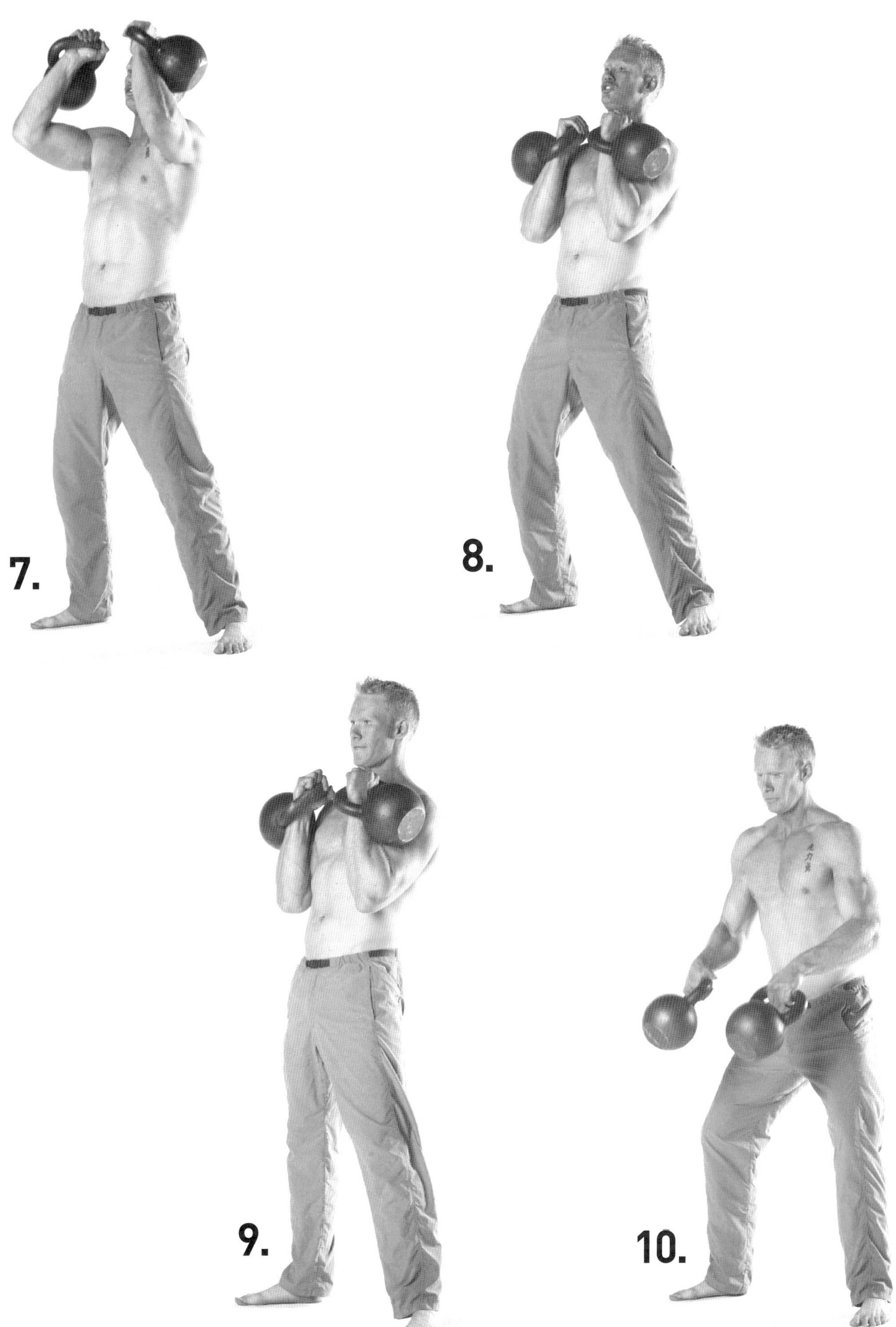
7.
8.
9.
10.

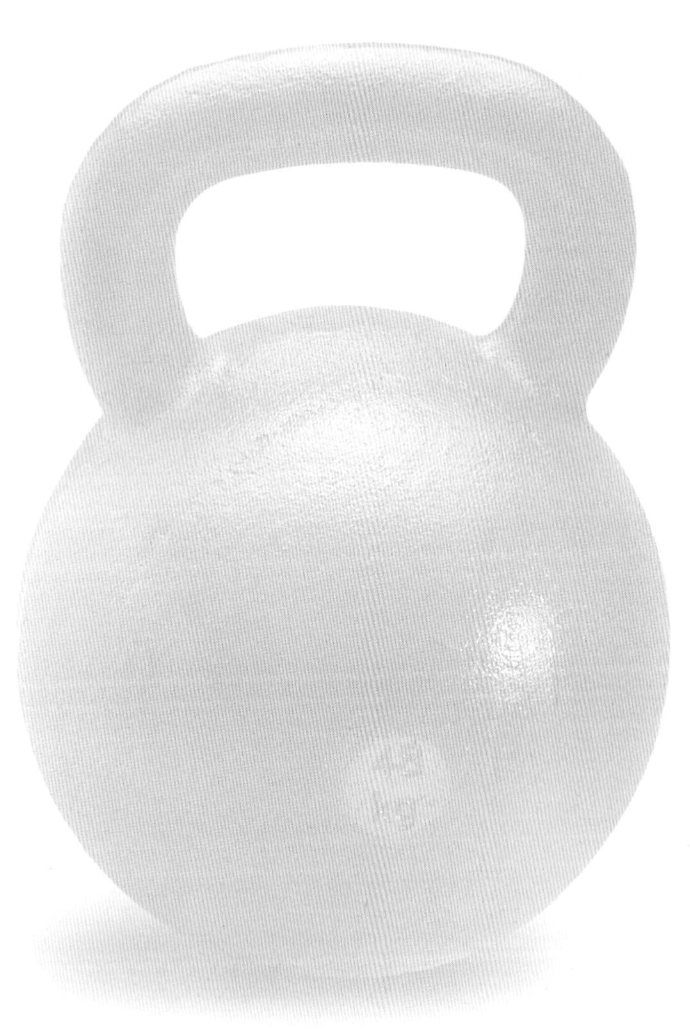

CHAPTER 3

그라인드 & 그로우

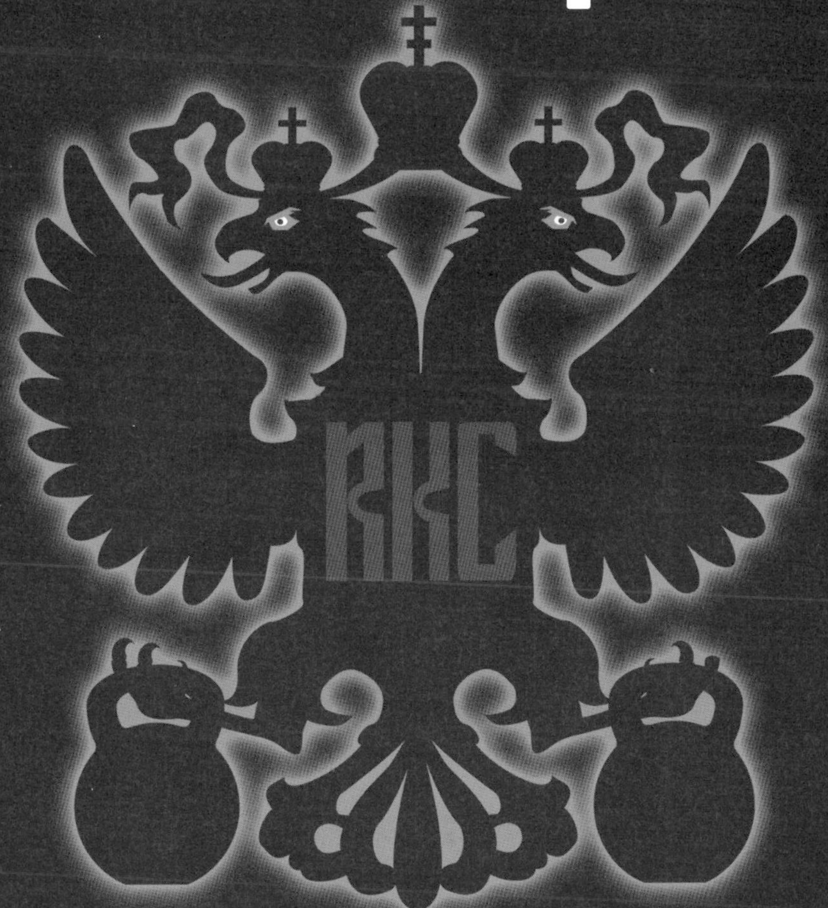

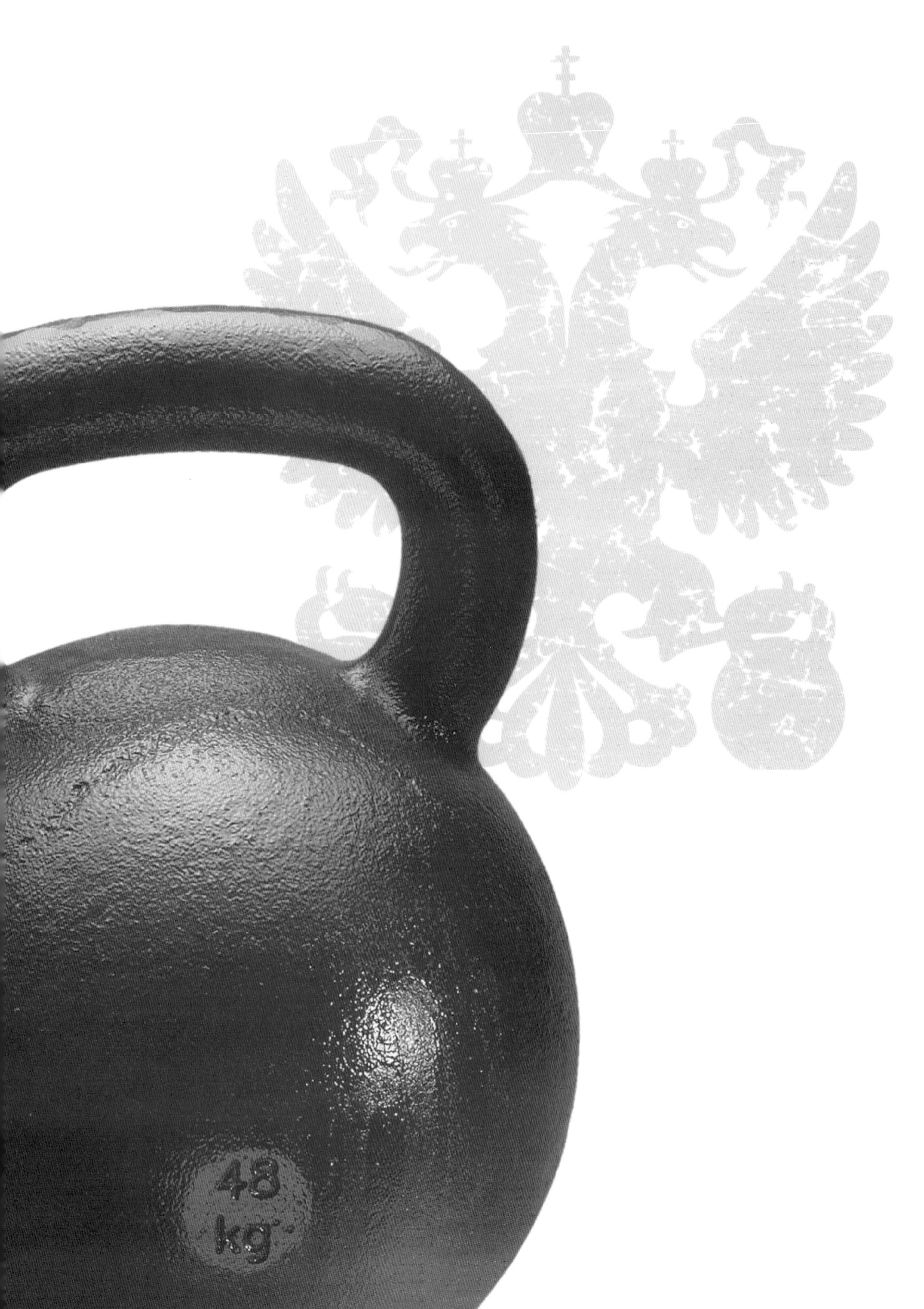
48
kg

근육의 더블 성장을 위한 더블 프레스

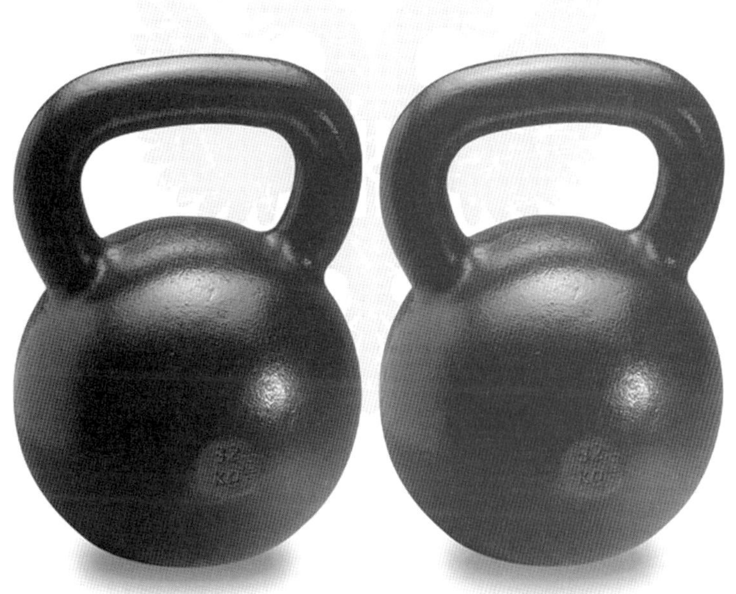

프레스는 『엔터 더 케틀벨!』에서 핵심적으로 다뤘던 기술이다. 이제 이 책에서는 더블 프레스에 대해 다룬다. 더블 케틀벨은 전신으로 전달되는 부하가 더 커지기 때문에 더 많은 근육 발달을 꾀한다. "큰 근육 덩어리들에 스트레스를 가하는 프로토콜은 급격한 호르몬 상승을 유발하는 경향이 있다…."(Kraemer & Ratamess, 2005) 강력한 근육을 380파운드나 지닌 RKC 도니 톰슨은 다음과 같이 강조하였다. "이 운동은 내가 가장 좋아하는 상체 운동이다."

『엔터 더 케틀벨!』에서 대부분의 시간을 프레스 사이사이 클린을 해왔기에 몸을 단단히 조이는 법을 깨닫고 있을 것이다. 따라서 이제는 프레스만 반복해서 수행해볼 것이다. 이는 무거운 중량을 사용하지 않고도 근육들을 더 철저히 가동시킬 것이다.

또 다른 새로운 조언은 프레스를 하기 전 클린을 하는 대신 스내치를 하는 것이다. RKC인 도니 톰슨은 팔과 가슴이 너무 두꺼워 케틀벨 클린을 편안하게 할 수 없어 필요에 따라 이 방법을 사용한다. 당신은 이와는 다른 이유들로 클린 대신 스내치를 할 것이다. 첫째, 상당 기간 동안 프레스를 할 때 클린을 채워왔으므로 다른 자극을 사용하는 것이나. 둘째, 디블 스내치는 타월한 어깨 발달 운동이다. 셋째, 스내치는 일종의 안전밸브처럼 작동하여 지나치게 피로할 때에는 프레스를 하지 못하게 막아줄 것이다. 즉 스내치를 할 수 없다면 그날은 프레스를 그만하는 것이다.

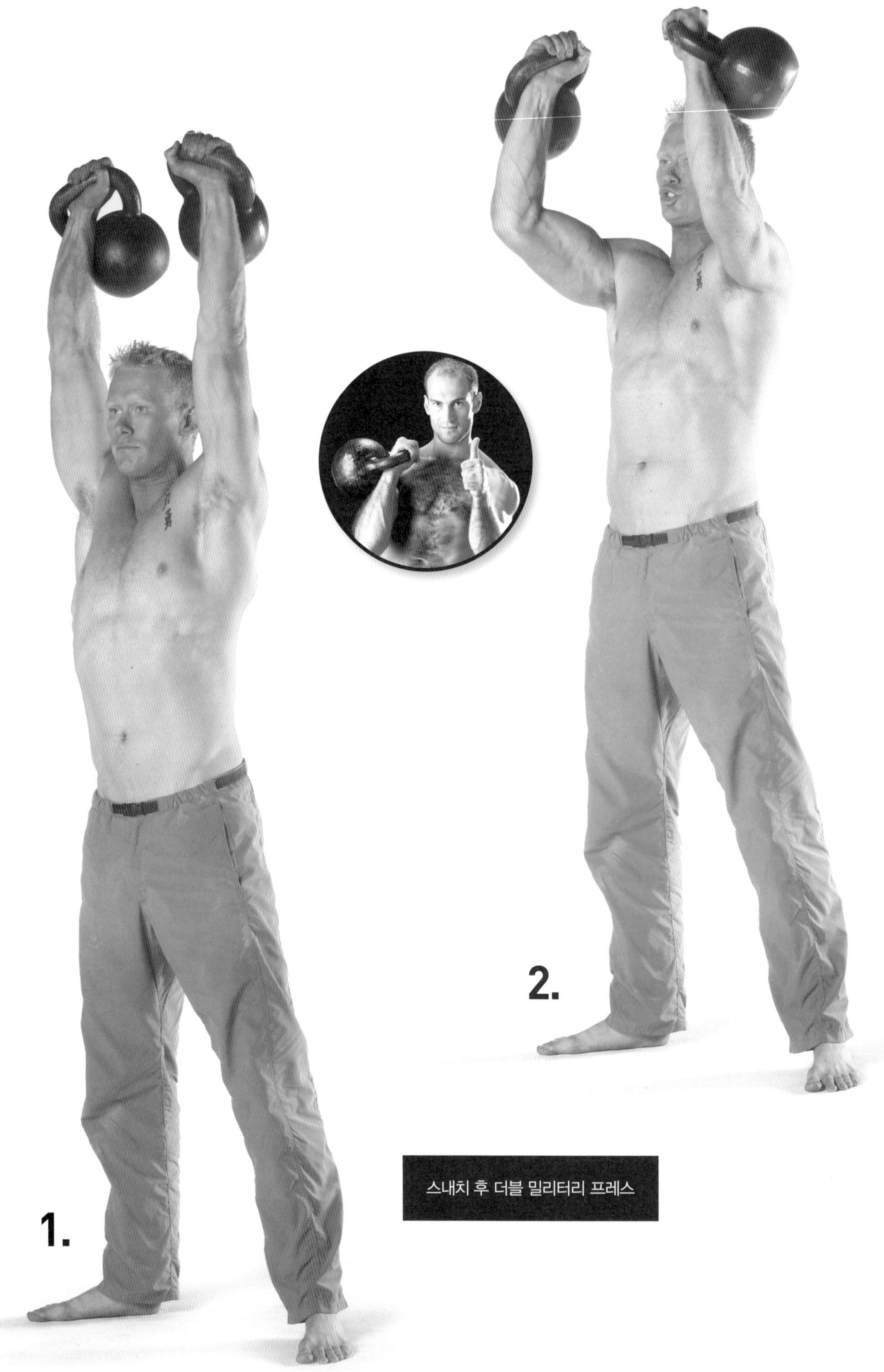

스내치 후 더블 밀리터리 프레스

더블 스내치를 한 후 숨을 쉬고, 케틀벨 손잡이를 으깰 듯이 쥐어짜고, 가슴 쪽으로 케틀벨을 잡아당긴다. 손이 아닌 팔꿈치를 이용하여 당기는데, 링 풀업을 한다고 생각하라. 광배근, 흉근, 그리고 다양한 몸의 측면 근육들이 작동하는 것을 느껴보라.

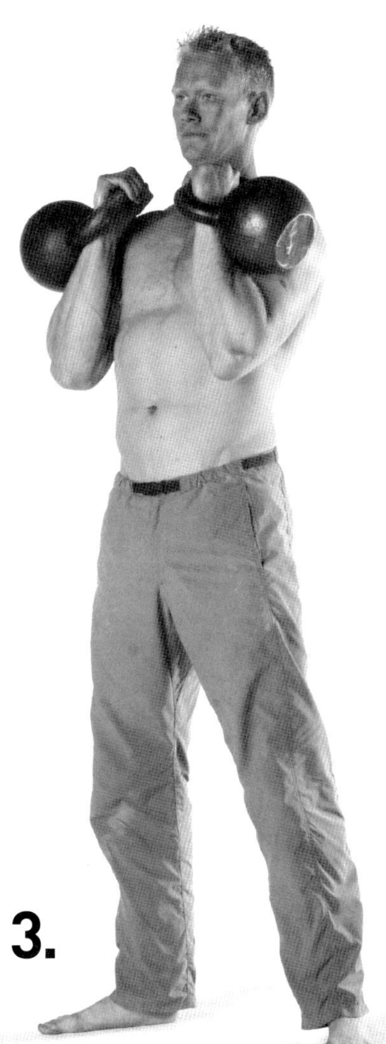

3.

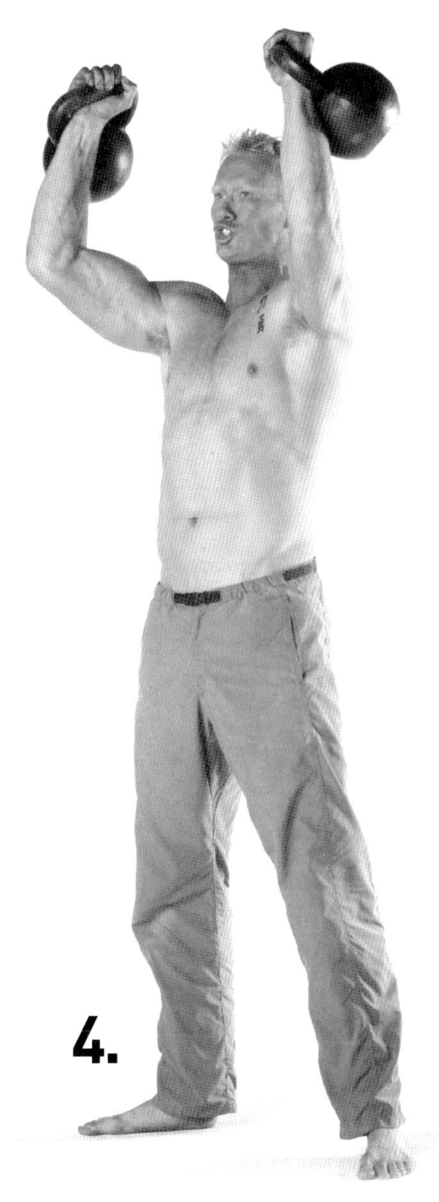

4.

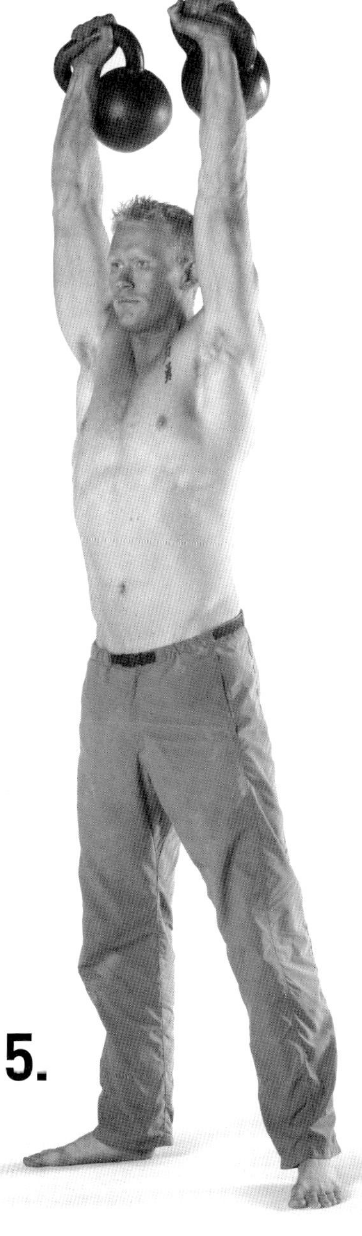

5.

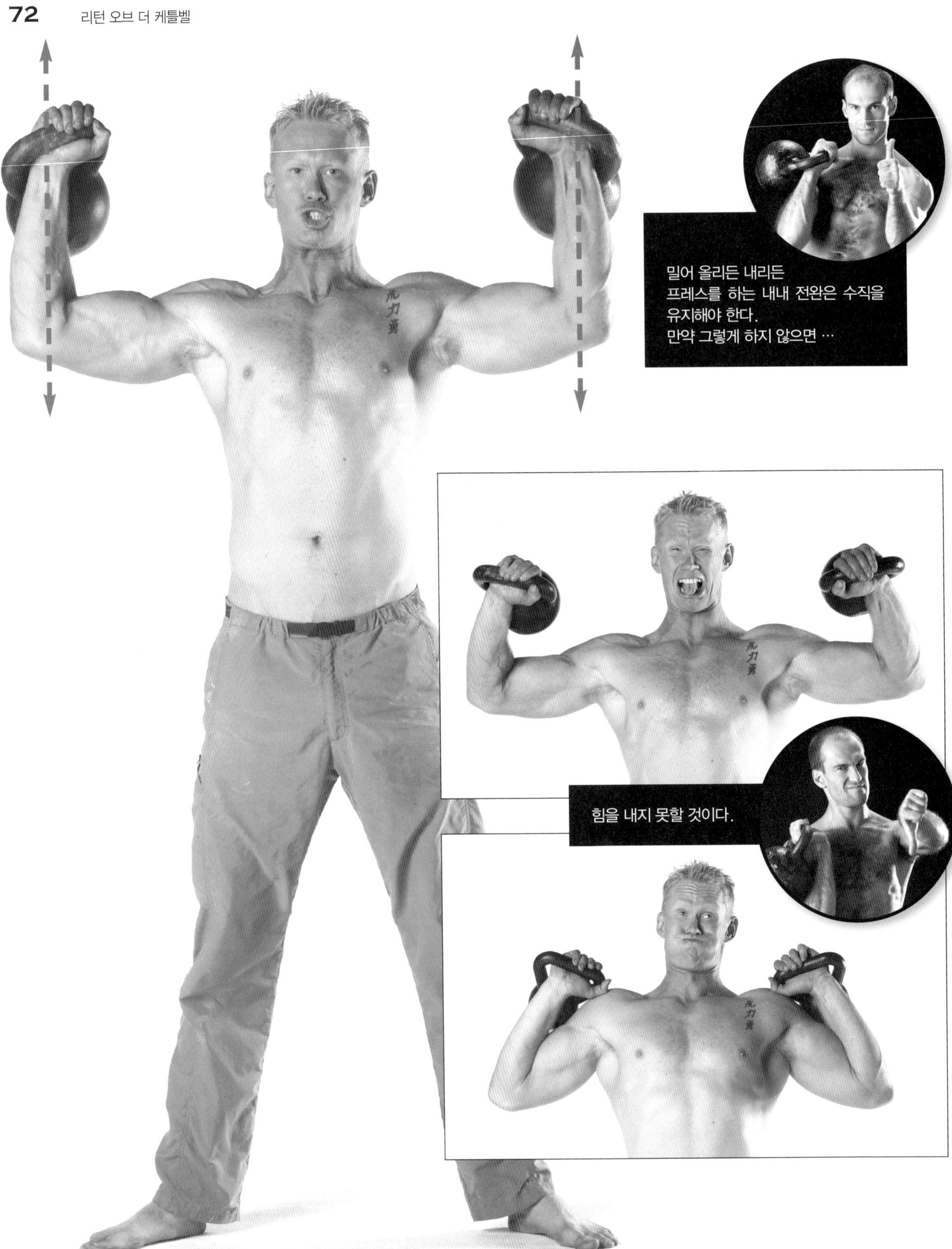
밀어 올리든 내리든
프레스를 하는 내내 전완은 수직을
유지해야 한다.
만약 그렇게 하지 않으면 …
힘을 내지 못할 것이다.

힘을 풀지 말고 다시 프레스를 하라.

허리를 보호하기 위해 둔근 잠그는 것을 유지해야 한다는 것을 절대 잊지 마라.

프레스를 하는 동안 목은 중립으로 유지하고 뒤로 기울이지 마라. 시선은 지평선을 향한다.

복근과 둔근에 텐션을 가해
허리를 보호하라. 그렇지 않으면 …
댓가를 치르게 될 것이다.

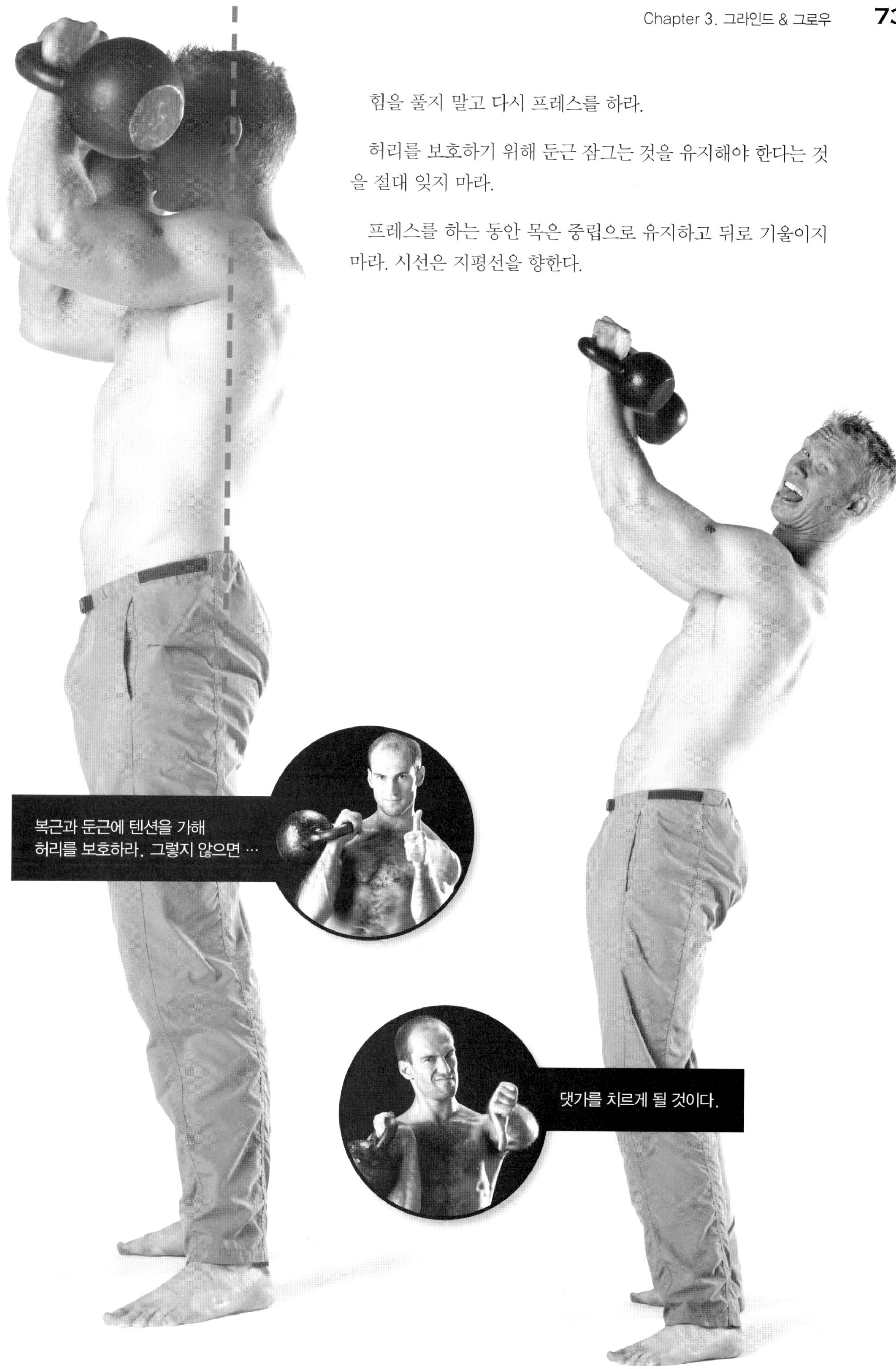

만약 협응력이 괜찮다면 보다 정교한 Z-Health®의 전술을 사용할 수 있다. 케틀벨의 손잡이가 머리 높이를 지날 때 이어서 머리를 뒤로 기울이지 말고 두 시선만 위를 향하게 한다. 이 기법은 스티킹 포인트에서 삼두근을 더 강하게 만들 것이다. 프레스 락아웃을 완료하면 시선을 다시 빨리 내린다. 이렇게 하면 케틀벨을 든 팔을 귀 뒤로 쉽게 가져올 수 있다.

케틀벨을 락아웃할 때는 바벨 비하인드 넥 프레스의 마무리 자세와 같이 살짝 뒤로 위치시킨다. 락아웃을 하면 가슴은 열리고 케틀벨을 내리면 반쯤 닫힌다. 이러한 움직임은 흉곽과 등 상부의 많은 작은 근육들에 작용한다.

세트와 세트 사이의 시간에 수동적으로 있어서는 안 된다. 즉 가볍게 조깅하거나 패스트 & 루즈Fast & Loose(다양하게 몸을 흔들거나 떠는 등) 이완 운동을 하는 것이다. 높은 볼륨의 높은 텐션 프레스 운동들은 몸을 매우 타이트하게 만들기 때문에 이는 매우 중요하다. 이완적인 스트레칭과 함께 각 워크아웃을 마치는 것은 좋은 생각이다. 특히 둔근과 대퇴근, 그리고 햄스트링에 신경써라. 당신이 들어가려는 프레스 훈련법은 가혹하기에 얻을 수 있는 모든 회복 이점을 필요로 한다.

30분 안에 스쿼트를 잘하는 방법을 배워보자

내가 탁월한 스트렝스 코치인 댄 존을 만나지 않았다면 서양인들에게 짧은 시간 안에 완벽한 스쿼트를 가르칠 수 있다고 결코 믿지 못했을 것이다. 아래에 설명하는 댄의 고블릿 스쿼트는 그 자체로도 훌륭한 운동이며 케틀벨 프런트 스쿼트, 바벨 백 스쿼트, 바벨 프런트 스쿼트 등 다른 다양한 스쿼트들에 대한 완벽한 이끔 운동이 된다.

발을 약간 바깥으로 돌린 채 어깨너비로 스탠스를 취한다. 사람들의 체형은 제각기 다르기 때문에, 발을 약간 돌려서 어깨너비 자세를 조정한다. 모든 사람이 다르기 때문에 이어서 쪼그려 앉은 자세, 포수의 자세를 취하고 몸을 조정하여 발과 다른 모든 관절들, 등허리, 고관절, 무릎, 발목이 편한 위치가 되는 무릎 방향을 정한다. 발목이 안으로 말리지 않게 유의하라. 만약 그럴 수 없다면 교정 전문가를 찾아가야 한다.

가벼운 케틀벨의 양 뿔을 하나씩 잡고 가슴 바로 앞에 위치시킨 다음 스쿼트를 한다. 1pood(16kg) 정도가 통과의례 기준이 될 것이다. 통증이 없는 한 가장 깊게 들어가도록 하라.

댄 동지는 **"무릎을 바깥으로 밀어내는 것으로 스쿼트 하강을 시작하라"**고 조언한다.

양 팔꿈치를 무릎 안쪽, 정확히는 **내측 광근-대퇴 내측에 고정시킨다.**

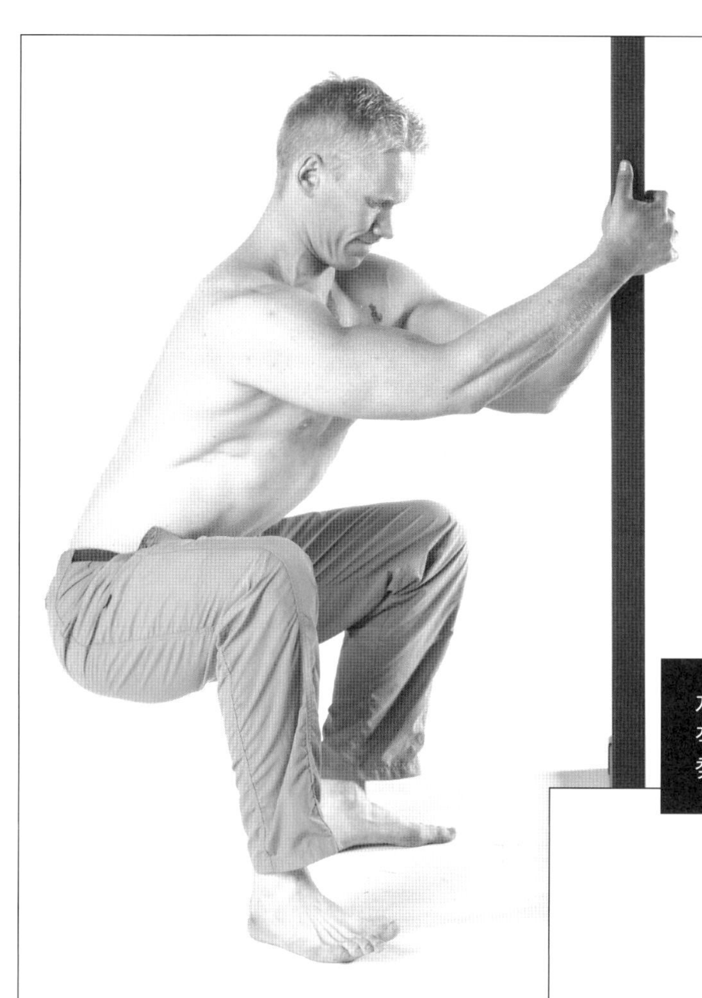

케틀벨을 가슴에 단단히 고정한 상태에서 무릎을 벌려라. 발레의 플리에를 하거나 발 내측이 땅에서 떨어지는 것은 아니다(무게는 발 내측과 외측 사이에 50/50으로 배분되어야 한다). 그저 충분히 발가락을 따라가라. '발가락 따라가기'는 무릎이 발과 같은 방향을 가리키고 있음을 의미한다. 일단 위의 지시를 따른다면 댄이 "양발 사이에 스쿼트를 하라"고 말하는 의미를 이해할 수 있을 것이다.

지지할 것을 잡고 발의 위치를 움직여서 당신만의 스쿼트 스탠스를 찾아라.

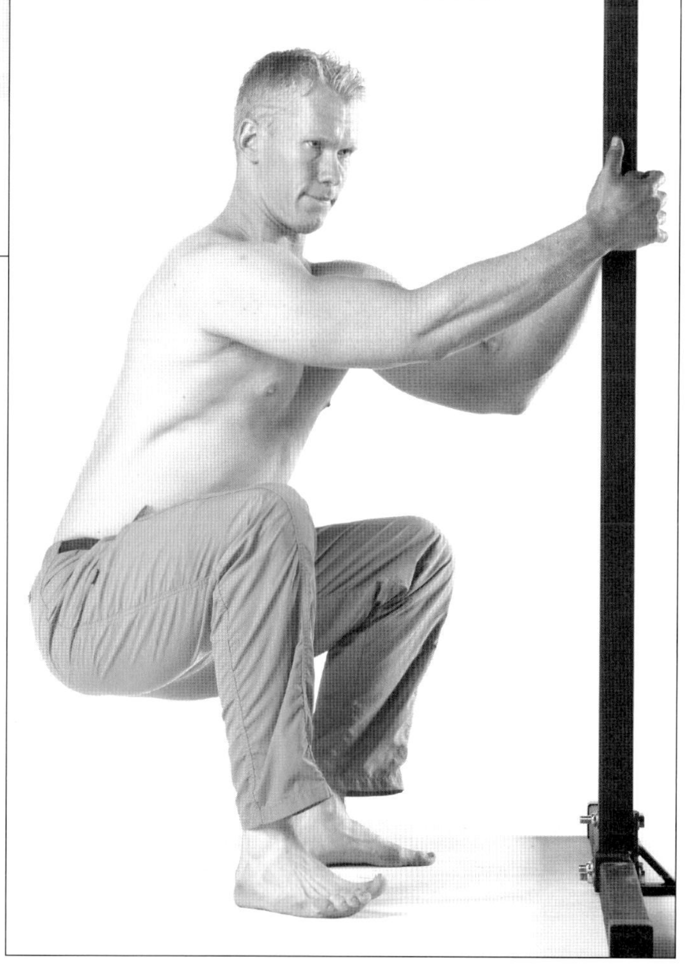

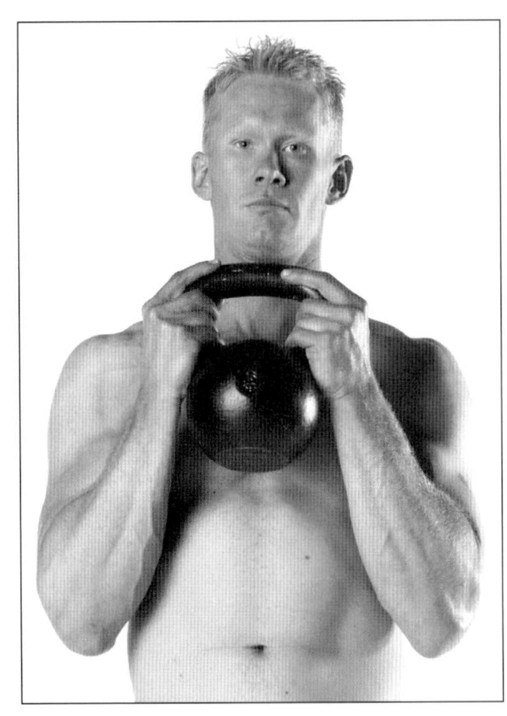

이와 같은 조언을 따른다고 뒤꿈치가 바닥에서 떨어지게 하진 마라! 골반은 수직으로 내려가지 않을 수도 있다. 골반은 스윙처럼 뒤로 움직여야 한다. 차이라면 스윙은 엉덩이가 똑바로 3시 방향으로 밀어내는 반면, 딥 스쿼트는 5시 방향이 목표다. 매우 낮은 의자에 앉는다고 가정하라.

스쿼트 자세는 고관절 굴곡근을 사용하여 스스로를 아래 뒤쪽으로 당겨 취해야지 힘없이 쪼그려 앉지 마라. 다음 드릴을 따르라. 바닥에 등을 대고 누워 스쿼트 스탠스와 같은 자세를 취하라. 머리는 바닥에 대고, 무릎은 벌리고, 허리에는 아치를 살짝 만든다. 훈련 파트너에게 발등을 잡으라고 요청하라. 가벼운 저항에 맞서 무릎을 가슴 쪽으로 당겨라. 스쿼트와 마찬가지로 무릎을 벌리고 허리를 구부리지 마라. 고관절 주름에서 텐션을 느껴라. 고블렛 스쿼트에서의 느낌, 즉 중력에 지배당하지 말고 스스로 아래와 뒤쪽으로 당기는 힘을 느껴야 한다.

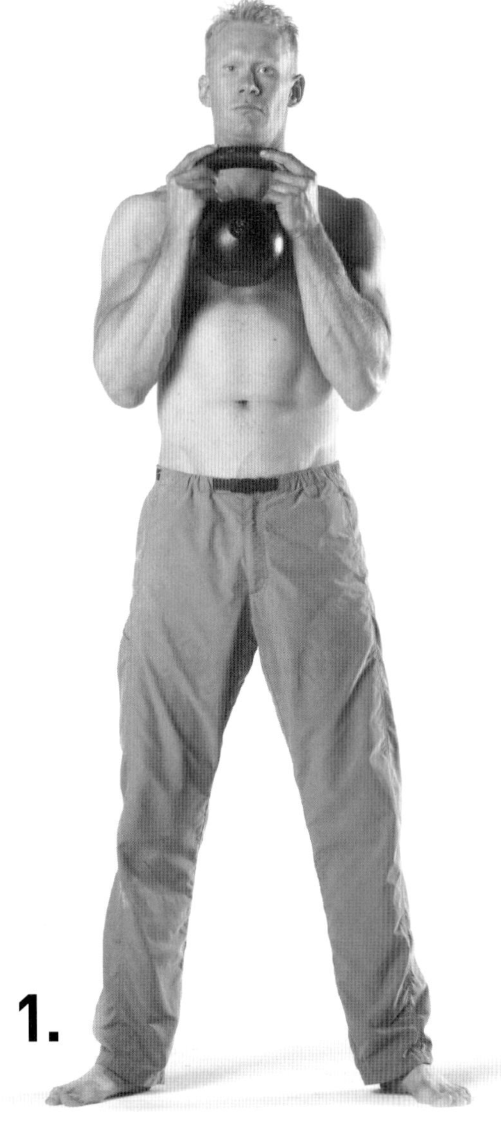

1.

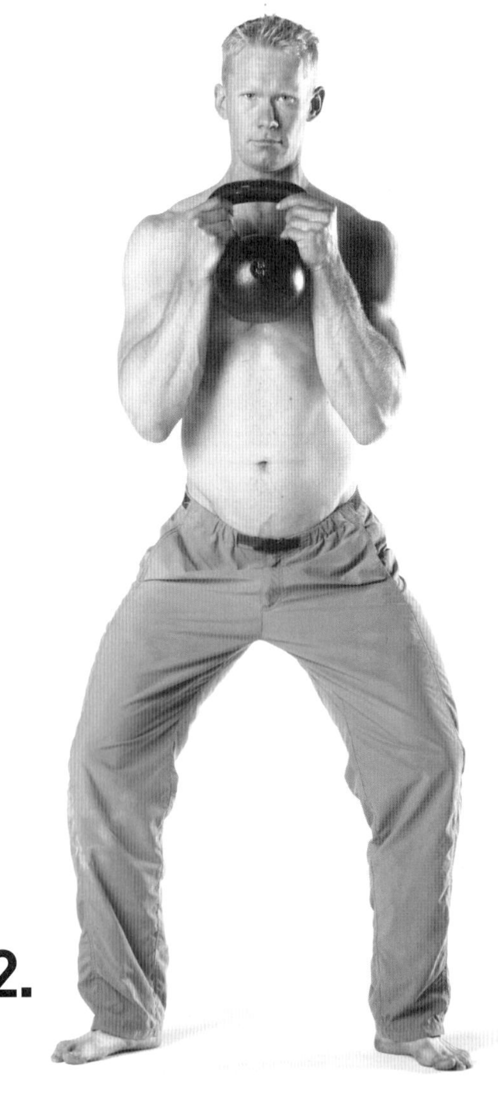

2.

고블렛 스쿼트

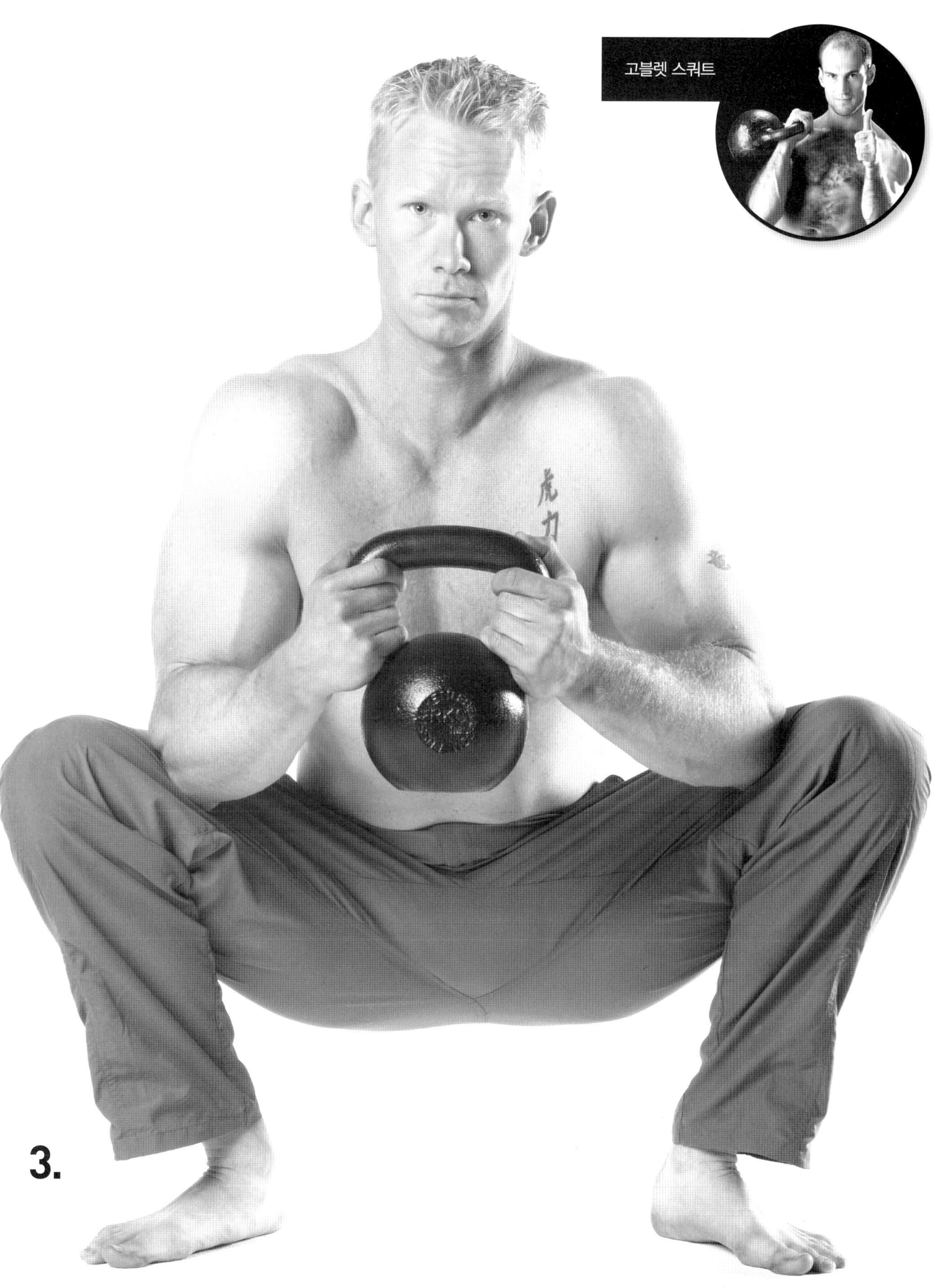

3.

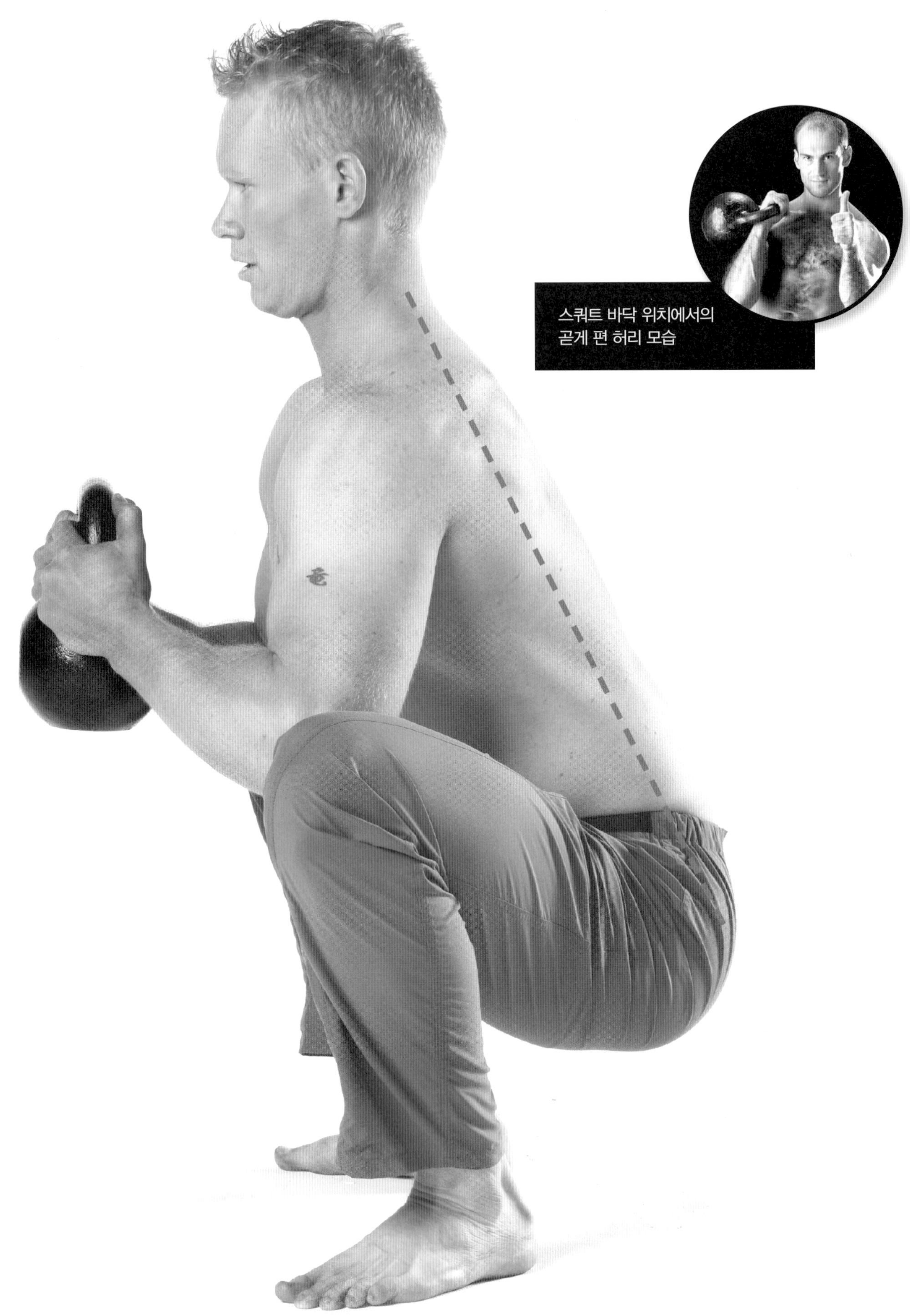

스쿼트 바닥 위치에서의
곧게 편 허리 모습

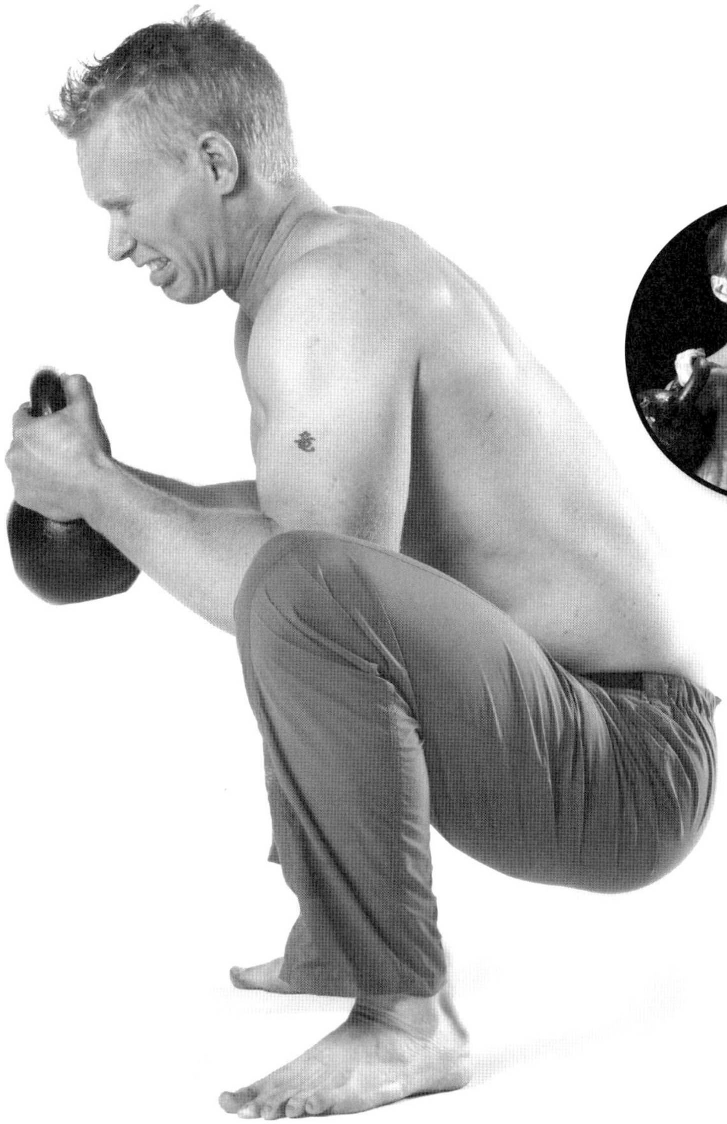

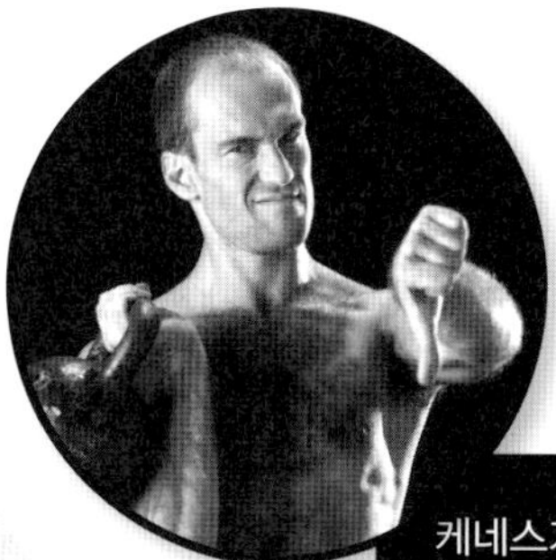

케네스가 'Mr. 우웩' 표정을 하여 엉망으로 허리가 말린 불편감을 강조하고 있다.

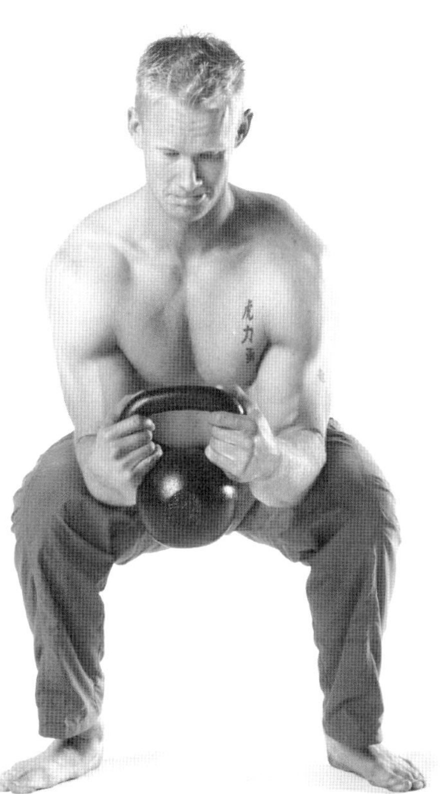

발을 안쪽이나 바깥쪽으로 굴리지 마라!

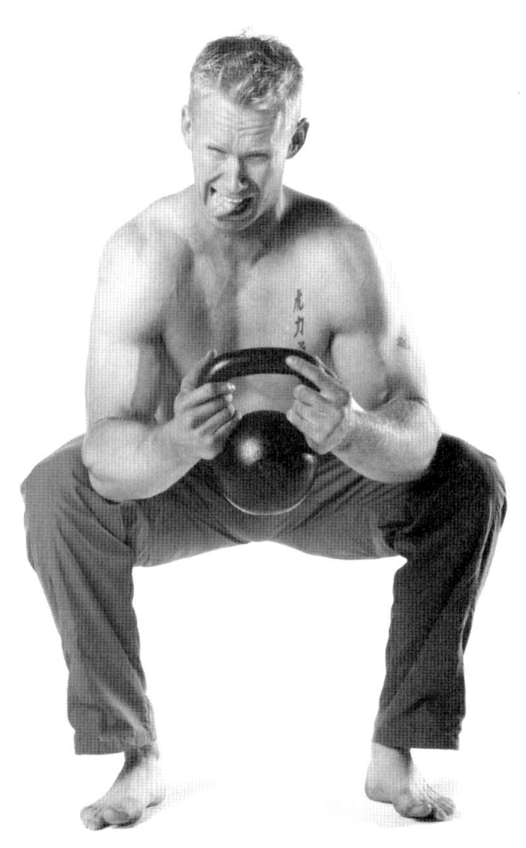

앉는다. 그 자세에서 머문다. **척추를 가능한 길게 만드는 데 집중**하고 머리와 꼬리뼈를 분리시키려고 하라. 머리를 뒤로 젖히지 말고 목과 나머지 척추의 연속성을 유지하라. 댄이 말한 것처럼 "스스로가 자랑스럽다는 자세를 취하라."

숨을 쉬되, 자세가 무너질 정도로 깊게 쉬진 않는다. 뒤꿈치가 떨어지지 않도록 하라. RKC 과정에서는 다음과 같이 알려준다. 좌우로 시계방향으로, 그리고 시계 반대 방향으로 조금씩 움직여보면서 고관절에 '공간을 만들어라.' 그리고 '관절을 비집고 열어' 느슨하게 만들어본다. 고관절을 관절 소켓에서 빼내고 골반을 넓히려는 이미지를 가져라(실제로 유연한 사람들은 관절의 두 부분을 분리시켜 움직인다). 일단 유연성이 최대화되면, 고블릿 스쿼트에 이런 비틀어 여는 기술을 자주 적용할 필요는 없을 것이다.

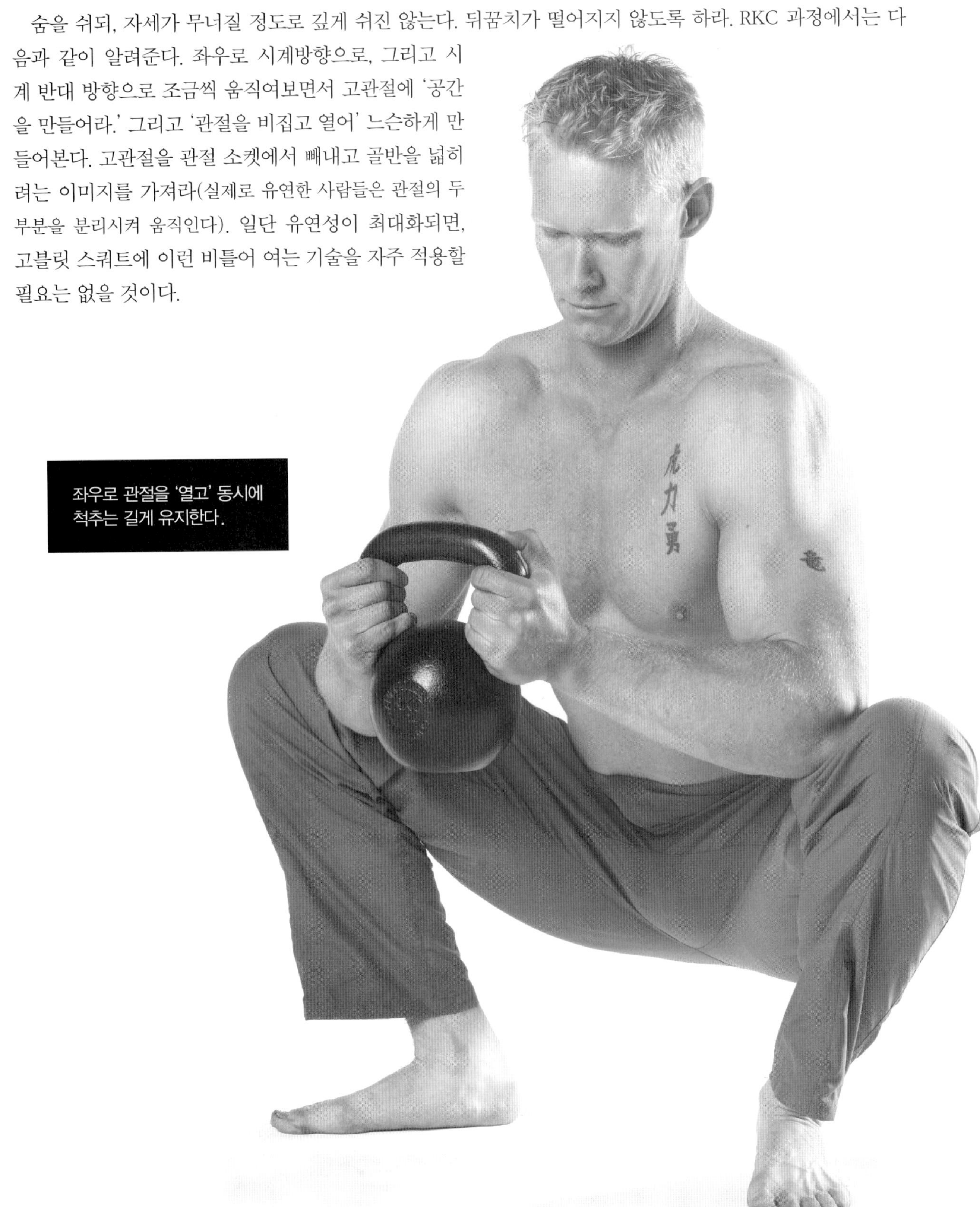

좌우로 관절을 '열고' 동시에 척추는 길게 유지한다.

댄은 이 자세에서 몇 차례 컬 동작을 하게 해 더 깊게 스쿼트를 할 수 있도록 하는 예상치 못한 기술을 알려주었다. 컬 동작을 할 때 팔꿈치를 사용하여 무릎을 더 벌려라.

컬 동작은 고관
절을 느슨하게
만들어준다.
1.
2.
3.

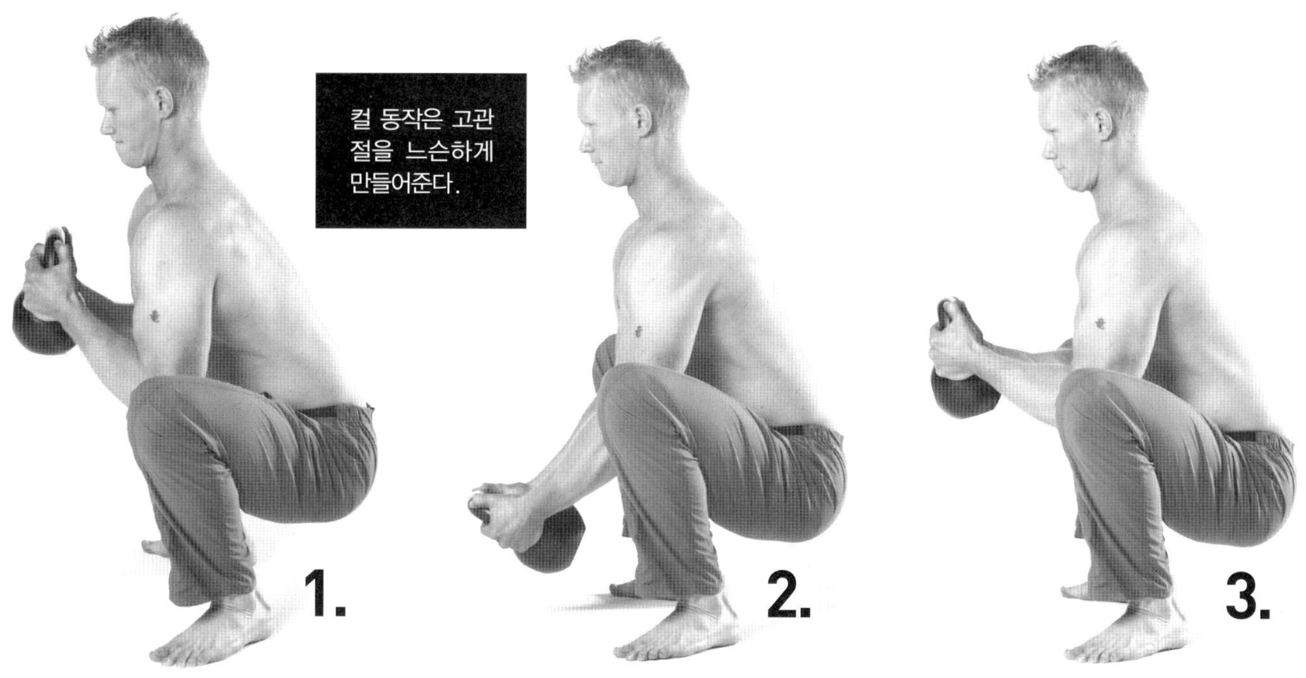

일어나지 말고 더 깊게 가라앉아라. 팔꿈치는 처음 무릎에 닿는 곳에서 움직이지 않고 엉덩이가 가라앉아야 한다는 것을 잊지 마라. 팔꿈치는 무릎 안의 위쪽인 내측 광근에 고정되어 있어야 한다. 총기 사용 전문가들은 무릎 꿇은 사격을 할 때 팔꿈치를 이 위치에 놓는 것에 익숙해져야 한다.

가라앉는 것은 고관절이어야
한다.
… 팔꿈치가 아니라.

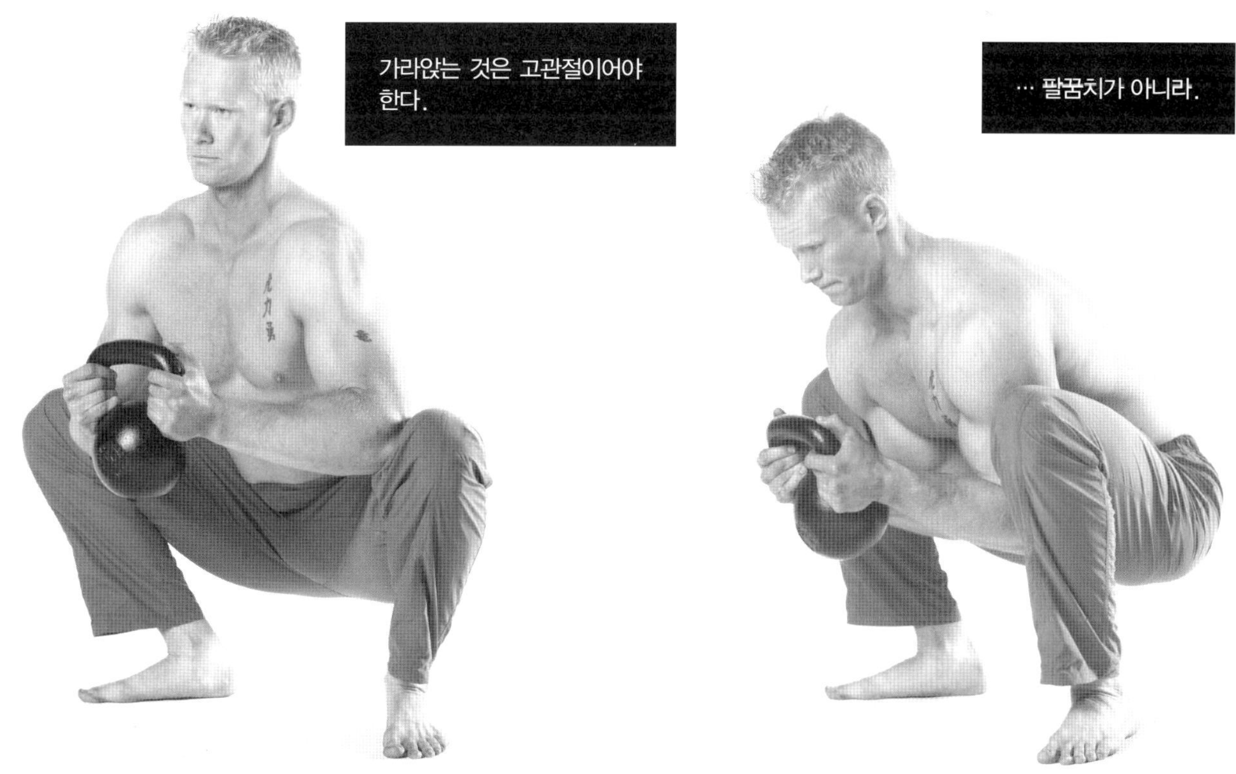

10~30초 정도 이 동작을 하고 난 어느 지점에서 일어난다. 척추를 단단하고 곧게 잠그고 어느 순간, 10~30초 사이의 어느 곳에서든 일어서라. 척추를 빳빳하고 곧게 잠그고 스윙을 할 때처럼 척추를 빳빳하게 유지한다. 엉덩이가 어깨보다 빨리 올라오지 않도록 해야 한다.

댄은 동작의 맨 아래에서 튕기지는 동작을 하지 않는 선에서 최소한의 시간 동안만 있는 것을 좋아하지만, 당신에게는 10초 정도 멈추게 할 것이다. 점점 더 깊이 가라앉을 것이고 유연성은 2살짜리처럼 쉽게 바닥에 앉을 때까지 빠르게 향상될 것이다.

만약 허리가 나쁘다면

쪼그려 앉을 때는 누구나 척추의 중립을 지켜야 하지만, 허리에 문제가 있는 사람들의 경우에는 특히나 허리가 구부러지는 것을 피하는 것이 필수적이다. 요통이 있다면 허리가 구부러지지 않기 위해 자세를 바꾸고 깊이를 줄인다. 스튜어트 맥길Stuart MaGill 박사의 다음 조언을 들어라.

"최적의 고관절 너비(또는 선 자세에서의 고관절 외회전 정도)를 찾으려면 4지점 무릎 꿇기 자세를 취한다. 척추 중립 자세에서 몸을 뒤로 내리거나 엉덩이를 뒤꿈치 쪽으로 내린다. 척추 굴곡이 처음 발생하는 각도를 확인한다. 그런 다음 무릎 사이 간격을 다양하게 조정하면서 위 동작을 반복한다. 척추의 움직임 없이 엉덩이가 발목과 가장 가까이 갈 수 있는 최적의 무릎 간격을 찾는다. 이것이 가장 깊으면서도 궁극적으로 최상의 퍼포먼스를 내는 스쿼트를 할 수 있는 고관절 각도이다. 이러한 무릎 간격은 대부분의 사람들이 생각하는 것보다 훨씬 넓다. 세계 챔피언들이 스쿼트 하는 것을 보라."

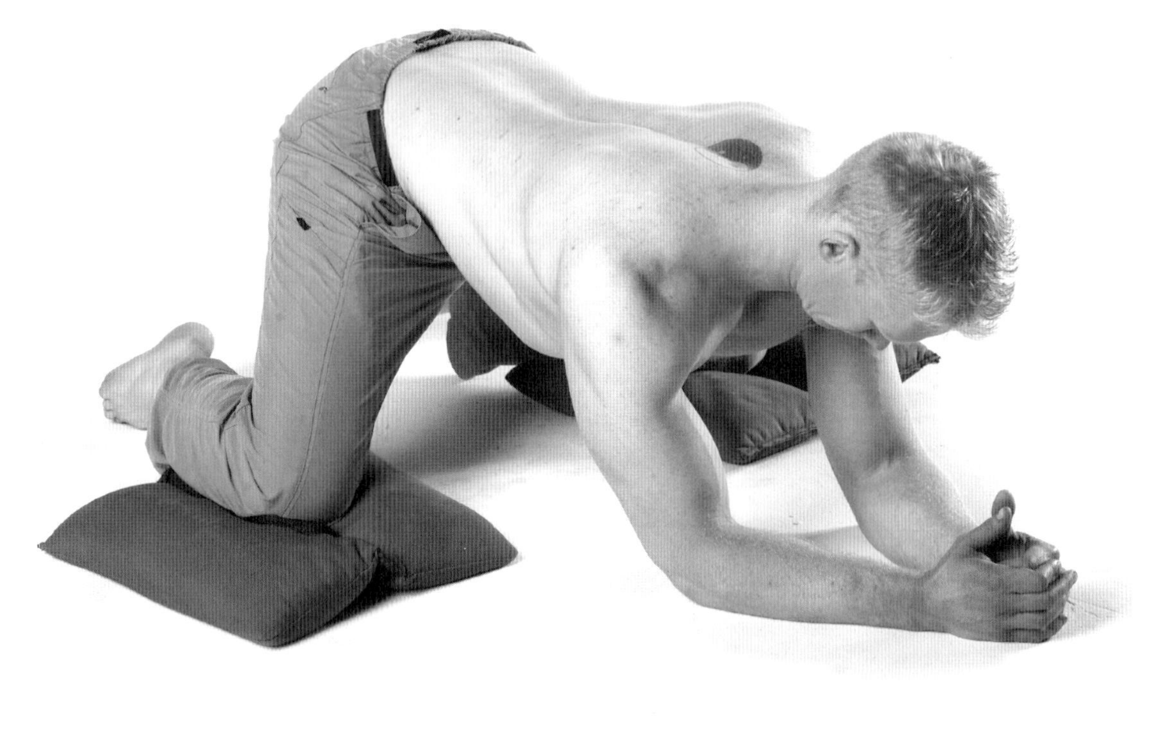

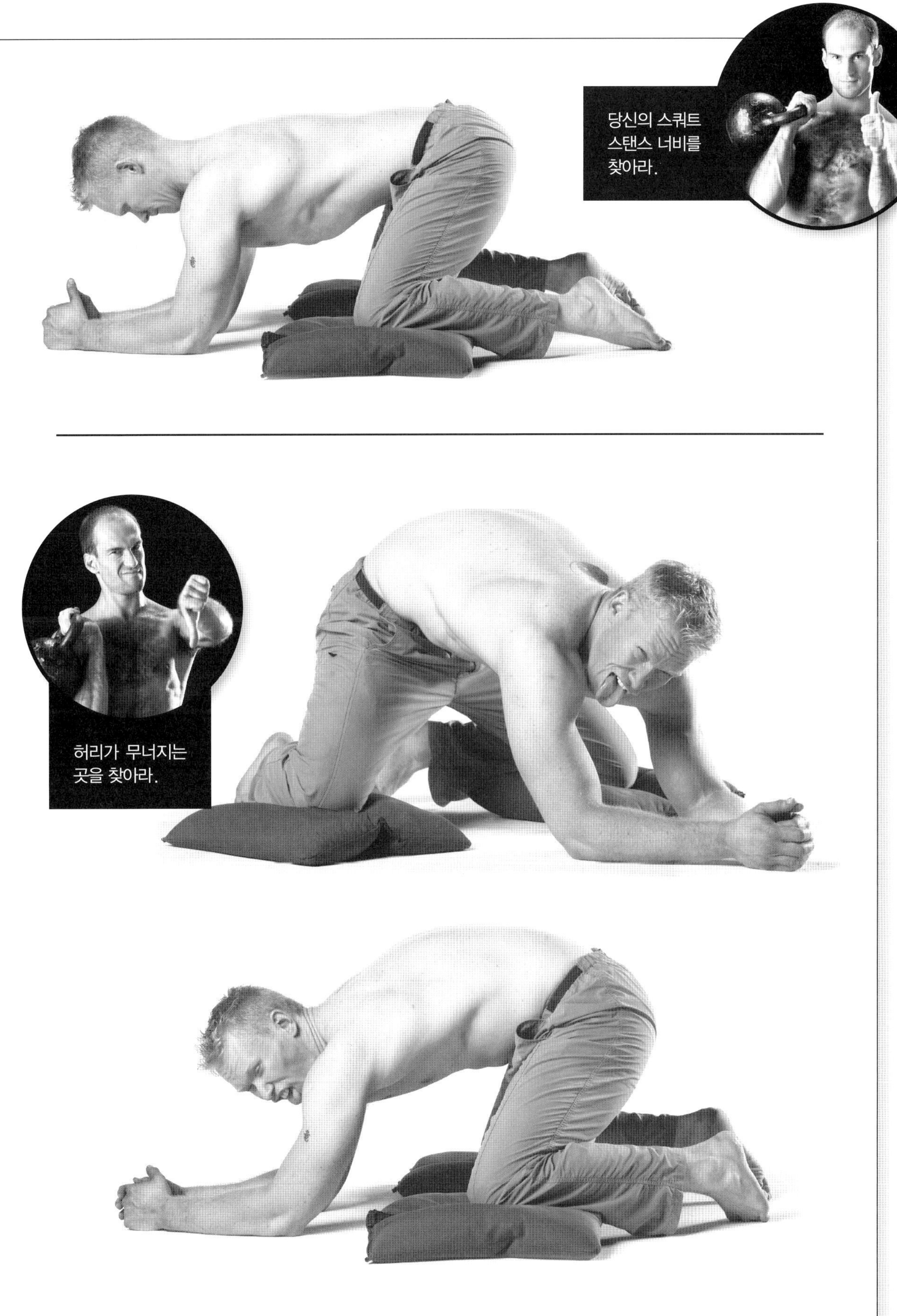
당신의 스쿼트
스탠스 너비를
찾아라.
허리가 무너지는
곳을 찾아라.

맥길 박사는 주어진 스탠스에서 척추가 굴곡하기 시작하는 지점에서의 스쿼트 깊이를 측정하기 위해 막대를 사용한다.

허리가 단단하더라도 스탠스의 폭이 넓고 평행한, 이런 형태의 스쿼트가 좁은 스탠스 풀 스쿼트의 훌륭한 대안이다.

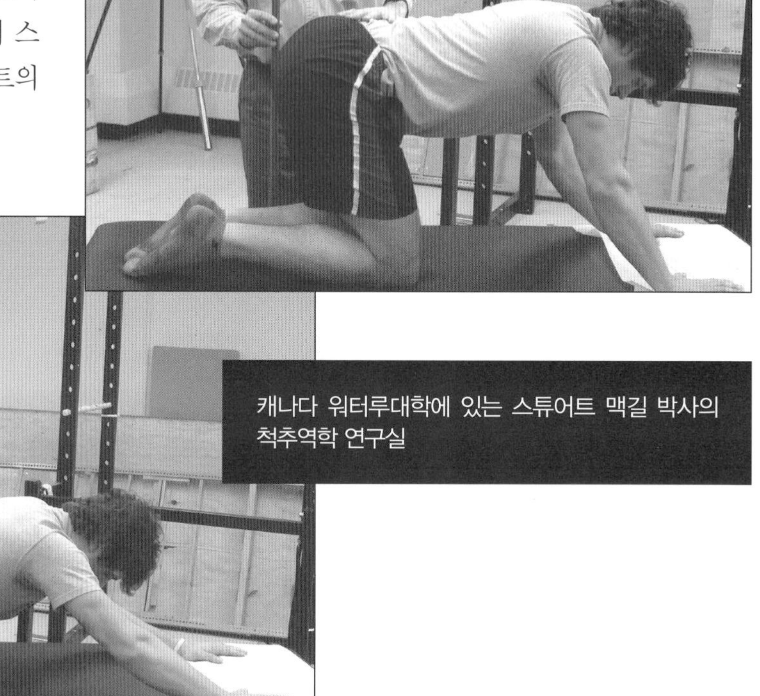

캐나다 워터루대학에 있는 스튜어트 맥길 박사의 척추역학 연구실

여전히 스쿼트하는 것에 문제가 있는가

주의력이 좋은 건강한 동지라면, 위의 지식들로 안전하게 풀 스커트를 할 수 있을 것이다. 하지만 만약 그렇지 못하다면, 발목을 비롯한 관절들에 정형외과적 문제가 있을 수 있다. 일단 의사로부터 문제없다는 진단서를 받으면, CK-FMS 인증 지도자를 찾아라. 이 동지들은 문제를 해결할 수 있는 정교한 도구들을 가지고 있다.

스쿼트 스탠스는 기르빅들마다 다양하다

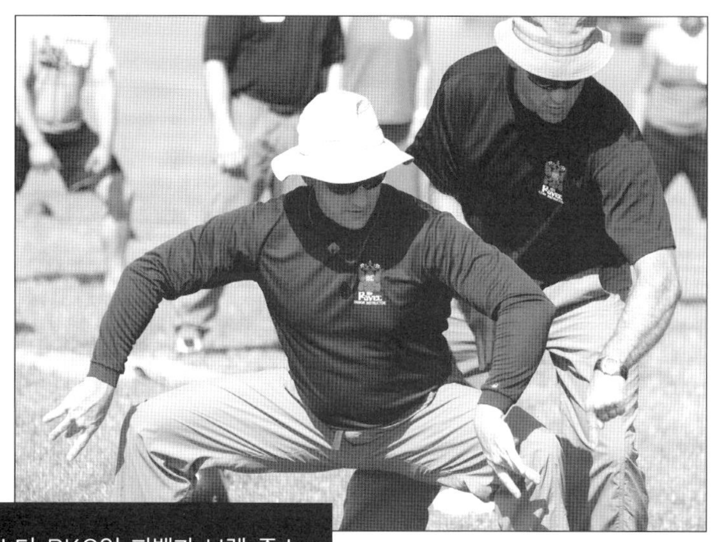

마스터 RKC인 파벨과 브렛 존스Brett Jones가 시범을 보이고 있다.

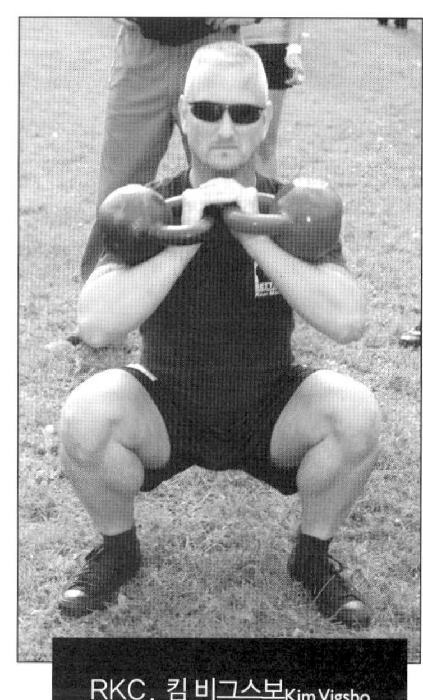

RKC, 킴 비그스보Kim Vigsbo

RKC, 팀 리더 요아나 스니드먼Yoana Snideman

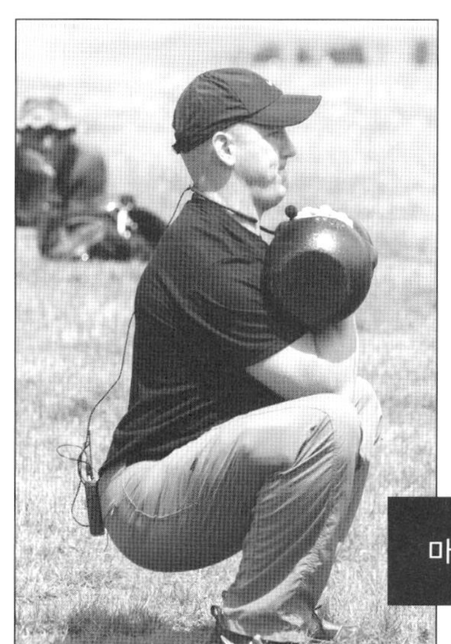

마스터 RKC 브렛 존스

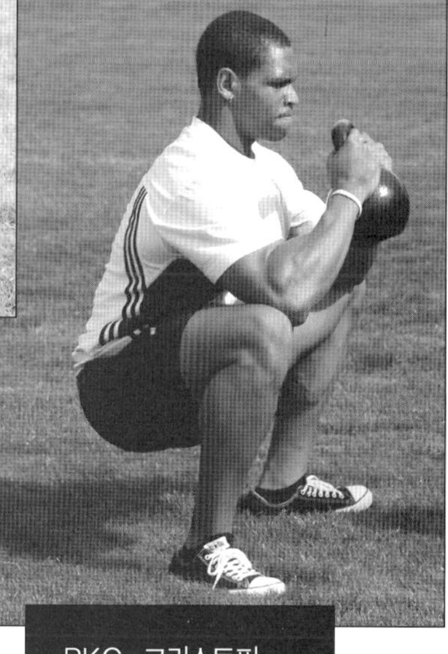

RKC, 크리스토퍼 게인스Christopher Gaines

오래 앉아 있으면 고관절 굴곡근이 타이트해지고 대퇴부의 윗부분이 '찝히게' 된다. 그래서 댄은 항상 고블릿 스쿼트 세트 사이에 RKC 닐링 힙플렉서 스트레칭을 시킨다.

런지 자세에서 무릎을 꿇고 바닥에는 부드러운 쿠션을 깔아라. 양 고관절은 정면을 향해야 하고, 두 발은 한 선이 아니라 평행하게 위치시킨다. RKC 도니 톰슨은 크로스컨트리 스키를 신고 있다고 상상하라고 권한다.

몸통은 항상 똑바로 서 있어야 한다. 뒤쪽 다리의 발목은 편다. 만약 뒤쪽 다리가 몸을 제대로 지지하지 못한다면, 무릎 사이에 무엇인가를 쥐어짜고 있다고 상상해보라. 두 허벅지를 조여라. 크로스컨트리 스키 비유를 다시 들자면, 뒷무릎은 스키 바깥의 지면이 아니라 스키에 닿아야 한다.

앞쪽 다리의 정강이는 수직에 가까워야 한다. 스트레칭하는 동안 몸을 아래로 가라앉히고 무릎이 앞으로 움직일 때 한 발짝 앞으로 나아가야 할 수도 있다.

균형을 잡기 위해 몸 옆에 지지대를 사용할 수도 있고, 몸을 앞으로 기울이지 않을 수도 있다. 이러한 방법들보다 더 좋은 것은, 손바닥으로 골반 뒤를 미는 것이다.

둔근을 쥐어짜고 골반을 앞으로 밀어라. 가슴이 아니라 골반을 미는 것이다! 고관절이 움직임을 이끌고 체중의 대부분은 뒤쪽 무릎에 머물러 있어야 한다!

동시에 척추를 길게 늘려라. (허리를 신전시키지 마라.) 그리고 양 고관절을 소켓에서 빼낸다.

다시 한 번 말한다. 척추에 과도한 아치를 만들지 말고 고관절을 돌리지 마라. 이는 거짓된 유연성이다.

몸을 이완시키고 다시 돌아가라. 2초에 한 번 정도 반복하는 리듬을 타라.

둔근을 강하게 조일수록 허리는 편해질 것이다.

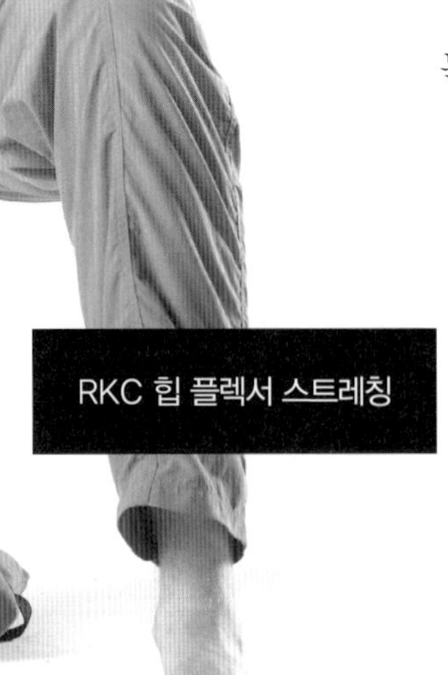

RKC 힙 플렉서 스트레칭

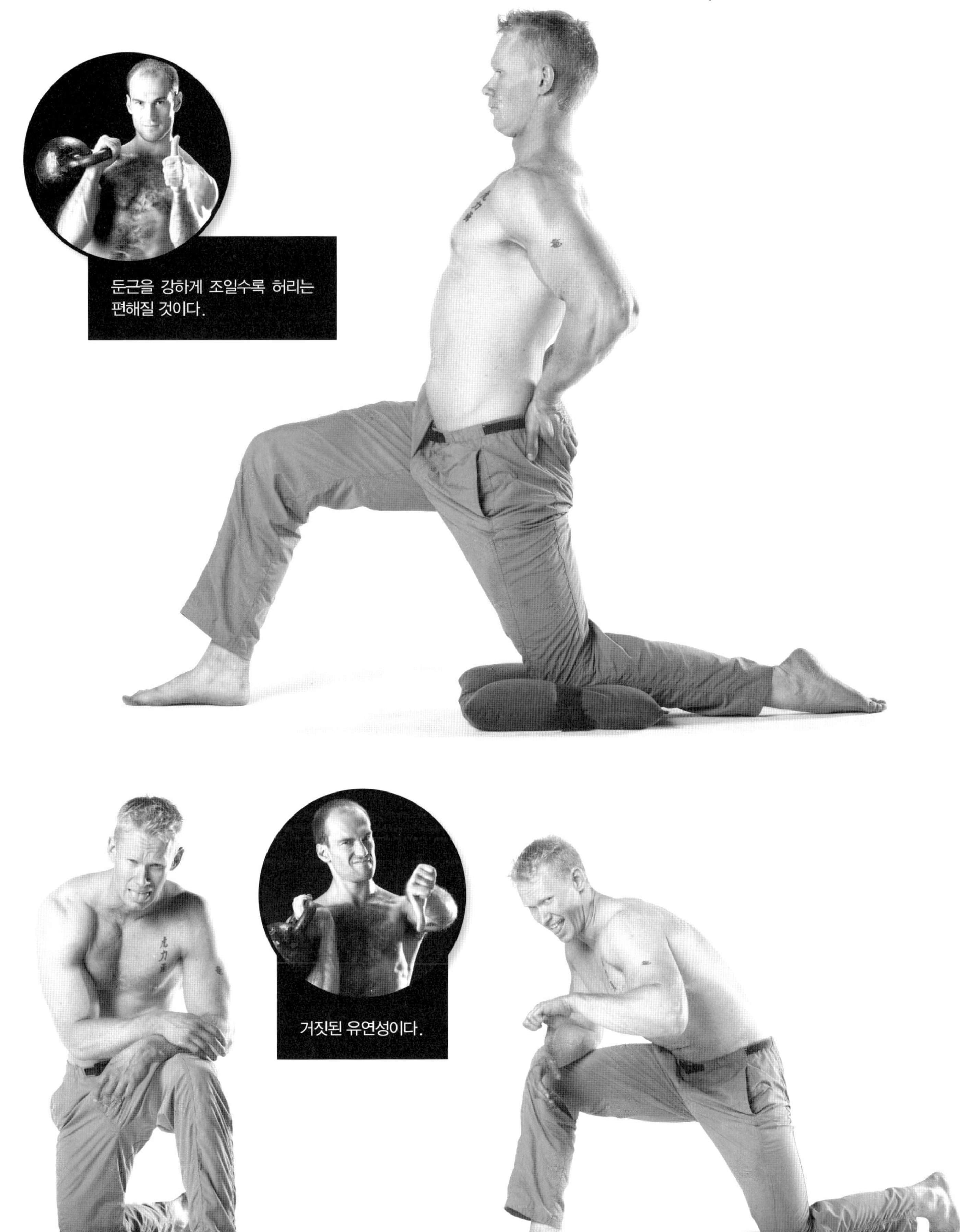
둔근을 강하게 조일수록 허리는
편해질 것이다.
거짓된 유연성이다.

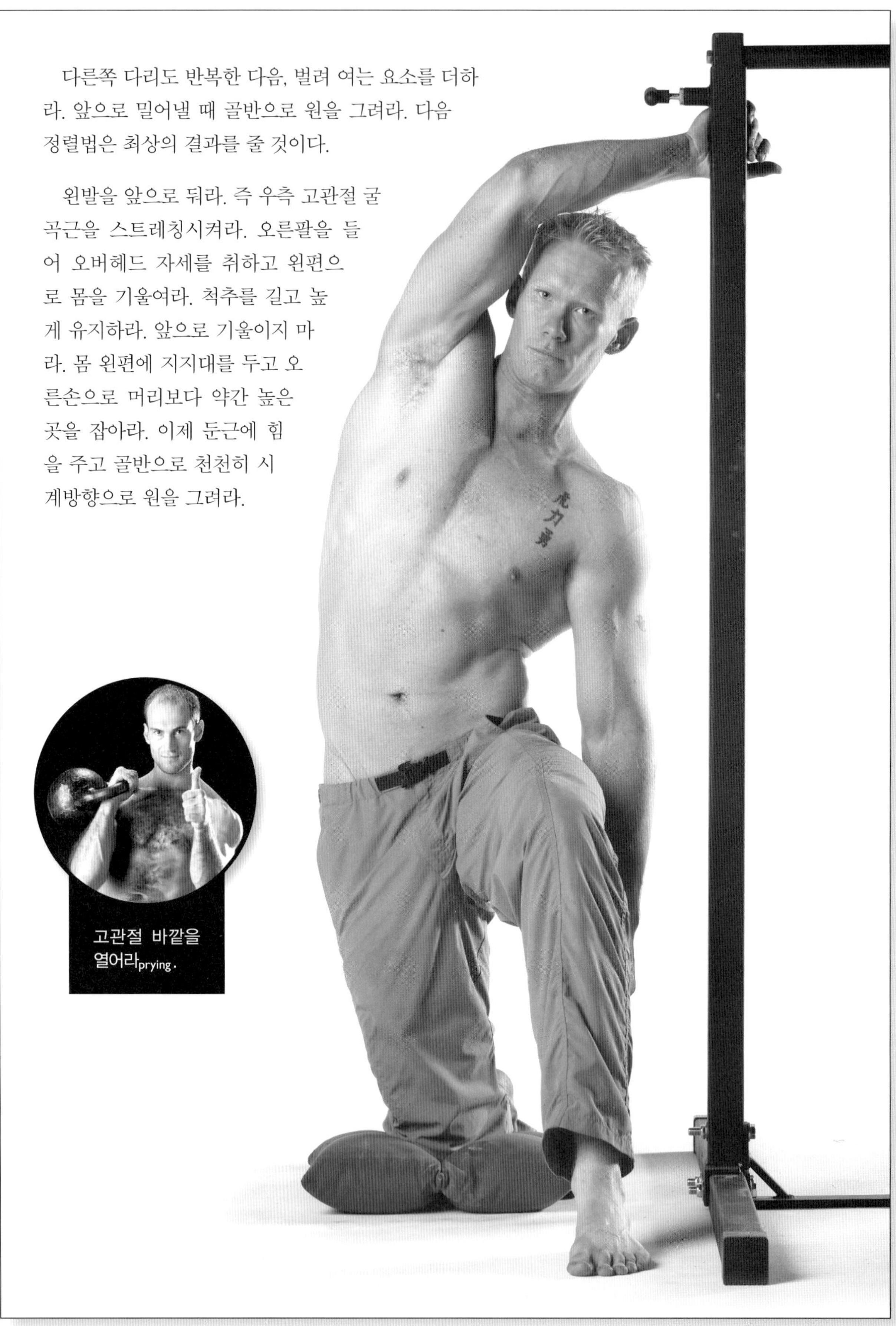

다른쪽 다리도 반복한 다음, 벌려 여는 요소를 더하라. 앞으로 밀어낼 때 골반으로 원을 그려라. 다음 정렬법은 최상의 결과를 줄 것이다.

왼발을 앞으로 둬라. 즉 우측 고관절 굴곡근을 스트레칭시켜라. 오른팔을 들어 오버헤드 자세를 취하고 왼편으로 몸을 기울여라. 척추를 길고 높게 유지하라. 앞으로 기울이지 마라. 몸 왼편에 지지대를 두고 오른손으로 머리보다 약간 높은 곳을 잡아라. 이제 둔근에 힘을 주고 골반으로 천천히 시계방향으로 원을 그려라.

고관절 바깥을 열어라prying.

프런트 스쿼트는 케틀벨로 하는 것이 좋다

프런트 스쿼트는 뛰어난 하체 스트렝스 발달 운동이고 전신 근육을 키우는 운동이다. 또한 기르빅의 복압 상승법을 알려주는데, 이를 모른다면 안전하게 스트렝스를 발휘하는 것이 불가능하다. 바벨 프런트 스쿼트는 손목에 부담을 주고 덤벨 프런트 스쿼트는 진정한 프런트 스쿼트라고 하기 어렵기에, 러시안 케틀벨은 이 귀중한 운동에 딱 맞는 도구이다.

RKC인 도니 톰슨은 하드 스타일의 시니어 RKC인 데이비드 위틀리와의 인터뷰에서 "내가 가장 좋아하는 리프트 중 하나는 케틀벨 40kg 한 쌍으로 클린을 하고 관절 가동성이 허락한 최대의 깊이로 프런트 스쿼트 8회 3세트하는 것이다. 이 운동으로 전신은 상당한 일을 하게 되는데, 88파운드를 한 쌍 사용하긴 하지만 엄청난 무게는 아니다. 그럼에도 프런트 스쿼트로 다룰 수 있는 한계이다. 이 운동 3세트를 하면 상당히 피곤하다."

만약 1,200파운드 넘게 스쿼트를 할 수 있는 사람이 프런트 스쿼트를 할 때 '불독' 한 쌍이 충분하다고 한다면, 이 운동이 괜찮을 것이라고 확신한다. 케틀벨 한 쌍으로 클린한다. 케틀벨들이 가슴에 잘 위치하기 위해 손 깍지를 껴라. (이 운동은 어깨 운동이 아니니 괜찮다. 관절에 무리가 가지 않게 이상적인 스탠스를 취하라.) 클린 스탠스와는 조금 다를 수 있다. 몸을 타이트하게 만들고, 숨을 들이마시고 몸을 스쿼트 자세로 당겨 내려라. 뒤꿈치를 바닥에 박아놓고 무릎은 발을 따라 움직여라.

허리가 구부러지거나 무릎이 안으로 말리지 않게 하면서 안전을 지키는 선에서 가능한 깊게 앉아라. 이상적으론 햄스트링이 종아리에 놓일 때까지이다. 몸을 타이트하게 조임을 유지하면서 스쿼트 바닥 자세에서 잠시 멈춘다.

복부의 압력을 유지하고 척추를 최대한 곧게 유지하라. 기합을 내뱉으면서 일어난다. 일어나는 내내 전신의 단단함을 유지한다. 스윙을 할 때처럼 둔근에 힘을 주고 슬개골을 위로 당겨 올려라.

더블 프런트 스쿼트

1.

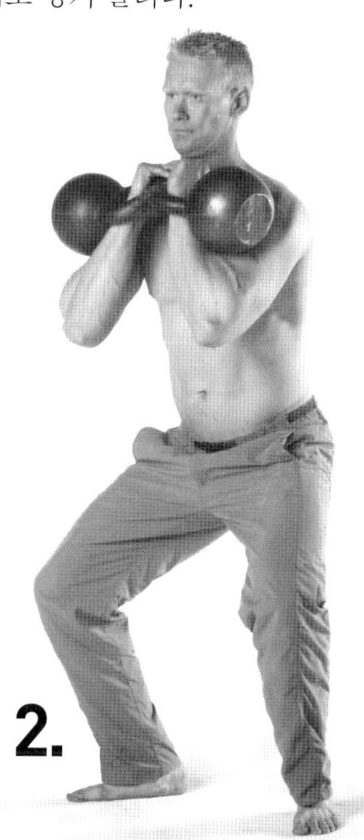

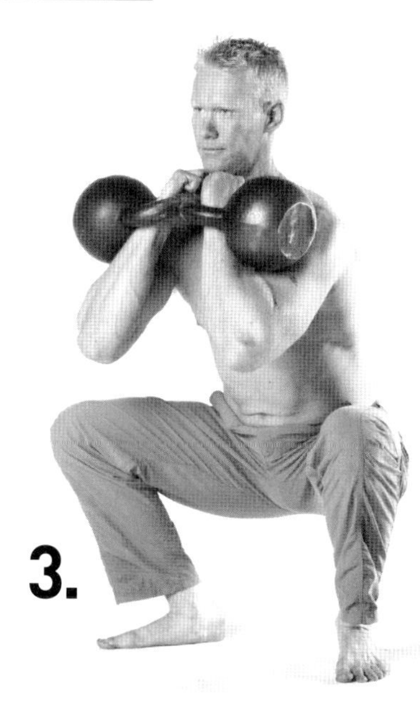

여성 동지들을 위한 조언

프런트 스쿼트는 복근에 특수한 효과를 발휘하기 때문에 케틀벨을 몸 앞에 위치시켜야 한다(만약 파워리프터라면 이러한 위치가 바벨 프런트 스쿼트보다는 저쳐 스쿼트에 가까운 느낌을 준다는 것을 알 수 있을 것이다). 하지만 이러한 케틀벨 위치는 여성 동지들의 건강을 해칠 수도 있다.

여성 동지들이여, 케틀벨 위치를 넓게 하여 가슴 건강을 해치지 않도록 하자.

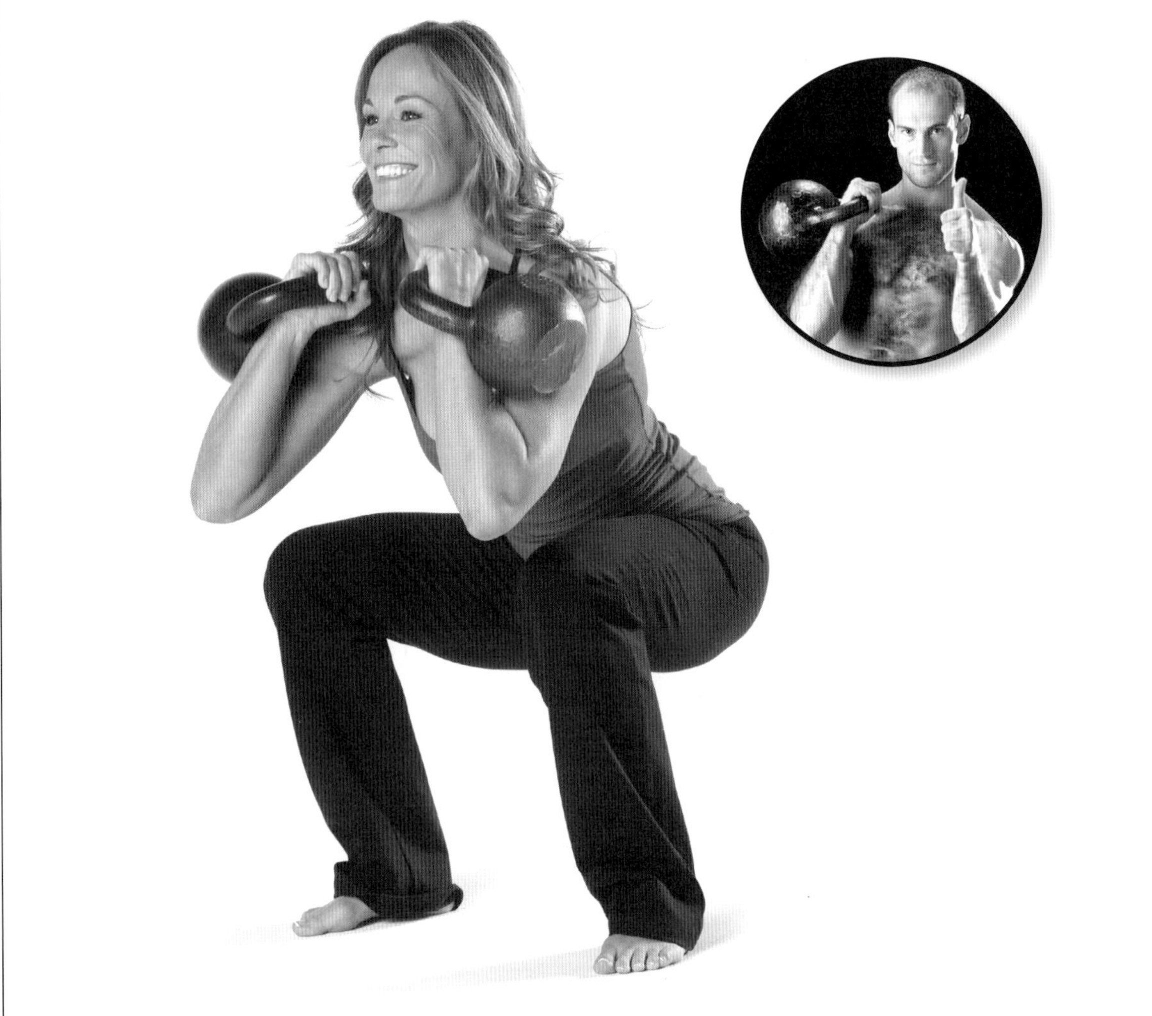

프레스를 하여 어깨가 혹사당한 뒤 케틀벨을 잡는 것이 매우 어렵다는 것을 알게 될 것이다. 여성 동지가 아니라면 케틀벨을 어깨 위로 올리려는 유혹을 이겨내라. 가슴을 높게 유지하는 것이 도움이 될 것이다. 가슴을 크게 만들어라. 댄 존은 "자랑스러워하는 자세를 취하라"는 지시를 알려줬다. 롭 로렌스Rob Lawrence는 파워리프팅에서 도입한 훌륭한 팁을 알려주었다. 파워리프팅에서 선수들은 엉덩이가 어깨보다 빨리 솟구치지 않도록 하기 위해 승모근을 바벨로 밀어넣도록 한다. 가슴으로 케틀벨들을 밀어 올려라.

'이념적으로 순수하지 못한' 데드리프트는 대회 규정에는 맞지 않더라도 큰 등을 만들어준다

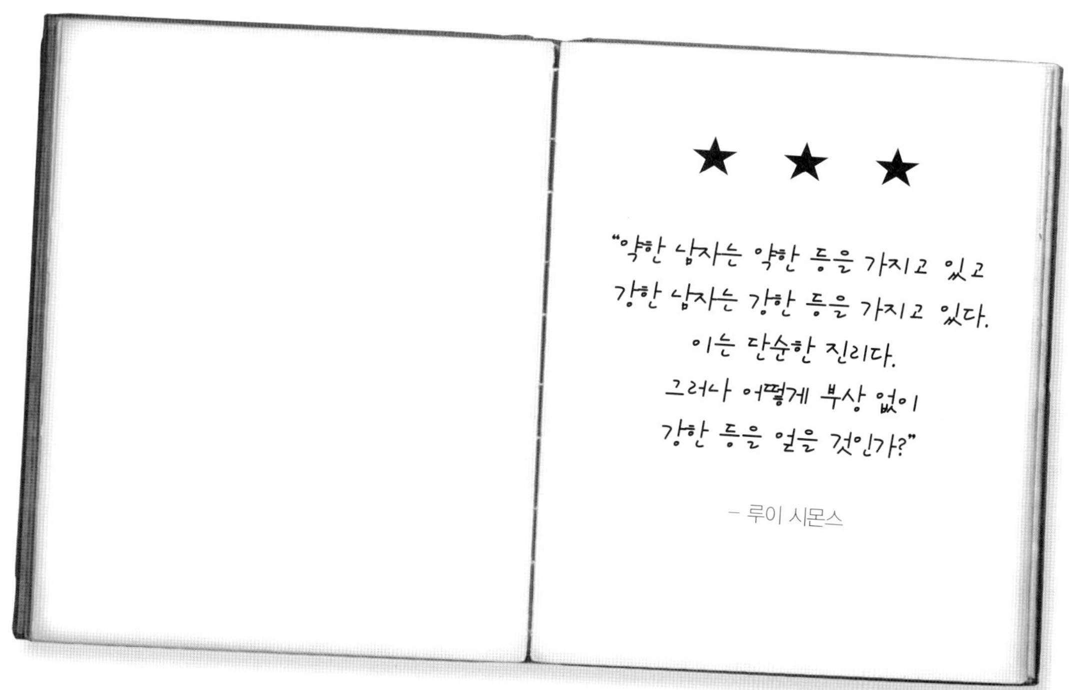

러시안 케틀벨 챌린지에서 텍사스의 파워리프팅 챔피언이자 기록 보유자인 필 워크맨이 RKC이자 우리의 친구가 되었다는 이야기를 읽어봤을 것이다. 나는 케틀벨 책을 쓰면서 이 동지를 언급하지 않을 수 없다. 필은 80년대에 865파운드를 든 스티브 윌슨Steve Wilson의 급진적인 데드리프트 루틴에 대해 이야기해주었다. 윌슨은 자기 최대 무게의 26~32%인 225~275파운드로 일주일에 3차례 20회 반복 2~3세트를 훈련하였다고 한다. 고중량은 한 달에 한 번 들었다.

"파벨, 스티브 윌슨 DL 프로그램은 놀라울 정도로 잘 진행되었습니다!"라고 그 텍사스인은 썼다. 그는 "그의 방식을 내게 맞게 조정을 했는데 벨트만 사용하고 그 외 아무 도움(약물은 물론이고) 없이 675파운드를 당길 수 있었습니다. 길을 따라 스스로 수정을 했지만 벨트만 있으면 675파운드를 뽑을 수 있었습니다. 저는 최대하부하submaximal weight로 나의 데드리프트를 좋게 만들 수 있다는 점에 크게 놀랐습니다. 이전에 나의 최고 DL 기록은 컨디션이 좋으면 605파운드 정도였습니다. 게다가 내 느낌에 이 방법은 스쿼트에도 긍정적인 영향을 끼쳤습니다. 나는 벨트만 사용하고 625파운드를 스쿼트하였습니다(물론 일주일에 한 번씩 정기적으로 스쿼트를 한다)." "당신은 이미 예견했겠지만, 데드리프트를 한 달에 1~2차례 하는 것에서 일주일에 2~3번 하여, 아마 일주일에 80~100회 이상 반복횟수를 하는 것으로 데드리프트 기록이 훌쩍 뛰어오른 것입니다! 이는 나의 PTP(『파워 투 더 피플!』)에 대한 빋음을 굳건하게 하였습니나."

필은 데드리프트를 어떻게 하였는지 설명하였다. "이 프로그램에서의 데드리프트는 그야말로 터치 & 고Touch

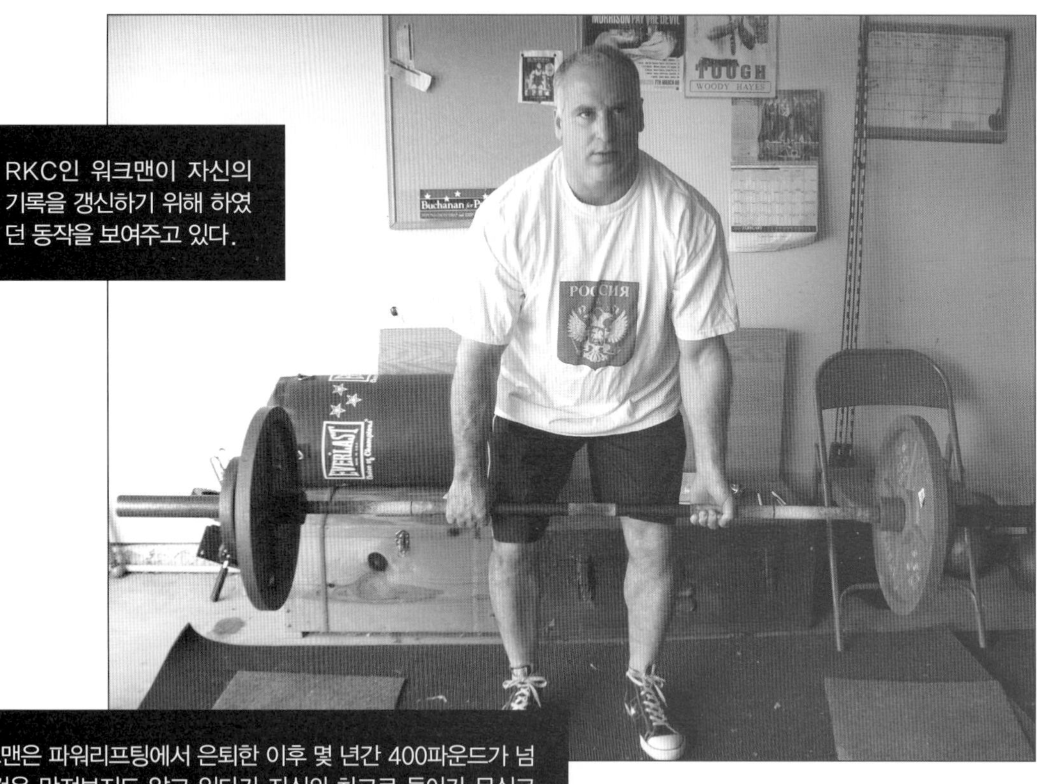

RKC인 워크맨이 자신의 기록을 갱신하기 위해 하였던 동작을 보여주고 있다.

워크맨은 파워리프팅에서 은퇴한 이후 몇 년간 400파운드가 넘는 것은 만져보지도 않고 있다가 자신의 차고로 들어가 무심코 550파운드(우측 아래 사진) 데드리프트를 해버렸다. "말할 필요도 없이 No-No 스타일로, 즉 슈트도 착용하지 않고, 벨트도 착용하지 않았으며, 심지어 탄마도 바르지 않았다! 이 무게는 내 평생 벨트를 사용하지 않고 들어본 두 번째로 무거운 중량이었고 이를 위한 특별한 훈련도 하지 않았다! 아마 15파운드나 25파운드쯤은 더 들 수 있었을 것이다… 이것이 바로 케틀벨 훈련 효과의 진정한 증거일 것이다…. 이런 종류의 스트렝스는 당신과 당신의 도움 덕분이라고 생각한다."

사진 제공: 필 워크맨, RKC

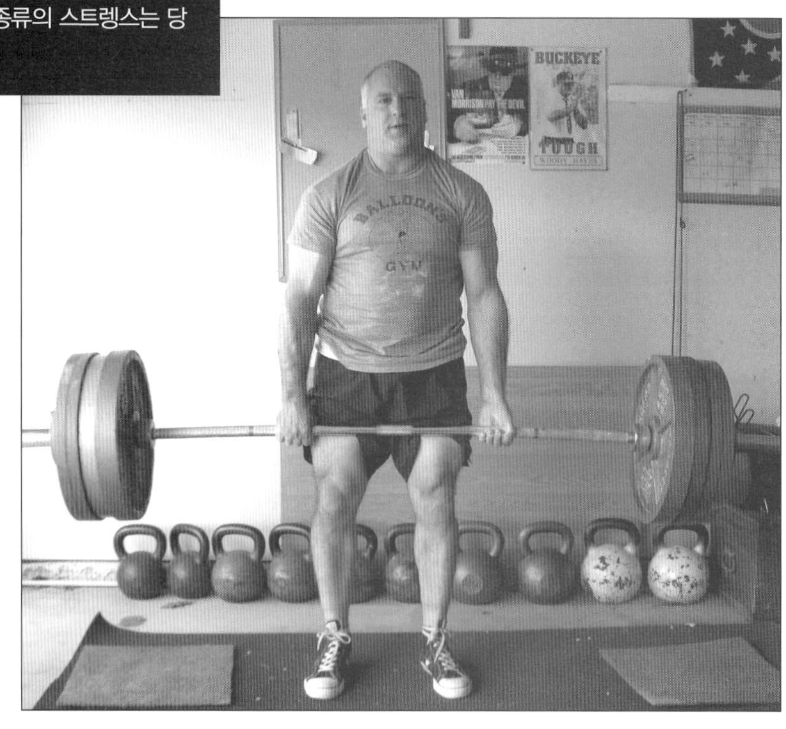

and go 스타일로 하는 것이다. '빠르게' 하는 것이 중요한 게 아니라 '정상적인' 속도로 하는 것이 중요하다. 동작을 반복하는 내내 움직임의 탑 위치나 바텀 위치에서 쉬거나 멈춤이 있어서는 안 된다. 나는 그저 필요한 반복수를 끝낼 뿐이었다." 이는 전형적인 기술 연마grooving에 집중하는 것이다.

스티브 윌슨의 코치인 루이 시몬스와 이야기했을 때, 스티브 윌슨은 매우 다른 종류의 데드리프트인 '디멜 데드리프트dimel deadlift'를 하였다고 한다. 이는 작고한 파워리프팅

디멜 데드리프트. 바벨만 갖추고 있을 때의 선택

덤벨로는 스윙을 몇 번만 해도 절망적이지만 바벨로는 놀랍게도 케틀벨 스윙의 효과를 유사하게 발휘할 수 있다.

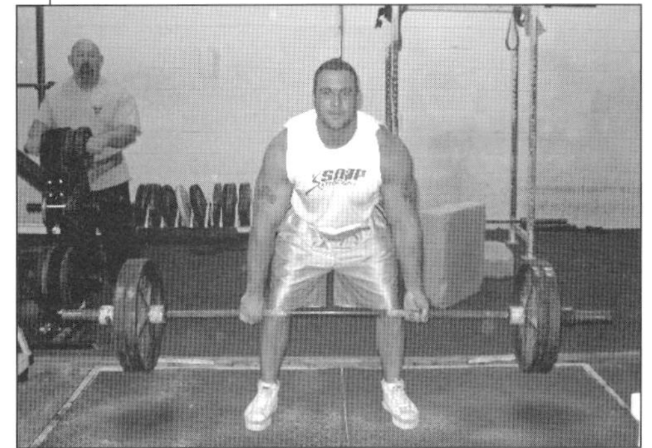

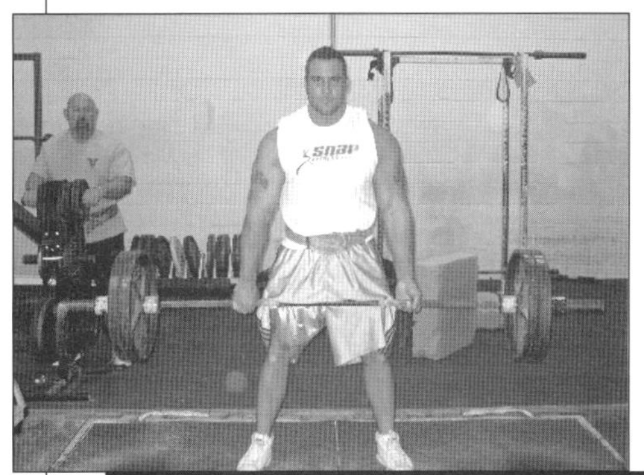

루이 시몬스는 그렉 파노라가 디멜 데드리프트를 하는 것을 지켜보고 있다. 이 선수의 대회 최고 무게는 242파운드 체중에 815파운드였다.

사진 제공: 루이 시몬스와 웨스트사이드 바벨 클럽

컨벤셔널 데드리프트 스탠스, 즉 발은 어깨보다 좁게 하고 중량은 최대 중량의 1/4에서 1/3까지의 매우 가벼운 중량, 그리고 오버핸드 그립을 사용한다. 스트랩을 사용해도 좋다. 엉덩이를 뒤로 밀고 바벨을 똑바르게(전방으로 내리지 않는다!) 무릎보다 조금 아래로 내린다. 정강이는 수직으로 유지되어야 한다. 허리의 아치를 단단하게 유지한다. 이 드릴에서는 척추의 움직임이 전혀 일어나지 않는다. 폭발적으로 고관절을 펴고 잠근다. 빠른 속도로 15~20회 반복한다.

루이 시몬스는 "매트 디멜은 1년간 정체되어 있던 820파운드 스쿼트를, 수년간 그 기록이 유지되고 있는 1,010파운드 세계 기록에 달성하고자 이 운동을 사용하였다"고 말했다. "그는 225~275파운드 무게를 주로 사용하여 20회 반복 2세트를 주 4회로 운동하였다…. 이 운동으로 스티브 윌슨의 데드리프트는 815에서 865로 올라갔다."

나는 "케틀벨은 디멜의 데드리프트를 더 좋게 만들 것이고, 그 반대의 경우도 마찬가지일 것이다"라고 루이가 어느 세미나에서 말하는 것을 들었다.

스타인 매트 디멜Matt Dimel의 이름에서 나온 데드리프트이다. 이 운동은 일반적인 데드리프트보다 스윙에 더 가까운 운동이다. "제대로 된 루틴의 운동이 아니라는 사실이 좀 웃겼지만 좋은 결과들을 찾고 있으니 잘된 것이다!"라고 워크맨은 웃으면서 이야기했다.

최근 웨스트사이드에서는 이른바 '우크라이나의 데드리프트', 즉 등 상부를 둥글게 하고 무릎은 약간만 구부리며 벤치 두 개 위에 올라서 움직임 가동범위를 늘린(발을 넓게 하면 둔근 동원이 커지고, 발을 좁게 하면 허리에 좀 더 집중된다) 케틀벨 데드리프트가 유행하고 있다. 우크라이나 챔피언인 나리킨Naleykin과 밀루틴Milyutin은 70kg 혹은 154파운드의 케틀벨로 20회 3세트를 반복한다. 가동범위가 더 커진 것을 고려하더라도, 이 중량은 매우 가벼운데, 그들이 드는 730~750파운드의 21%에 불과하다. "그들의 동료 리프터들의 뒷모습을 보

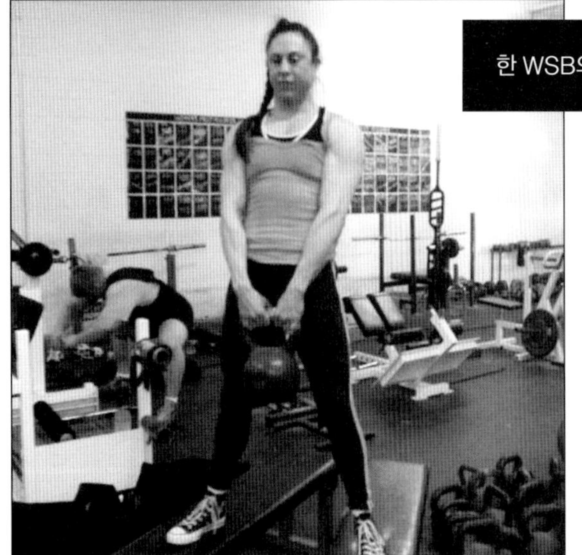

한 WSB의 리프터가 '우크라이나식 데드리프트'를 하고 있다.

사진 제공: 루이 시몬스와 웨스트사이드 바벨 클럽

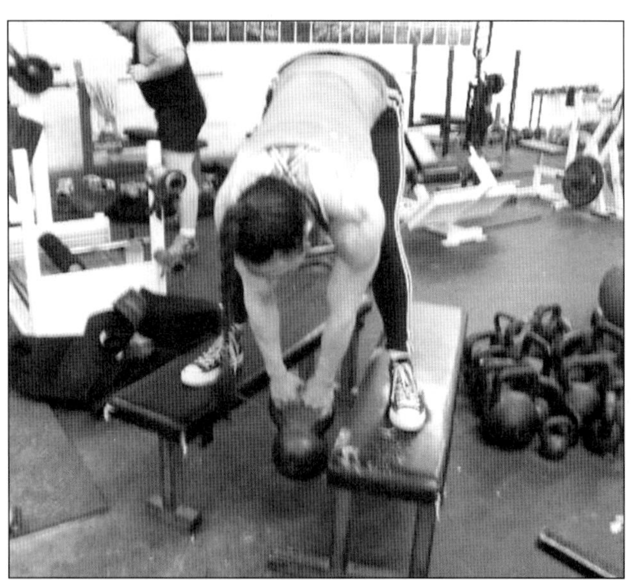

고 난 후, 나는 흥미를 느꼈다"라고 루이 시몬스가 말했다. "우리는 '우크라이나식 데드리프트'를 하기 시작했고, 이 운동은 우리를 거대하게 만들었다." 웨스트사이드에서는 25~28%로 약간 더 무겁게 운동한다.

이것은 그 형태와 상관없이 주 4회 2~3세트 20회 반복하는 데드리프트 운동들이 근육 성장과 스트렝스 발달에 도움이 된다는 내용을 길게 표현한 것이다. 어떠한 이유에서 이러한 놀라운 방식(무척 많은 반복수, 매우 가벼운 중량)이 스트렝스와 근육 발달을 이룰 수 있게 하는지 설명할 수 있으나 여기서는 생략할 것이다. 효과가 있다는 것을 아는 것만으로도 충분하다. 그리고 여러분을 실패에 이르게 할 수 있을 만큼 무거운 중량을 사용하는 전통적인 고반복 DL 훈련과 달리, 이 방식은 안전하다. 최대치의 60%를 20회 반복 한 세트로 당길 때는 자세가 나빠져 허리가 다칠 가능성이 매우 높다. 다치지 않더라도 며칠 동안 움직일 수 없는 그런 기분을 느끼게 될 것이다. 25~33%의 중량은 20회 반복을 하더라도 실패 지점에 가까이 가지도 않을 것이다.

마티 갤러거는 USA 파워리프팅에서 "폭풍 속에서 항구를 가리라"는 말을 하며 여기서 그는 흔히 일어나는 훈련 문제에 대한 인습타파주의적 해결책을 권고하는 글을 기고하였다. 고반복의 그라인드성 운동이 우리의 훈련 체계에서 '이념적으로 순수한' 것은 아닐지 모르지만, 만약 이 방법이 효과가 있다면, 우리는 그것들을 사용할 것이다. 사기업을 허용하는 중국의 '공산주의자들'처럼 말이다.

마지막 사항이면서 중요한 사항은, 이 데드리프트 운동은 케틀벨을 사용하여 할 수 있다는 것이다. 케틀벨을 사용할 때엔 케틀벨 한 쌍을 사용하고 스윙을 할 때처럼 등을 평평하게 하여 터치 & 고 방식으로 스모 데드리프트를 하는 것이다. 이때 폭발적인 방식으로 반복하면 안 된다! 매우 무거운 느낌으로 당기되 일정한 속도를 유지하라. 이 운동의 목적은 스윙을 대체하는 것이 아니라 그라인드성 훈련을 하는 것이다. '터치 & 고'란 케틀벨이 바닥에 키스하듯 접촉한 뒤 튕기지 않고 동작을 되돌리는 것이다.

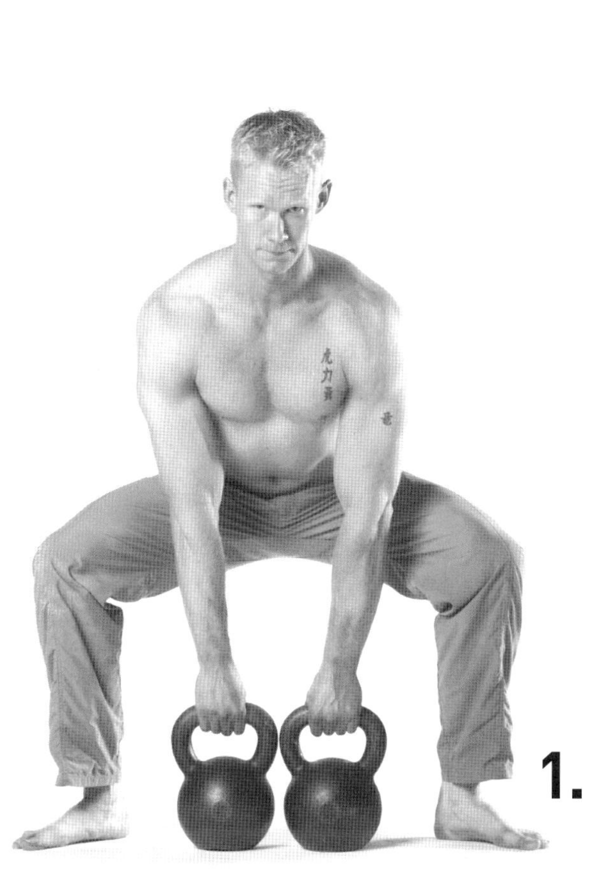

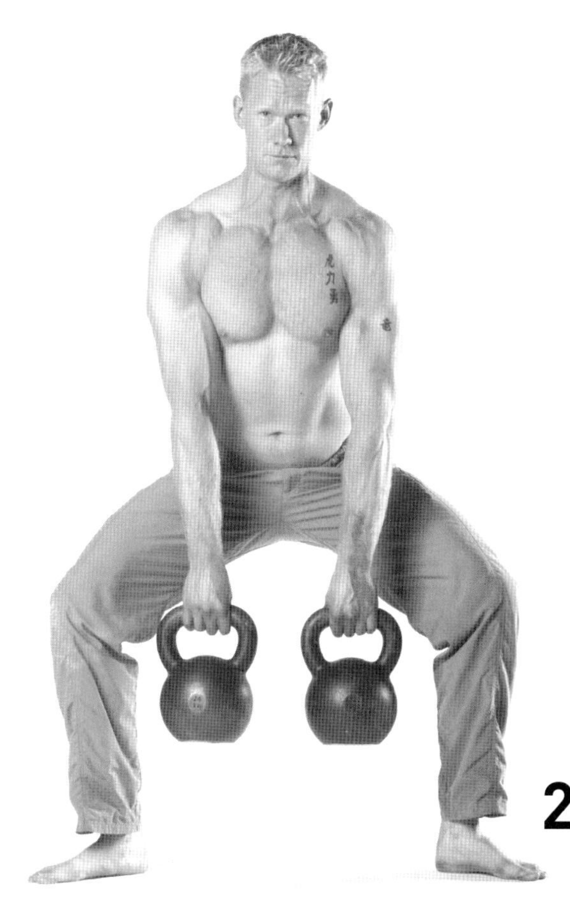

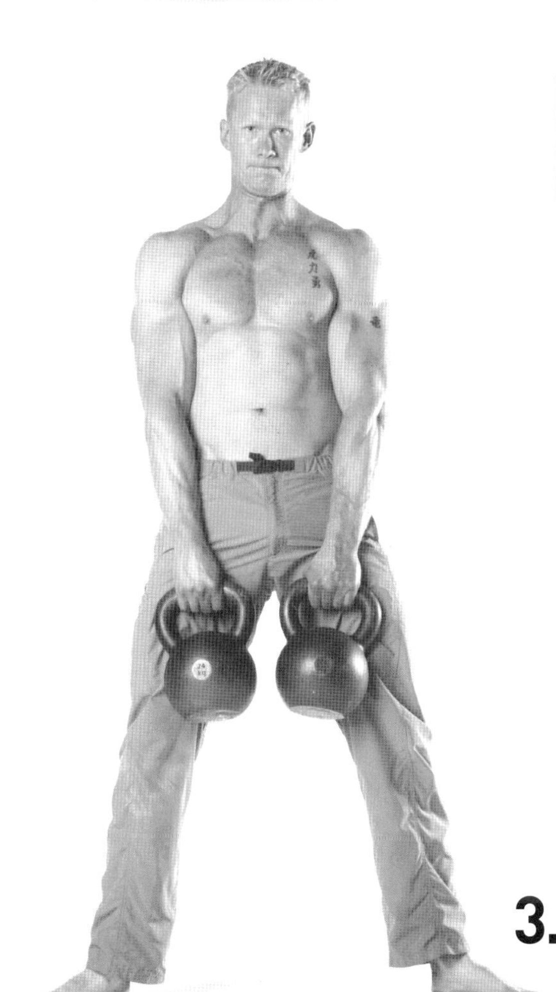

터치 & 고 스모 데드리프트. 신체 형태에 따라 운동 자세는 조금 달라 보일 수도 있다.

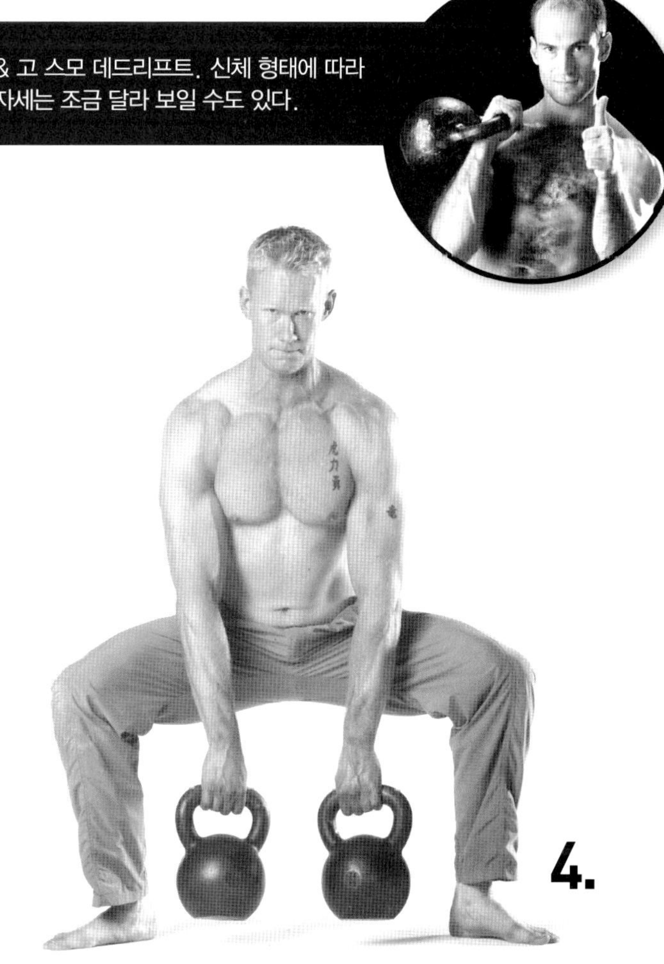

터치 & 고 스모 데드리프트(측면)

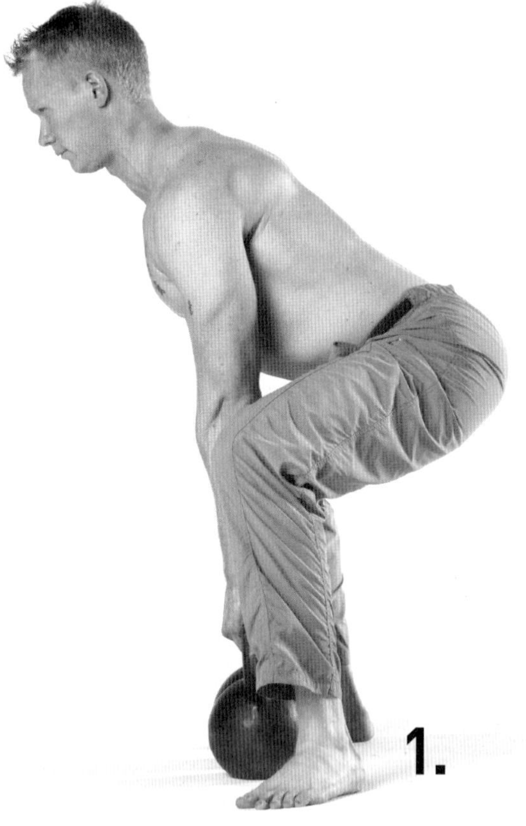
1.

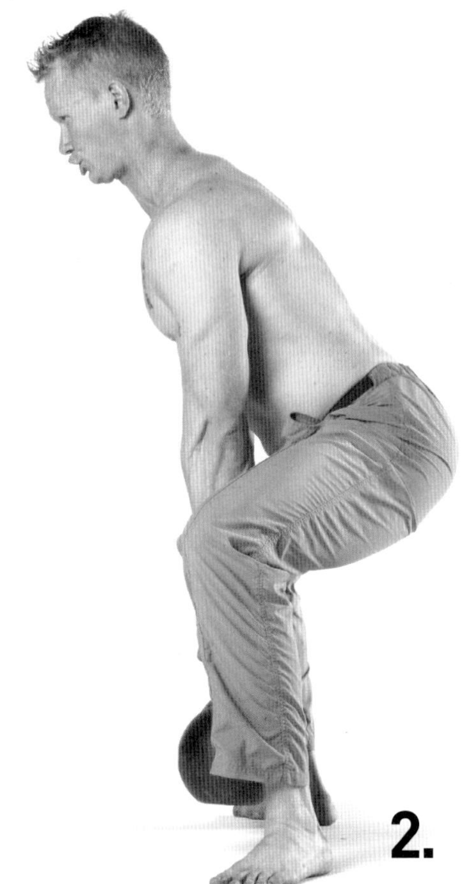
2.

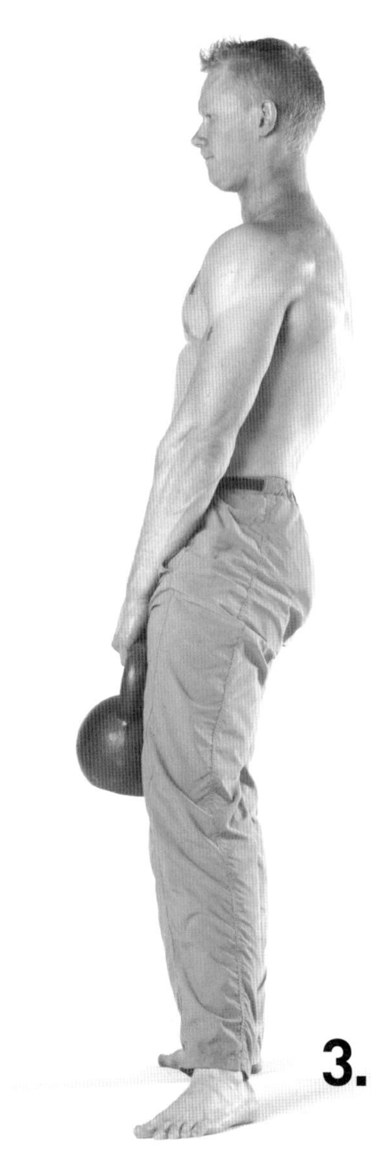
3.

왜 '우크라니아식 데드리프트'로 하지 않는가? 왜냐하면 윗등을 둥글게 하는 것은 신속히 당기는 형태인 케틀벨 운동 움직임과 맞지 않기 때문이다. 케틀벨 데드리프트, 스윙, 클린, 그리고 스내치와 같은 모든 케틀벨 당기기 운동들은 똑같이 보여야 한다. 케틀벨들이 내려갈 때에는 허리를 편 상태로 엉덩이를 뒤로 밀어내는 동작을 유지해야 하며 무릎을 앞으로 보내거나 구부리면 안 된다.

한 다리 데드리프트는 왜 적용되지 않는가? 왜냐하면 등을 강화하기 힘들고, 높은 볼륨으로 수행할 때 발과 햄스트링에 무리가 가기 때문이다. 하지만 다양한 상황에 대비할 목적이라면 낮은 볼륨의 한 다리 데드리프트는 훌륭하다.

"폭풍 속에선 어떤 항구든 가리지 마라."

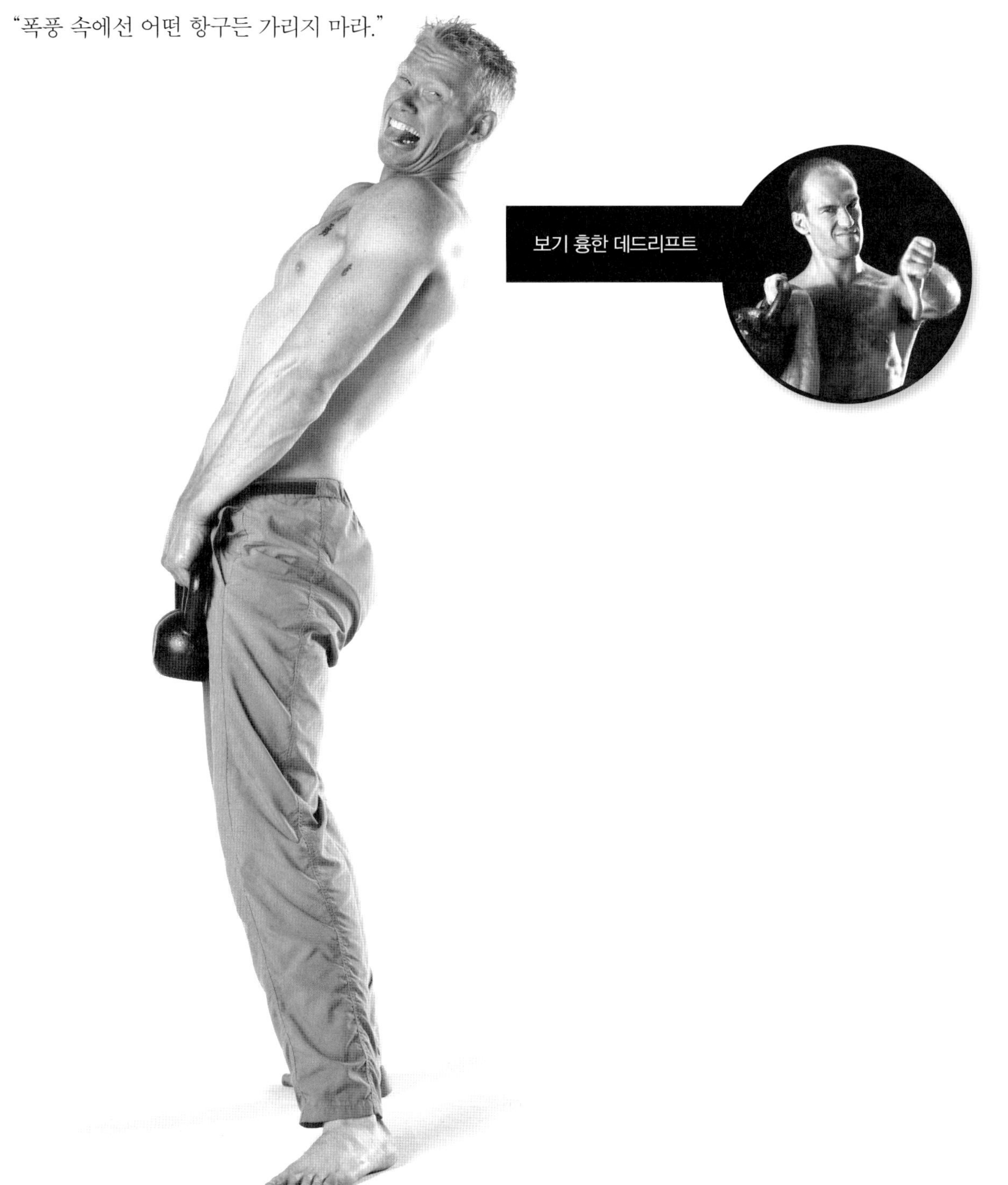

보기 흉한 데드리프트

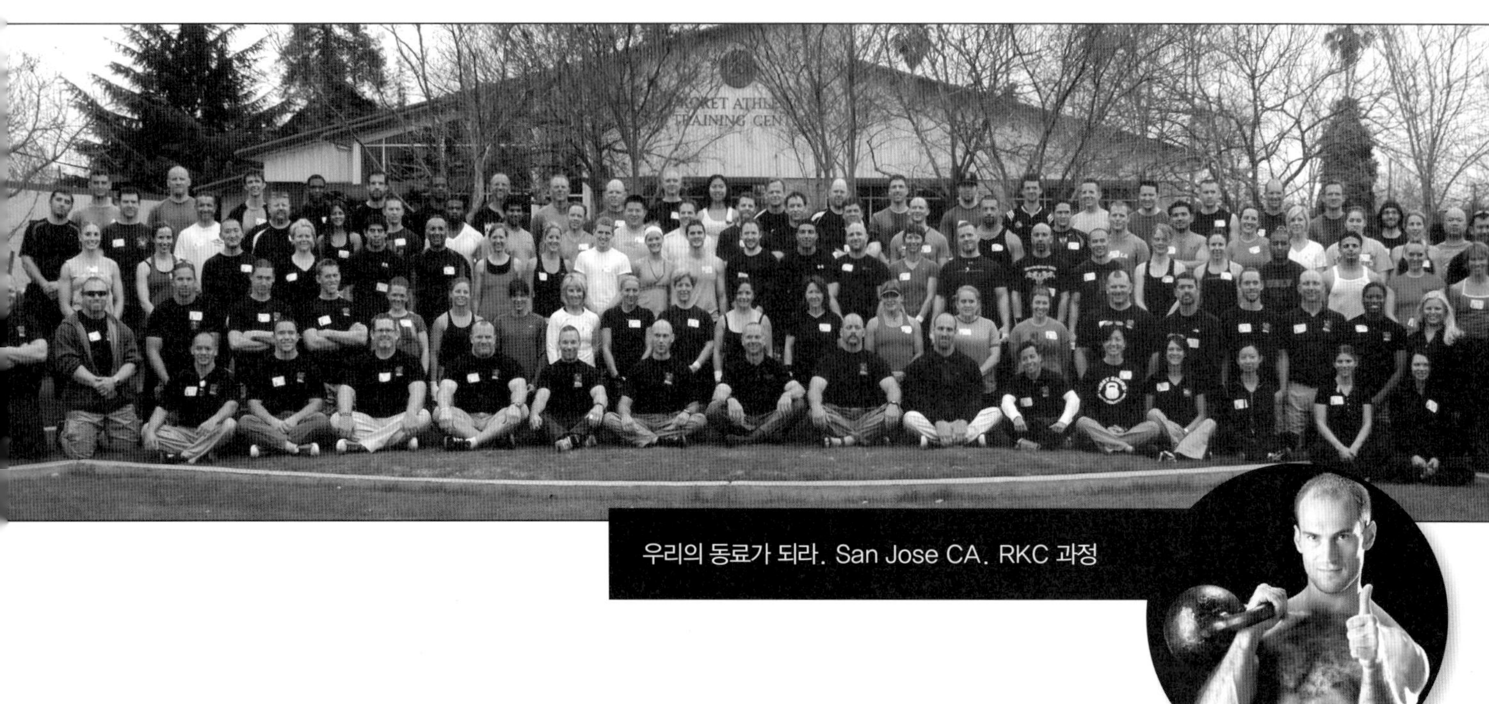

우리의 동료가 되라. San Jose CA. RKC 과정

CHAPTER 4

계획과 성장

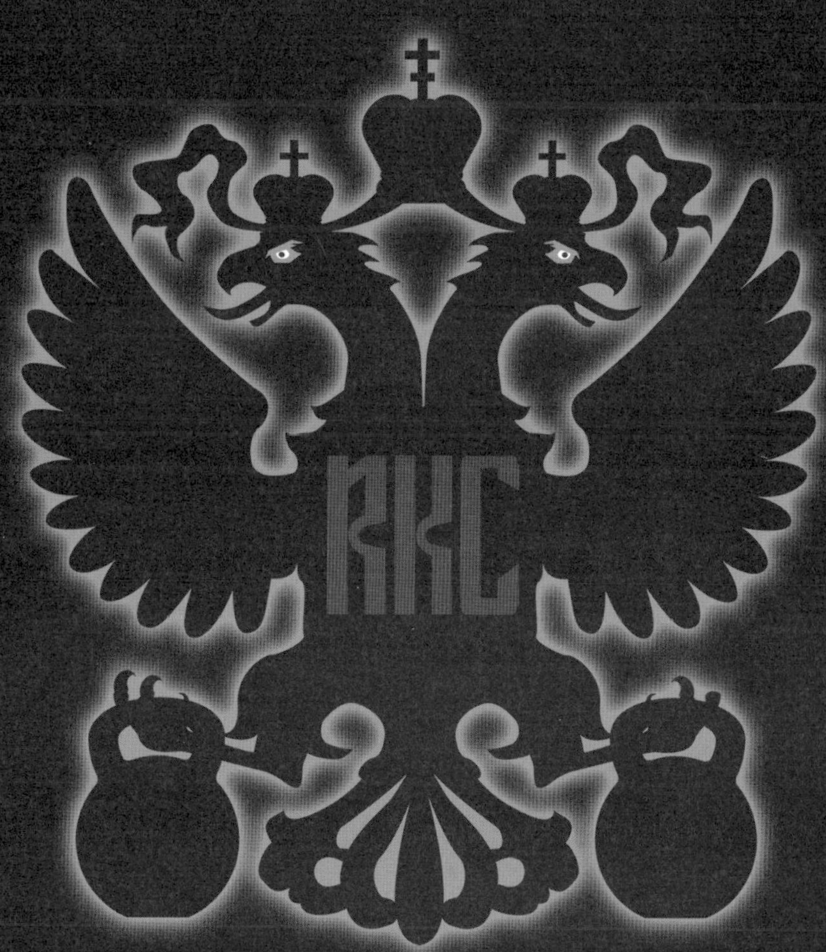

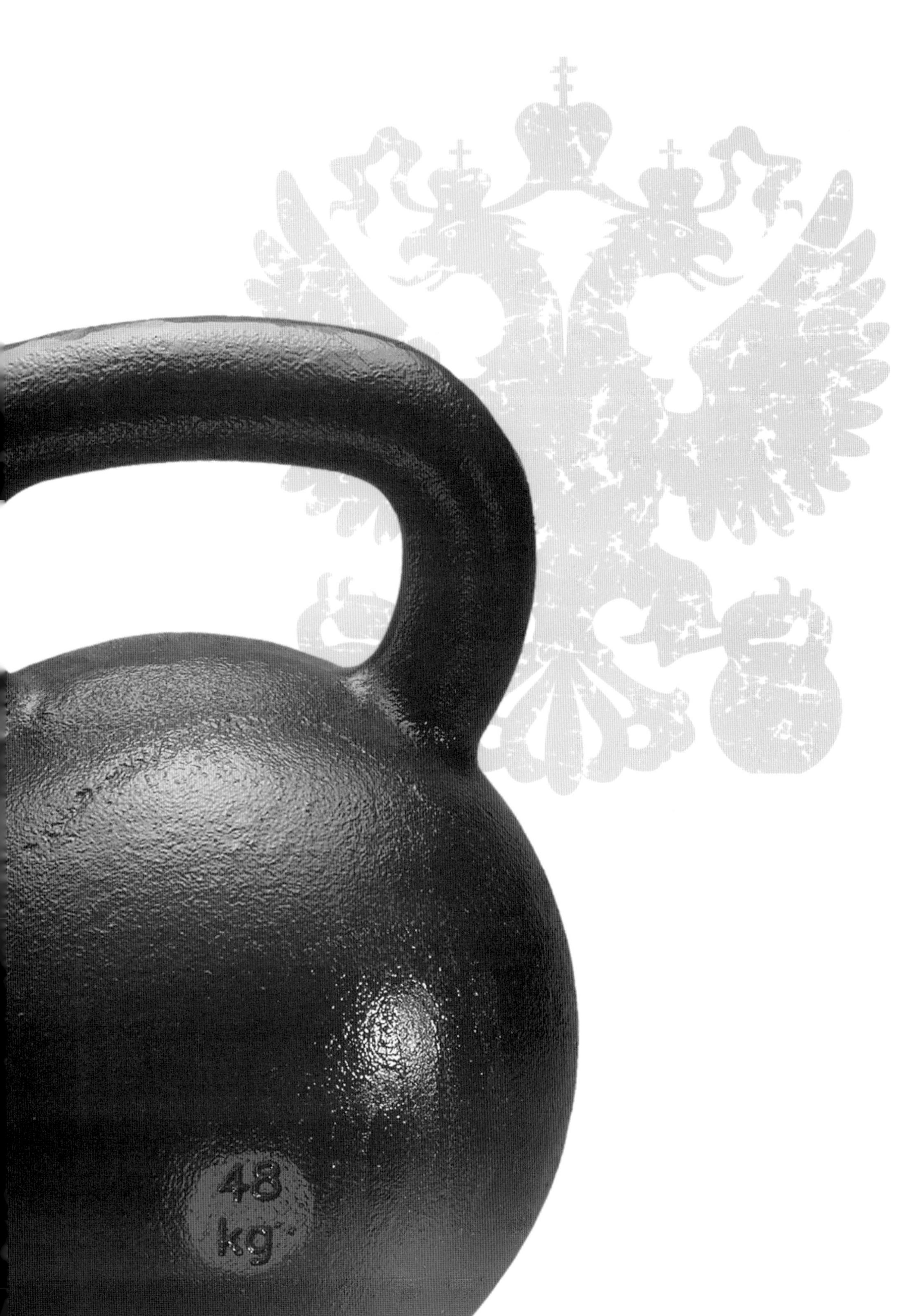
48
kg

새로운 동작에 익숙해질 때까지 다음 계획을 시작하지 마라. 그때까지 '『엔터 더 케틀벨!』 통과의례 계획Right of Passage Plan'의 버라이어티데이의 새로운 동작들을 연습하라.

러시아의 '블록 훈련'을 보라

★ ★ ★
"모든 것이 중요하다면
우선순위를 결정할 수 없다."
- 롭 로렌스

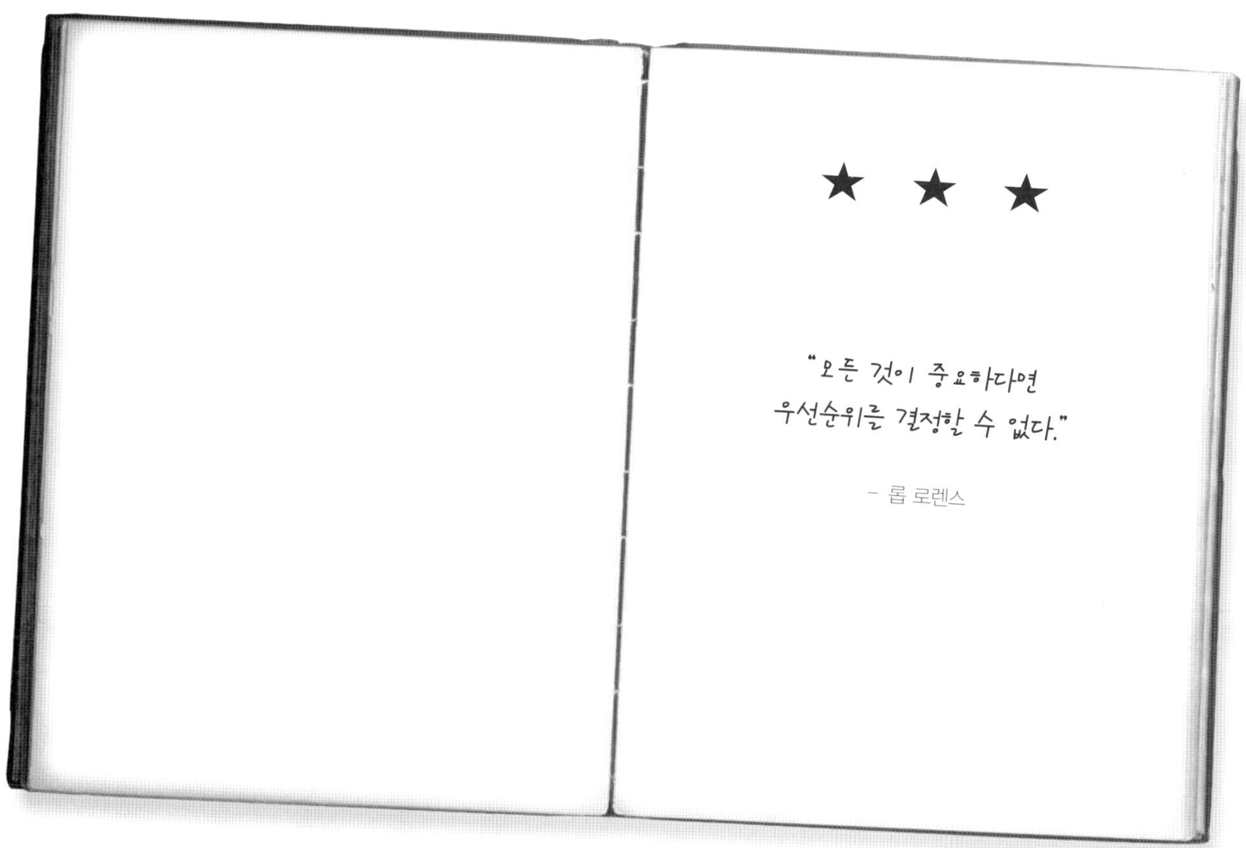

2001년 '러시안 케틀벨 챌린지'에서 퀵 리프트와 그라인드 리프트를 2주간 번갈아 하는 것을 언급했다. 이 간단한 '블록 트레이닝'은 『리턴 오브 더 케틀벨』에서도 사용될 것이다.

신체를 단련하는 방식에 대한 다음과 같은 상식적인 사실들이 놀랍지 않아야 한다.

첫째, 많은 것을 한꺼번에 잘할 수 없다. 신체와 정신도 한 번에 적응할 수 있는 자원이 한정되어 있다. 많은 목표들을 위해 조금씩 훈련하거나 한두 가지에 집중할 수 있다.

둘째, 새로운 것을 시작할 때나 혹은 최소한 한동안 하지 않았던 것을 시작할 때 가장 많이 발전한다. 그 이후 개선은 급격히 느려진다.

셋째, 훈련을 중단하면 나빠질 것이다. 우리 몸의 기능은 사용하지 않으면 잃게 된다.

훈련 계획을 명확하게 나눌 수 있다. 한 번에 모든 것을 잘하려 한다면 훈련 부족을 걱정할 일은 없지만, 모든 것이 애매해질 것이다. 롭 로렌스는 이러한 동시 시스템concurrent system을 "모든 것에 집중하면, 아무것에도 집중하지 않는 것"이라고 못 박았다.

순차 시스템sequential system은 이러한 문제를 해결하기 위해 개발되었다. 선수들은 한동안 제한된 목표에 집중하다가 다른 것으로 변경할 것이다. '새로움'이라는 사실 덕분에 현재 하고 있는 훈련은 제한된 집중력과 자극으로 곧 좋은 성과를 낼 것이다. 하지만 동시에 지난 사이클에서 얻은 개선들을 잃어버리게 될 것이다. 예를 들어 파워리프팅 훈련중 몇 주 동안 근비대에 초점을 맞춘다면, 스트렝스의 신경계 요소를 잃을 것이다. 에드 코언 같은 이들이 목격했듯이, 의심할 수 없는 결과를 가져오는 이러한 접근법은 근비대에 집중하는 동안 신경계의 적응을 잃고, 신경계를 훈련할 때에는 근육 발달을 잃는다고 루이 시몬스에 의해 비판받아왔다. 마치 옛날 말뚝과 망치 장난감과 같다. 한쪽을 고정하고 뒤집으면, 반대쪽은 엉망이다.

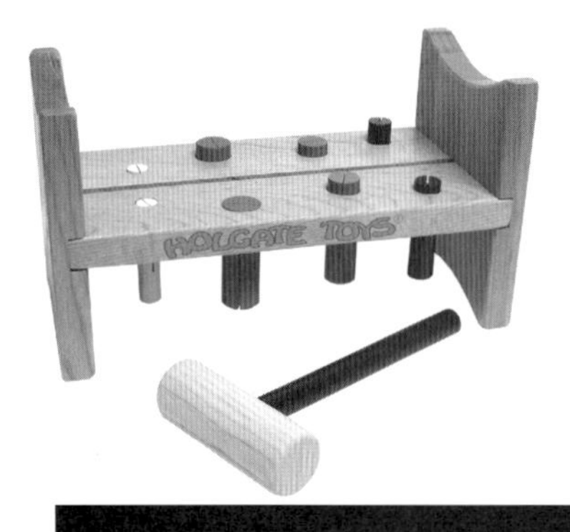

홀게이트 토이의 클래식 빙고 베드™
(사진 제공: 홀게이트)

그리고 블록 시스템block system이 나타났다. 순차 시스템의 아이디어를 유지하면서도 현재 블록이 다루지 않는 요소의 기술적 저하를 막기 위해 더 자주 초점을 변환한다.

블록 주기화의 발견자 중 한 명인 블라디미르 이슈린 박사Vladimir Issurin, Ph.D.는 다음과 같이 말했다. "전통적인 방식으로 훈련을 설계하고 많은 능력을 동시에 개발할 때, 훈련 저하의 위험은 무시되었다. 하지만 이런 능력을 계속해서 개발한다면 훈련 저하의 문제는 매우 중요해진다. 하나의 요소를 개발하며 동시에 다른 요소를 잃는다면, 해당 훈련이 끝난 뒤 얻어지는 긍정적인 효과의 지속 시간과 중단할 때 얻은 능력 수준을 얼마나 빠르게 잃어버리는지를 고려해야만 한다."

이슈린과 루스티히Lustig(2004)는 이러한 훈련을 요약했다. 연구에 따르면 최대 스트렝스(근비대와 신경적 요소 모두)는 30일 ±5일 내외로 지속되고, (다른 변수들 중 지근의 근비대로 결정되는) 스트렝스 지구력은 15±5일로 속근에 비해 두 배 정도 빠르게 사라진다. 또한 이 책과 관련하여, (무산소 효소와 완충 능력 그리고 글리코겐 저장을 증가시키고 젖산 축적 가능성을 높이는) 무산소 해당anaerobic glycolytic 지구력은 18±4일에 지나지 않았다.

이제 그라인드 리프팅과 퀵 리프팅 사이클을 2주씩 번갈아 하는 사이클의 이유가 이해될 것이다. 첫 번째 블록은 느린 스트렝스와 무게를 끌어올릴 것이다. 2주는 힘들게 얻은 근육을 잃기에는 충분하지 않다는 것을 알고 있기 때문에 2주 동안 그라인딩을 중단한다. 대신 근비대의 자극, 폭발적인 스트렝스 지구력과 몇몇 다른 종류의 지구력 메커니즘에 초점을 맞추며 폭발적인 훈련을 하게 될 것이다. 그러고 나서 퀵 리프트가 유지되는 동안 그라인딩으로 2주간 돌아간다.

'잊혀진 듯한' 자극은 참신하게 느껴질 것이고, 모든 훈련 에너지는 하나의 목표에 집중되기 때문에 평생 성장할 수 있다. 제한된 집중과 참신함 이외에 또 다른 사실은 손해를 보기 전에 치고 빠진다는 것이다.

샤로바조코Sharobajko(1984)는 엘리트 여성 카약 선수들에게 최대 스트렝스를 20주간 훈련시켰다. 첫 3주에 5.9%, 다음 3주에는 1.6%의 스트렝스를 얻었으며, 그 이후에는 미미했다. 첫 21일의 주당 1.93%의 개선이 마지막 주에는 0.13%로 떨어졌다. 이슈린 박사는 "이는 장기 훈련에 유도된 적응 반응이 시간에 따라 감소한다는 일반 생물학적 개념에 해당한다(Bouchard, 1986). 위 실험 결과의 모든 것이 더 짧은 주기로 훈련을 나누고, 더 높은 개선률을 가져오는 블록 주기화의 일반적인 견해를 더욱 뒷받침한다.

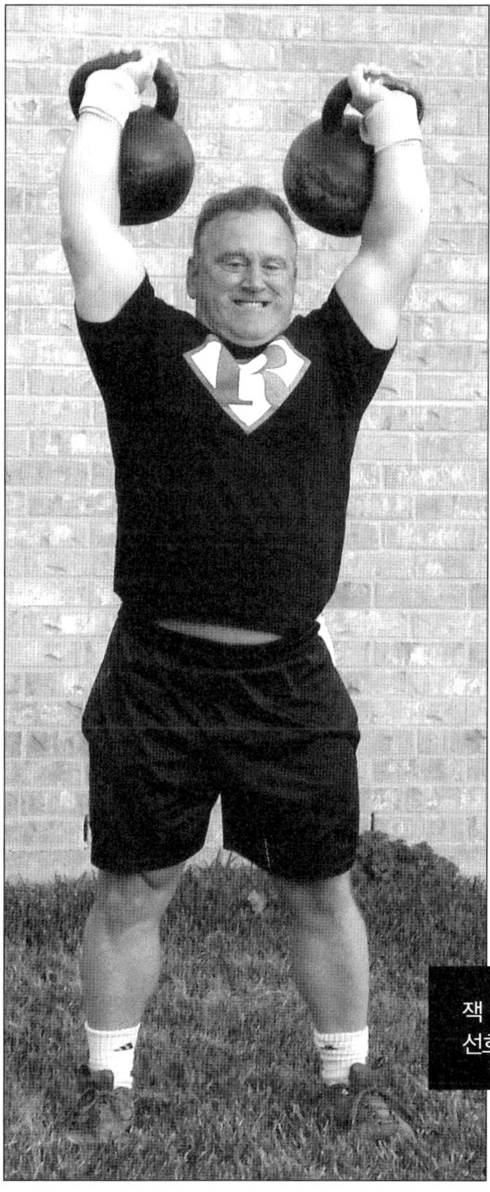

AAU 벤치 프레스 세계 신기록 보유자인 잭 리프Jack Reape는 "3워크아웃 사이클에서, 신체는 첫 번째 워크아웃에서 최대 적응을 하고, 두 번째와 세 번째 워크아웃 사이에 적응의 정도가 줄어들었다. 내 훈련일지와 이 이론이 거의 100% 일치한다는 것을 알기 전까지 나는 이를 그리 중요하게 여기지 않았다. 예를 들어 내가 워크아웃 1에서 2로 실패 없이 30파운드를 늘리면, 워크아웃 2에서 3까지는 절반인 15파운드 향상만을 기대할 수 있다. 네 번째 워크아웃에서는 언제나 무게를 낮추었다. 뒤로 물러나고 다시 시작할 수 있는데 왜 실패로 운동을 허비하는가?"라고 같은 이야기를 했다.

잭 리프는 카약보다 케틀벨을 선호한다.

사진 제공: 잭 리프

2주 블록: 번갈아가며

사자는 동물왕국에 질서를 가져다주기로 결심했다. 똑똑한 동물들에게는 오른쪽으로, 강한 동물들에게는 왼쪽으로 가라고 명령했다. 계속 왔다갔다 하는 원숭이를 제외하고 모두가 자리를 잡았다. "나는 어떻게 해야 하지? 나를 둘로 찢어야 하나?"

자기가 양쪽 다 해당한다고 믿는 이 원숭이가 블록 훈련을 알았다면, 어떤 선택을 해야 하는지 알 수 있었을 것이다.

토요일을 헤비데이로 끝내는 『엔터 더 케틀벨!』의 오리지널 요크 템플릿은 다른 자극으로 전환하기 전에 새로운 사이클을 가볍게 시작하고 무겁게 마무리할 수 있으므로 목적을 이룰 수 있는 완벽한 방법이다.

월요일 — 라이트
화요일 — 다양하게
수요일 — 미디움
목요일 — 다양하게
금요일 — 휴식
토요일 — 헤비
일요일 — 휴식

그라인드 주간은 다음과 같다.

월요일 — 라이트: 프레스와 스쿼트, 데드리프트
화요일 — 다양하게
수요일 — 미디움: 프레스와 스쿼트, 데드리프트
목요일 — 다양하게
금요일 — 휴식
토요일 — 헤비: 프레스와 스쿼트, 데드리프트
일요일 — 휴식

나열된 그라인드와 발리스틱 운동들은 모두 두 개의 케틀벨로 한다. 발리스틱 블록은 라이트데이를 제외하곤 사악한 롱사이클 방식으로 수행한다.

월요일 — 라이트: 바이킹 푸시 프레스, 레이즈 스내치
화요일 — 다양하게
수요일 — 미디움: 클린 & 저크
목요일 — 다양하게
금요일 — 휴식
토요일 — 헤비: 클린 & 저크
일요일 — 휴식

"연구결과와 운동 경력에 따르면 하나의 질에 대한 과도한 발전은 다른 질들을 희생시키면서 일어난다. 템포 연습에 가장 주의를 기울이는 스피드의 발달에 집중한다면 프레스 결과가 좋지 않을 것이다. 프레스 훈련 부하의 과도한 증가는 당기는 능력의 저하로 이어지기 때문에 위험하다. 선수의 일반적인 작업 능력은 저하되고 피로감은 템포 리프팅의 성공적인 훈련을 방해한다. 장기간의 고강도 프레스 훈련은 스내치와 클린 & 저크의 질적 성과를 억제한다"라고 소련의 역도 전문가 로디오노프Rodionov가 경고했다.

더 이상 설명하지 않겠다.

순수함을 유지하라

블록 시스템에서, 현재 블록에서 강조하고 있지 않는 요소를 위한 유지 차원의 훈련을 하는 경우가 있다. 예를 들면 발리스틱 블록에서 기술 유지를 위해 몇 차례의 프레스와 스쿼트 운동들을 하는 것이다.

나는 가능한 다른 종류의 훈련을 완전히 중단하는 것이 좋다고 생각한다(하지만 프레스와 스쿼트를 하기 전에 클린이나 스내치를 해야 하기 때문에 100% 안 할 수는 없다). 여기에는 3가지 이유가 있다.

첫째, 베르코샨스키Verkhoshansky와 시프Siff 박사의 말에 따르면 "훈련에서의 '대조도'(특정 최적 기간 동안 다른 유익한 훈련 효과를 발휘하는 대체 수단)는 신체의 기능적 반응성을 향상시키는 요인이다." 즉, 한동안 그라인딩을 아예 훈련하지 않았다면 신체는 그라인딩 동작에 더욱 잘 반응할 것이다. 마티 갤러거Marty Gallagher는 이렇게 말했다. "새로운 진보를 자극할 수 있는 유일한 방법은 일상화된 훈련과 습관, 틀을 버리고 신체가 현재 상태라고 인식하는 것에 급진적인 출발을 하는 것이다. 모든 것은 아무리 정교하거나 진보된 것일지라도 결국에는 쇠락한다. 효과가 증명된 프로그램을 폐기하는 것은 아니다. 우리는 단지 입증된 효과적인 접근법을 옷걸이에 걸어두었다가 그것을 '잊어버릴 때' 나중에 사용할 수 있도록 '피트니스 옷장'에 넣어둔다. 이것은 정반합(正-反-合)으로 설명된다. 철학자인 헤겔의 말은 옳았다. 임계 질량critical mass을 발달시키는 모든 시스템은 '정'이 되고 이 '정'의 상태는 결국 '반'이 되는 대조적인 체계를 낳는다. 결국 한때 그렇게 급진적이고 다른 것처럼 보였던 '반'이 새로운 '정'이 되고 전체 순환이 새롭게 시작되는 것이다."

나는 마르크스학 교수들이 사랑하는 헤겔이 옳다고 말하기 싫지만, 만약 어떤 공산당원의 말이 당신을 강하게 만드는 데 도움이 된다면 그 의견을 수용하라.

두 번째로, 중단 기간은 기술을 향상시킬 수 있는 놀라운 기회를 제공한다. 어느 날 최고 암벽등반가 제리 모파트Jerry Moffat는 암벽등반을 그만두고 노을 속으로 사라졌다. 제리가 2년 후에 바위로 돌아왔을 때 아무도 제리에게 기적을 기대하지 않았다. 하지만 그는 돌아온 지 2주 만에 생애 최고의 성적을 올렸다.

운동 학습자들은 중단 기간 이후에 놀라울 정도로 기술이 향상되는 경향이 있다는 것을 알고 있다. 이러한 현상을 '회상효과reminiscence effect'라고 한다. 쌓아 올렸던 것이 사라질지라도 근본적인 기술은 남아 있다. 중단 기간이 PR을 '잊어버리는' 데 도움을 주고, 따라서 새로운 개인 기록을 위한 길을 닦는다고 믿는 이유이다.

셋째, 부하 유지 효과는 설득력 있는 논거를 가지고 있지 않기 때문이다. 그렇다면 뭐하러 애를 쓰는가?

그라인드 블록: 상세 설명

러시아 의사이자 교육자인 유리 쿠텐코Yuli Kutenko는 한 시간 동안 손을 마음대로 바꿔가며 32kg 케틀벨을 1,019번 프레스했다. 가슴 튕김을 사용하는 '템포 프레스' 기술이 발견되기 전이었다. 이보다 더 잔인하고 효과적인 근육 운동은 상상하기 어렵다. 크루더Crewther는 "부하의 볼륨은 내분비계를 활성화하고 근육 성장을 촉진하는 가장 중요한 운동 변수일 수 있다"고 제안했다(2008).

케네스 제이의 '적당한 무거움moderately heavy'은 5~15RM으로 정의하였다. 우리의 RKC 지도자 매뉴얼은 최대 강도 훈련에 관한 내용을 포함하고 있다. 이 덴마크인은 두 개의 32kg 케틀벨을 한 손으로 프레스할 수 있는 괴수이다. 케네스는 747기의 날개와 같은 팔다리를 가지고 있으며, 이 모든 것을 할 수 있다. 이 마스터 RKC는 따분하지만 매우 효과적인 고볼륨 접근법으로 프레스 스트렝스와 인상적인 근육을 만들었다. 일주일에 하루는 그의 최대 무게의 50%인 매우 가벼운 케틀벨로 한 팔당 다섯 개씩 총 100~200회를 반복한다. 가벼운 중량으로 5회만 반복하는 것은 더 많은 반복을 가능하게 한다. 그는 컨디션이 좋을 때 들 수 있는 횟수의 절반 이상의 반복수를 절대 하지 않는다. 해당 주의 다른 날에 케네스는 무겁게 프레스한다. 한 팔 32+24kg으로 1~2회씩 총 5~15회이다. 많은 RKC들이 이 계획으로 성공을 거두었다. RKC인 단 앤더슨Dan Anderson은 최근 교육에서 무심코 48kg을 프레스했다.

『엔터 더 케틀벨!』에 있는 이 계획의 '고볼륨'은 워크아웃당 75에서 심지어 100회까지를 의미한다. 어떻게 하면 너무 지치지 않으면서도 강도와 기술과 타협하지 않고 이런 고볼륨을 수행할 수 있을까? 그것은 바로 러시안 사다리 방식이다. 이 도구를 사용하면 각의 상단만 힘들기 때문에 질에 영향을 주지 않고 많은 무게를 들어 올릴 수 있으며, 다시 아래에서 시작하며 휴식을 취할 수 있다. 내 친구 클래런스 배스Clarence Bass는 자신의 웹사이트 cbass.com에 '래더 기술을 이용해 각각 15분이 조금 넘는 두 번의 세션 혹은 35분의 한 세션에서 쉽게 150개의 친업을 할 수 있었다. 래더는 분명히 시간을 더 효율적으로 사용한다. 파벨이 말했듯이 다른 어떤 훈련 구조보다 더 많은 볼륨을 할 수 있게 해준다'라고 했다.

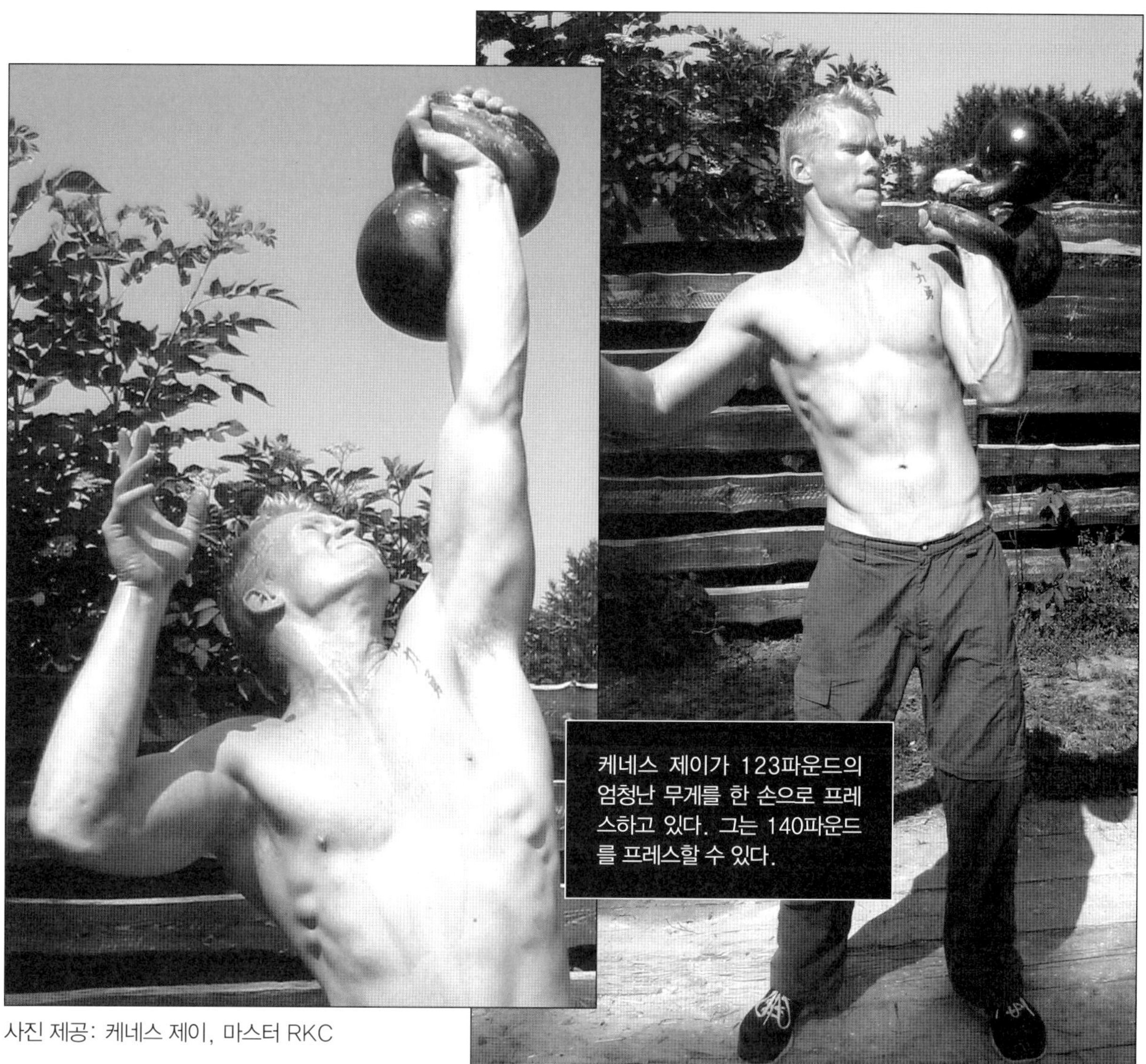

케네스 제이가 123파운드의 엄청난 무게를 한 손으로 프레스하고 있다. 그는 140파운드를 프레스할 수 있다.

사진 제공: 케네스 제이, 마스터 RKC

그라인드에서 세트당 반복은 5회를 넘지 마라. 프레스를 위한 래더는 다음과 같다.

1, 2, 3	(총 6회)
1, 2, 3, 4	(10회)
1, 2, 3, 4, 5	(15회)

첫 번째 블록은 5~15RM의 무게로 3×(1, 2, 3) 사다리를 시작하라. 결국에는 5×(1, 2, 3, 4, 5)에 이를 것이다.

래더(사다리)를 어떻게 수행하는지 다시 알려주겠다. 예를 들어 5×(1, 2, 3, 4)를 완료하고 이제 5×(1, 2, 3, 4, 5)가 목표라고 하자. 첫 번째 래더는 견고하게 느껴져야 하고 두 번째는 힘들다. 세 번째는 할 수 있지만 자신이 없다면 나머지 3개의 래더는 4회까지만 올라가라. 이는 1, 2, 3, 4이지 1, 2, 3, 4, 4가 아니다.

요약하자면, 정해진 반복수를 완수하는 것에 조금이라도 의심이 든다면, 나머지 래더들의 한 '단'을 더 낮게 끝내라.

각 래더의 제일 상단의 세트가 쉽지는 않지만 절대 실패해서는 안 된다. 『파워 투 더 피플!』에서 실패하기 위한 훈련이 왜 역효과를 낳는지 설명했다. 무거운 무게를 들어 올리고 싶다면 다른 대답을 기대하지 마라. 이즈키에르도Izquierdo는 실패지점까지 가는 스트렝스 훈련과 아닌 것의 효과를 비교하고 테스토스테론을 상승시킨 것은 후자라고 결론을 내렸다(2006).

찰스 스탠리는 상식적인 설명을 하고 있다. "다른 대부분의 프로그램들은 실패지점까지 밀어붙이라고 한다. 나쁜 생각이다. 이 개념이 얼마나 말이 안 되는지 생각해보자. 의사나 목수라면 하루가 끝날 때 최대한 피곤해지게 하는가? 아니면 최대한 많이 할 수 있도록 일정을 정리하는가? 분명히 후자일 것이다."

지금까지 이 계획은 『엔터 더 케틀벨!』의 통과의례 프로그램과 완전히 부합한다. 이제 새로운 잔인함을 더 해보자.

『엔터 더 케틀벨!』에서는 하루 종일 래더를 수행할 수 있다. 첫 번째 목표가 스트렝스이고, 두 번째가 근육이라면 시간이 얼마나 걸리는지는 상관없다. 이제 모든 워크아웃을 한 시간 안에 끝내야 하며, 45분이라면 더 좋다. 러시안 근비대 전문가 레오니드 오스타펜코Leonid Ostapenko는 "생리학자들은 한 시간 동안 호르몬과 효소 활동뿐 아니라 근육 내 글리코겐 저장량도 갑자기 떨어지기 시작하고, 나중에는 운동이 '중간 상태'에서 활동이 이루어진다고 믿는다"라고 했다. 오스타펜코에게 감사를 전하라.

그 이후에는 더 나빠진다. 과부하 볼륨 변수의 근육 형성 잠재력을 끌어냈으므로, 단위시간당 수행되는 작업량, 즉 밀도에 관심을 가져야 한다. 높은 운동 밀도는 효과적인 근육 형성의 중요한 요소이다. 몸이 커지려면 시간과 경쟁하면서 무겁게 많이 들어 올려야 한다.

근육 비대화의 에너지 이론energetic theory에 따르면, 한 근육 세포는 어느 순간이든 제한된 양의 에너지(ATP)를 가지고 있다. 이 에너지는 두 가지 방법으로 소비된다. 단백질 합성과 기계적인 일이 그것이다. 일반적으로 근육은 동화작용/이화작용anabolic/catabolic이 서로 균형을 이루고 있다. 마치 같은 크기의 '들어가는 파이프'와 '나가는 파이프'가 연결된 수영장과 같다. 어떤 단백질이든 (별 자극 없는) 일상적인 활동에 의해 분해되는 것들은 대체된다. 이와는 대조적으로 근육이 엄청난 저항에 맞서 수축하고 많은 양의 일을 수행할 때, 근육은 사용 가능한 ATP 공급량 대부분을 이를 위해 사용한다. 결과적으로 한정된 ATP 내에 단백질 재합성을 하기 위해서는 더 적은 에너지가 소비될 수 있는 것이다. 이화작용 과정이 우세해지고 근육의 크기는 줄어든다. 이 파괴의 여파로 근육 세포는 동화작용에 에너지를 보낼 기회를 가지게 된다. 근육은 동화작용에 열중하고 운동 전에 가지고 있던 것보다 더 많은 단백질을 합성한다! 이는 근육이 만약을 대비한 준비를 하는 것이다.

너무 가벼운 무게는 '파이프'를 충분히 넓게 열지 않고, 너무 무거운 무게는 파이프를 충분한 시간 동안 열지 않으며, 과도한 휴식 시간은 '수영장'을 '가득 차게' 하여 모든 '배수 효과'를 무효화시킨다.

이 화려한 설명을 간단히 요약하겠다. 용량이 큰 펌프를 구하면 성장할 것이다.

불완전한 회복으로 인한 내분비 반응은 근육 형성에도 도움이 된다. 카즈시게Kazushige는 그들의 피실험자들을 전형적인 보디빌딩 프로토콜 중 '운동에 의한 신진대사 스트레스를 줄이기 위해' 한 그룹에게 추가 휴식을 주는 연구를 진행했다. 덜 휴식한 그룹은 강한 성장 호르몬 반응을 얻었고 더 많이 휴식한 그룹은 그렇지 않았다. 12주 후에 덜 휴식한 그룹은 '근육 단면적의 현저한 증가'를 보였지만, 더 휴식한 그룹은 아니었다. 덜 휴식한 그룹은 스트렝스와 스트렝스 지구력에서 더 성장했다.

이 연구를 더블 밀리터리 프레스 헤비데이 프로그레션에 활용할 수 있는 방법은 다음과 같다.

1. 3×(1, 2, 3) 래더 시작
2. 5개의 래더가 될 때까지 (1, 2, 3) 래더를 추가
3. 5×(1, 2, 3)을 유지하되 짧은 시간에 끝낼 수 있도록 함. 더 이상 시간을 단축할 수 없을 때 다음 단계로 진행
4. 시계를 보지 않고 (1, 2, 3, 4) 래더 시작. 4회 반복에 확신이 들지 않는다면 (1, 2, 3) 래더로 운동을 끝냄. 총 5개의 래더 수행
5. 5×(1, 2, 3, 4)까지 한 뒤에 반복횟수는 유지하며 밀도에 초점을 맞춤
6. 더 이상 시간을 줄일 수 없으면 시간 제한 없이 (1, 2, 3, 4, 5) 래더로 시작
7. 5×(1, 2, 3, 4, 5)를 끝낸 뒤 가능한 짧은 시간 내에 수행
8. 더 이상 시간을 줄일 수 없다면 더 무거운 케틀벨 조합으로 업그레이드

미국 우주비행사들의 컨디션 조절 프로그램을 설계하는 데 도움을 준 미국 UCLA 휴먼퍼포먼스연구소의 설립 책임자인 로렌 모어하우스 박사Laurence Morehouse, Ph.D.는 '이상적인 훈련은 많은 변수 중 하나만을 바꾸고, 그것이 일정해질 때까지 지속한다. 그후 다른 변수 하나를 바꾸고, 그 다음에 또 다른 것을 바꾼다'고 요약했다.

당신은 익숙한 고중량-중간 중량-저중량 시스템을 사용할 것이다. 웨이트리프팅 챔피언이자 연구자인 로버트 로만Robert Roman은 다양한 크기의 중량들의 사용 목적에 대해 설명하였다. "큰 부하는 신체에 가장 큰 영향을 미치고 운동 경기 수행의 추가 성장을 위한 기반을 구축한다. 중간 부하는 형태를 유지하는 역할을 한다. 낮은 부하는 능동적 휴식(복구)과 형태 유지에 필요하다. 여기에 덧붙여 초과회복supercompensation의 기능도 있다. 이러한 중량들은 최고 수준의 기능적 능력을 만들어낸다.

더 무거운 케틀벨이 지금 당장의 선택지로 사용할 수 없다면

5×(1, 2, 3, 4, 5) 래더를 달성했지만, 더 무거운 케틀벨을 살 형편이 되지 않는다면 (2, 3, 5) 래더로 바꿔라. 이는 상대적으로 가벼운 케틀벨로 할 수 있는 더 효율적인 선택이다. 이 래더를 10개까지 하여 총 반복수가 100회에 이를 때까지 진행한다.

그러고 난 뒤에는 (2, 3, 5, 10) 래더로도 바꿀 수 있으며, 역시 총 100회 반복까지 진행한다. 나는 그라인드 운동에서 5회 반복을 넘는 것을 선호하지는 않지만, 당신은 이제 숙련된 스트렝스 선수이며 (당신에게) 가벼운 무게이기에 고반복을 수행할 수 있을 것이다.

댄 존은 이런 형태의 래더를 선호한다.

"나는 24kg 더블 케틀벨 프레스로 (2, 3, 5, 10)×5 래더를 해보았고, 그 결과는 놀라웠다.

1. 나는 매우 빠르게 100회 반복을 할 수 있었고
2. 그게 너무나도 쉬웠다.

내 생각에는 가벼운 무게로 하는 프레스 래더 프로그램에서는 5회 반복에서 10회 반복으로 가는 것처럼 큰 숫자로 '점프'하는 것이 중요한 것 같다. 프레스 래더 프로그램은 정말 멋지다."

여기서 댄이 비스트(48kg 케틀벨)를 쉽게 프레스할 수 있는 사람이란 점을 잊지 마라. 24kg은 그의 1RM의 50% 정도밖에 되지 않는다.

스쿼트는 조금 다르게 해야 한다

스쿼트에서 75~100번 반복을 달성하는 래더 타기를 하는 것은, 당신이 거대한 하체를 가지고 싶고, 끊임없는 고통 속에서 사는 것을 개의치 않으며, 책장을 넘기는 것보다 더 기능적인 운동을 필요로 하지 않는 아주 쉬운 삶을 살고 싶어 한다면 좋은 생각이다.

그러므로 『리턴 오브 더 케틀벨』에서는 당신을 좀 편하게 해줄 것이다. 단순히 각 프레스 래더의 맨 끝단을 하고 난 뒤 스쿼트를 5회 하면 되는 것이다. 프레스 사다리 끝이 3회든 4회든 또는 5회든 관계없이 그 후에 스쿼트를 5회 하는 것이다. 예를 들면 1번 프레스하고 쉬고, 2번 프레스하고 쉬고, 3번 프레스 하고 쉬고, 4번 프레스 하고 휴식 없이 바로 스쿼트를 5회 하는 것이다. 마지막 프레스에서 케틀벨을 내려놓지 말고 재빨리 스탠스를 좁히고 바로 스쿼트를 하면 된다.

감사 인사는 넣어둬라.

『엔터 더 케틀벨!』에서는 중간 강도 훈련일에 고강도 훈련일과 같은 수의 래더를 타지만 고강도 훈련일 사다리의 가장 높은 사다리보다 한 계단 낮은 수의 사다리를 탄다. 저강도 훈련일에는 두 계단 낮은 사다리를 탄다. 예를 들어 고강도 훈련일에 3×(1, 2, 3, 4, 5), 2×(1, 2, 3, 4)를 했다면, 중간 강도 훈련일에는 5×(1, 2, 3, 4)를 하고 저강도 훈련일은 5×(1, 2, 3)으로 훈련한다. 여전히 위와 같은 지시를 따라야 하지만 더블 케틀벨 프레스의 특성이 케틀벨 한 개의 두 배라는 점을 고려하여, 당신의 삶을 편안하게 하기 위해 한 가지 조치를 더 취할 것이다. 즉 다른 사이즈 케틀벨 두 종류를 사용하는 것이다.

RKC 팀의 리더인 댄 존과 제이슨 브라운이 개척한 새로운 접근법은 다양한 크기의 케틀벨을 프레스할 때의 몇 가지 이점을 제공한다. 첫째, 복사근 등 안정화 근육들의 동원력을 높인다. 물론 이때 고관절이나 케틀벨 등, 모든 것은 균형을 맞춰야 한다. 둘째, 이는 다음 무게의 케틀벨 한 쌍을 프레스하기 위한 좋은 방법이다. 한 팔로는 40kg 프레스를 몇 번이든 할 수 있지만 두 개로 할 수 없다면, 40kg+32kg으로 훈련하면 빨리 목적에 이를 수 있다.

댄은 크기가 매우 다른 두 개의 케틀벨, 예를 들면 16kg+32kg을 리프팅하는 것을 좋아했다. 이런 방식으로 하면 한쪽 팔은 능동적인 휴식active rest을 취할 수 있으며, 저강도와 중간 강도 훈련일에 사용할 수 있는 훌륭한 선택지이다. 다른 한쪽이 무거운 케틀벨은 세 번의 훈련일 내내 같은 무게를 유지한다. 가벼운 케틀벨은 저강도 훈련일에는 무거운 케틀벨의 절반 정도, 중간 강도 훈련일에는 3/4 중량을 사용한다. 88파운드 케틀벨 원암 프레스로 통과의례를 획득한 사람의 경우, 고중량 훈련일에는 32+32, 저강도 일에는 32+16, 중간 강도일에는 32+24를 사용한다.

저강도 훈련일	중간 강도 훈련일	고강도 훈련일
32+16kg	32+24kg	32+34kg

그 이후에는 다음과 같이 진행한다.

32+32kg부터 48+48kg으로 가는 더블 프레스 진행 과정		
라이트	미디움	헤비
32+16kg(48kg)	32+24kg(56kg)	32+32kg(64kg)
36+16kg(52kg)	36+28kg(64kg)	36+32kg(68kg)
36+16kg(52kg)	36+28kg(64kg)	36+36kg(72kg)
40+20kg(60kg)	40+28kg(68kg)	40+36kg(76kg)
40+20kg(60kg)	40+32kg(72kg)	40+40kg(80kg)
44+20kg(64kg)	44+32kg(76kg)	44+40kg(84kg)
44+20kg(64kg)	44+32kg(76kg)	44+44kg(88kg)
48+24kg(72kg)	48+36kg(84kg)	48+44kg(92kg)
48+24kg(72kg)	48+36kg(84kg)	48+48kg(96kg)

5×(1, 2, 3, 4, 5) 래더를 완성하기 전에 다음 단계의 무거운 훈련 조합으로 넘어가서는 안 된다.

중간 케틀벨(20, 28, 36, 44kg)이 없을 때

영화 〈페리스 뷰엘러의 해방Ferris Bueller's Day Off〉에는 "나는 미래를 위해 운다"라는 훌륭한 대사가 나온다.

분명히 당신은 저강도 훈련일과 중간 강도 훈련일에 사용할 1/2과 3/4 중량의 케틀벨을 보유하기 힘들 수도 있다. 하지만 이러한 불편함은 당신의 문제들 중 가장 사소한 것이다. 이러한 경우 다음 고강도 훈련일에는 8kg 단위로 다뤄야 하는 중량이 점프한다.

라이트	미디움	헤비
32+16kg(48kg)	32+24kg(56kg)	32+32kg(64kg)
40+16kg(56kg)	40+24kg(64kg)	40+32kg(72kg)
40+24kg(64kg)	40+32kg(72kg)	40+40kg(80kg)
48+24kg(72kg)	40+40kg(80kg)	40+40kg(88kg)
48+24kg(72kg)	40+40kg(80kg)	48+48kg(96kg)

만약 이렇게 중량을 점프시키고 감당하기 힘들다고 생각되면 지난 훈련 때 중량으로 후퇴하고 10×(2, 3, 5) 또는 5×(2, 3, 5, 10) 래더를 완수하고 난 뒤 다시 도전하라.

케틀벨을 프레스하기 전에 클린 대신 스내치를 해야 한다는 점을 기억하라. 비록 한쪽 케틀벨이 다른 쪽보다 2배나 무거울지라도 스내치 동작은 정확하게 이루어져야 한다. 즉, 좌우 고관절 높이, 좌우 케틀벨이 올라가는 속도는 같아야 하며 몸이 돌아가지 않아야 한다. 이는 근육들의 안정화 능력에 대한 건강한 도전이 될 것이다. 만약 어떤 팀의 스트렝스 코치라면, 선배인 시니어 RKC이자 전 북미 스트롱맨 챔피언 제프 오코너Jeff O'Connor가 그의 선수들이 비대칭성을 식별하기 위해 같은 크기의 케틀벨 더블 스내치를 사용했다는 점을 고마워할 것이다.

사이즈가 다른 케틀벨들을 사용하는 것에서 오는 미묘한 핵심 사항을 생각해보라. RKC 도니 톰슨이 사용한 래더 스타일을 참고하라. (32L+16R)×1, (32R+16L)×2, (32L+16R)×3, (32L+16L)×4, (32R+16R)×5; (32R+16L)×1…. 이런 스타일의 훈련에서는 래더를 두 개는 거쳐야 팔에 가해지는 부하가 '균형'을 이루며, 래더를 3번 또는 5번 타는 것과 같이 숫자가 균형을 이루지 못하는 경우라 할지라도 다른 날까지 고려한다면 양팔의 균형을 이루는 훈련을 할 수 있을 것이다.

저강도, 중간 강도 훈련일일지라도 중량은 낮추되 훈련 밀도는 낮추지 않아야 한다. 이 훈련일에는 전신에 텐션을 가하는 법을 연습해야 한다. 옆에서 보는 사람들이 당신이 16kg과 32kg을 밀든, 32kg 한 쌍을 밀든 움직임에서 차이를 확인하기 힘들어야 한다. Heed 애니 프란츠Ernie Frantz가 이야기한 파워리프팅의 3계명을 확인하자. "저중량이라도 고중량을 다루는 것처럼 훈련하면, 고중량도 저중량을 다룬 것 같은 느낌을 받을 것이다."

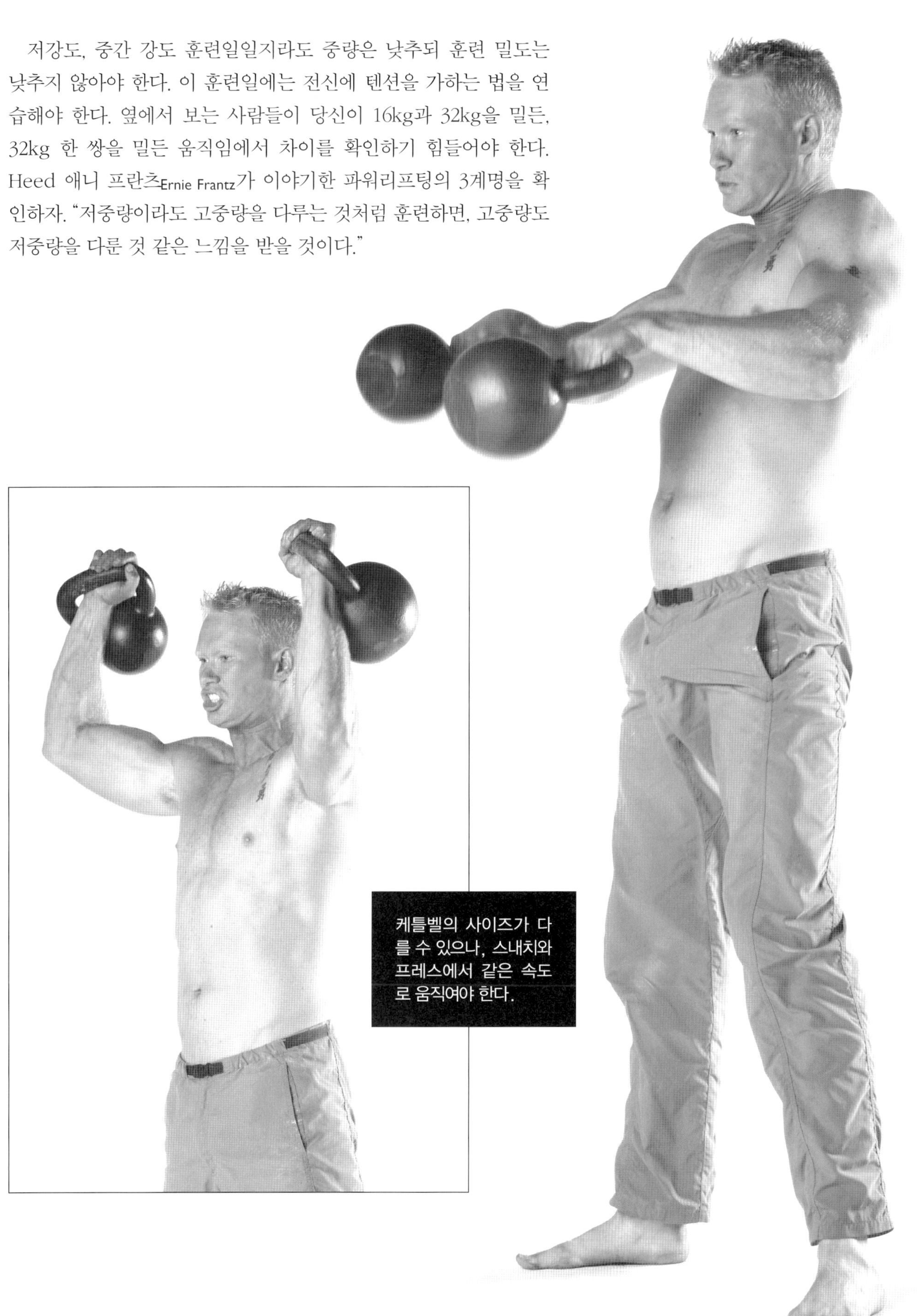

케틀벨의 사이즈가 다를 수 있으나, 스내치와 프레스에서 같은 속도로 움직여야 한다.

두 달마다, 고중량 또는 중간 중량 훈련일 때 특별히 강해진 느낌이 든다면 더블 프레스를 테스트해보라. 이때는 기존 훈련 무게로 반복수를 테스트하는 것이 아니다. 고반복의 그라인드 운동은 텐션을 만들어내는 능력에 부정적인 영향을 미치며 최대 중량을 시험할 때 안전하지도 않다. 대신 좀 더 무거운 케틀벨 조합을 사용하여 테스트해보라. 1~5회 사이에 더 들 수 없는 어느 횟수에서 멈추게 될 것이다. 테스트를 할 때 처음 프레스 전에는 클린으로 올린다. 그러고 나서 1회 이상 프레스를 할 수 있다면 케틀벨을 가슴에서 떨어뜨리지 않고 프레스를 한다. 최소 5분 정도 휴식을 취하고 그날 해야 하는 정기적인 프레스 래더 워크아웃을 한다. 훈련기록지에 PR을 기록하는 것을 잊지 마라. 기록을 해야만 성공으로 나아갈 수 있을 것이다.

이 훈련 프로그램에서 데드리프트는 어떻게 하는가?

데드리프트는 데드리프트만의 훈련을 따른다. 저반복으로 해서는 안 되고, 래더 형식으로 해서도 안 되며, 시간에 쫓겨서도 안 된다. 프레스 훈련 때 무게로 2세트×20회 반복하는 것인데, 이는 최고의 데드리프트를 만드는 최소의 조건이다. 왜 그럴까?

먼저, 이 훈련 계획은 바벨 없이 케틀벨만으로 수행하는 것을 가정으로 했다. 그리고 래더 스타일의 훈련을 하기에는 케틀벨들이 제공하는 중량이 너무 가볍다. 두 번째, 바벨로 훈련한다고 하더라도 50~100회의 풀 텐션 프레스 후의 고강도, 높은 볼륨의 데드리프트는 몸을 지나치게 녹초로 만들 것이다.

그러므로 프레스와 스쿼트 후에 몇 분간 호흡을 고르는 시간을 가진 뒤 데드리프트를 한다. 프레스를 한 케틀벨을 가지고 2세트×20회로 데드리프트를 한다. 만약 두 케틀벨의 무게가 다르다면 몇 분간 쉬고 난 뒤 좌우를 바꿔 데드리프트를 한다. 양쪽 무게가 차이 나는 케틀벨들을 사용하는 경우 고관절의 높이 등 몸의 움직임이 균형을 이뤄야 한다는 것을 잊지 마라.

폭발적인 움직임 블록

폭발적인 움직임 블록explosive block은 오직 한 가지 운동만 한다. 하지만 만만하지 않을 것이다. 그것은 클린 & 저크 롱사이클이다.

퀵 리프팅 운동들의 경우 근육 성장을 자극하기 위해서는 그라인드성 운동보다 반복수가 좀 더 많다. 그라인드성 운동 반복수의 2배를 곱하는 식으로 훈련하라.

2, 4, 6 (12회)
2, 4, 6, 8 (20회)
2, 4, 6, 8, 10 (30회)

고중량을 다루는 날에는 10~30RM을 할 수 있는 케틀벨들(양쪽을 같은 사이즈로)을 사용할 것이다(가볍다고 생각하지 마라. 누적되는 피로도 때문에 녹초가 될 것이다). 프레스 훈련 때와 같이, 훈련을 진행하면서 5개의 래더를 탈 것이다. 빠르게 계산해보면 (2, 4, 6) 래더 5개는 총 60회, (2, 4, 6, 8) 래더 5개는 총 100회, 그리고 (2, 4, 6, 8, 10) 래더 5개는 총 150회의 운동량이 된다.

여기서 시간을 보는 훈련을 할 것이다. 노소프Nosov(1998)에 따르면, 스트렝스 훈련에서 휴식 시간을 스스로의 페이스대로 하려는 것은 스내치와 저크 훈련에 적절하지 않다고 한다. 이 연구자는 휴식 간격을 압축하고 불완전한 회복 상태에서 다음 세트에 접근하는 것이 훨씬 더 큰 결과를 만들어낸다는 것을 발견했다.

또 다른 연구자인 팔베네프Palvenev(1989년)는 6개월에 걸친 실험에서 각각 31명씩 3개 그룹의 기르빅girevik(케틀벨 선수)들을 관찰했다. 통제 그룹은 기존의 방법론을 따르고 있었다. 24kg 케틀벨을 들어 올리고 다음 운동을 할 준비가 되고 주관적으로 회복되는 기분이 들면(일반적으로 심박수 110~120BPM) 다음 세트를 시작했다. 실험 그룹 역시 24kg 케틀벨로 운동했으나 그들의 휴식 기간을 압축했다. 그들은 심박수가 140~160BPM으로 내려갔을 때 다시 운동을 시작했다.

6개월 후, 불완전 회복을 한 그룹에서 스내치와 저크의 기록이 대조군보다 각각 21.6%, 22.42% 높았다. 풀업의 경우도 27.3% 앞섰다.

이에 따라 훈련 계획은 다음과 같이 한다.

1. 3×(2, 4, 6) 래더로 시작
2. (2, 4, 6) 래더가 5개가 될 때까지 유지
3. 5×(2, 4, 6)을 하지만 최대한 빠르게 수행. 더 이상 시간을 줄일 수 없을 때 다음 단계로 진행
4. RM 측정
5. 시간을 신경 쓰지 않고 5×(2, 4, 6, 8)
6. 밀도에 다시 집중하여 5×(2, 4, 6, 8)
7. 시간을 더 이상 줄일 수 없을 때 RM 측정
8. 시간제한 없이 (2, 4, 6, 8, 10) 래더로 진행
9. 최대한 빠르게 5×(2, 4, 6, 8, 10) 수행
10. 시간을 더 이상 줄일 수 없을 때 RM 측정
11. 무거운 케틀벨로 업그레이드

다시 한 번 말하지만, 세트를 할 수 없다는 의심이 든다면 수행하지 마라. 예를 들어 5×(2, 4, 6, 8)을 성공하고 이제 5×(2, 4, 6, 8, 10)을 할 차례이다. 첫 번째 래더의 10개가 힘들었다면 다섯 세트를 그렇게 할 필요가 없다. 나머지 4개의 래더는 (2, 4, 6, 8)로 수행하라.

운동중 반복횟수를 쉽게 기록할 수 있는 방법을 갖추어놓는 것이 좋다. 나의 아버지는 성냥개비를 사용하는 것을 좋아한다. 하나의 성냥은 1회의 프레스와 2회의 클린 & 저크에 해당한다.

더 무거운 케틀벨이 고려사항이 아니라면

5×(2, 4, 6, 8, 10)에 이르렀으나 더 무거운 케틀벨을 살 계획이 아니라면 래더랑 반복수를 30개로 유지하여 더 어렵게 만들어라.

3×(5, 10, 15) 래더(90회)로 시작하여 5개의 래더(150회)까지 올려라. 밀도 프로토콜을 잊지 말고 중간에는 RM을 측정하라.

그런 다음 더 힘든 3×(10, 20)으로 다시 돌아가라. 5까지 올리고, 밀도와 RM을 측정하라. 적어도 목표가 폭발적인 스트렝스 지구력과 근육량이라면, 이 다음은 분명 더 무거운 케틀벨이 필요한 시점이다.

클린 & 저크 계획은 프레스 계획과 거의 동일하지만 롱사이클 테스트가 계획에 포함되어 있다.

프레스와 다른 점은 더 무거운 무게가 아니라 반복수를 늘리는 것이다. 밀도를 더 이상 줄일 수 없으면 더 많은 볼륨으로 바꾸기 전에 무거운 클린 & 저크 다음날 최대 반복수를 측정한다.

연습을 위해 낮은 반복수로 몇 세트(예: 2, 4, 6)을 한 뒤에 5분간 휴식한 뒤 측정하라. 두 가지 선택지가 있다. 첫 번째는 잠시 휴식을 취한 뒤, 테스트의 총 개수를 두 개의 세트로 나누어 하는 방법이다. 예를 들어, 최대 15회를 할 수 있었다면 10+5 혹은 8+7을 한다.

두 번째는 어렵다. 훨씬 어렵다. 32kg으로 최대치를 측정한 뒤 바로 24kg으로 전력을 다하라. 그런 다음 16kg으로도 반복한다. 드롭 세트는 고반복 퀵 리프트에 적합하다. 보로파예프Voropayev(1997)는 5개월 동안 전통적인 스트레이트 세트를 수행한 그룹과 한두 가지 운동에서 드롭 세트를 한 그룹을 대상으로 실험을 했다.

세트 종류	저크 향상(%)	스내치 향상(%)
스탠다드	20.6	19.8
드롭	**54.5**	**58.4**

보로파예프의 결론: 드롭 세트는 매우 효과적이지만 유일한 훈련 방법이어서는 안 되며 대부분 경험이 풍부한 운동선수에게 적합하다.

발리스틱 블록의 첫 주에 결과가 좋지 않았다면, 둘째 주에 또 다른 측정을 하라. 둘째 주에 실패하면 끝이다.

주간 계획은 다음과 같다.

『엔터 더 케틀벨!』의 통과의례 프로그램을 끝낸 사람의 더블 클린 & 저크 주간 계획		
저강도	중간 강도	고강도
VPP 24+24kg	C&J 24+24kg	C&J 32+32kg
프런트, 사이드 레이즈 스내치 16kg		

저강도와 중간 강도 훈련일의 반복수와 고강도 훈련일의 반복수는 같다. 프레스와 같이 래더를 줄이는 것이 아니다. 고강도일에 한 쌍의 32kg으로 클린 & 저크를 하면 중간 강도일에는 24kg으로, 저강도일에는 16kg을 사용하는 것이다. 3일 동안 같은 시간 동안 세트를 수행하라.

저강도 훈련일에는 롱사이클 대신 바이킹 푸시 프레스를 하라. 좋은 기술 연습이 될 것이다. 저강도일에는 클린을 하지 않는다. 스내치로 푸시 프레스를 시작하라. 부족한 부분은 프런트 혹은 사이드 레이즈 스내치로 보충할 수 있으며, 한 팔당 10~20개씩 2~3세트를 한다면 어깨와 윗등을 위한 좋은 마무리가 될 것이다.

버라이어티데이에 할 것들

『리턴 오브 더 케틀벨』의 극단적인 훈련이라면, 버라이어티데이에 할 것은 많지 않다. 이슈린 박사는 경고한다. "1차 남성호르몬인 테스토스테론은 스트렝스 훈련의 동화 효과를 결정한다. 테스토스테론의 수준을 억제하는 과도한 피로를 피하라."

종아리와 같은 약점을 훈련해야 한다면 그렇게 하되, 아주 짧고 가볍게 하라. 마스터 RKC인 마크 리프킨드Mark Reifkind가 말하는 '다양한 무작위 행동random acts of variety'을 피하라. 버라이어티데이에 낮은 강도로 건강을 위한 핵심 운동(조인트 모빌리티 운동, 스트레칭, 교정 운동, 명상)을 한다면 최선의 선택이다. "쉬는 법을 모르는 사람은 일하는 법을 모른다"라고 탄노Tanno와 소로킨Sorokin은 경고한다.

그라인딩 블록을 하는 동안에는 고반복의 고긴장 운동 이후에 근육을 풀어주어 근이완에 신경써라. 그라인딩 블록의 버라이어티데이 권장 일정은 다음과 같다.

15~30분의 '모닝 리차지morning recharge'로 하루를 시작하라. 맨몸 스쿼트, 펌프와 같은 조인트 모빌리티 드릴을 하라. 가벼운 케틀벨 겟업을 포함하라. 40kg을 프레스할 수 있는 남성에게는 16~24kg 정도가 적당하다. 같은 무게의 케틀벨로 RKC 암바armbar, 윈드밀, 벤트 프레스와 오버헤드 스쿼트를 하라. 이러한 드릴을 슈퍼 세트로 수행할 수 있다. 예를 들어 암바, 겟업, 윈드밀, 벤트 프레스, 오버헤드 스쿼트, 소츠Sots 프레스(프런트 스쿼트의 바닥 자세에서 하는 오버헤드 프레스)를 이어서 하는 것이다. 한 팔당 두 번씩 이 순서대로 하면 된다. 필요한 경우 교정 운동으로 마무리하라. 발, 발목과 목을 단련할 수 있는 좋은 방법이다.

저녁에는 수영이나 조깅을 하라. 뛰는 것이 아니라 조깅이다. 울퉁불퉁한 지형의 잔디가 이상적이다. 속보가 아니라 근육을 최대한 이완하는 데 집중하라. 이것이 능동적 휴식active recovery이다. 매우 쉽게 3~5km를 달려라. 수영은 또 다른 선택이다. 다시 말하지만, 운동을 위해서가 아니라 휴식을 위해 수영을 하라. 그 당시 러시아에는 잔인하지만 간단한 프로그래밍 방식을 가진 수영 코치들이 있었다. 수영장의 불빛이 무지개로 보일 때까지 수영하라. 이것은 해야 할 일과 정반대이다. 수영 선수나 달리기 선수가 되기 위해 훈련하는 것이 아니라면, 이 운동은 '활동'이지 스포츠가 되어서는 안 된다.

당신은 축구나 테니스 같은 구기게임을 할 수 있다. 럭비, 축구, 농구와 같은 접촉성 스포츠는 능동적인 회복에 적합하지 않다. 태극권처럼 부드러운 스타일을 제외하고는 무술도 적합하지 않다. 요가는 좋으며, 특히 적절한 기술에 강박적으로 초점을 맞춘 아헹가 스타일이 좋다. 스트레칭과 폼롤링도 이완에 좋다.

사우나나 마사지를 받는 것은 좋은 방법이다. 『리턴 오브 더 케틀벨』 데이에 몸이 두들겨 맞고 있다는 것을 기억하라. 모든 방법을 사용해 회복하라.

발리스틱 블록에는 조깅을 하지 않고 폼롤링과 이완 스트레칭을 하라. 나머지는 비슷한 방법을 따르라. 더 많고, 정교한 회복법들을 참고하라.

마지막으로 잘 먹고 잘 자라. 8~9시간의 밤 수면과 20~40분의 낮잠을 자라. 러시아 시인인 F. 티우체프Tyutchev는 '낮의 상처를 잠으로 치료하라'고 했다.

많이 먹어야 한다. 무한리필 식당의 블랙리스트에 올라 있지 않다면, 근육을 제대로 키울 마음이 없는 것이며 다른 목표를 고려해야 한다.

무겁고 높은 목표를 향하여

목표가 없다면, 훈련이 아니라 그냥 워크아웃일 뿐이다.

한 쌍의 케틀벨로 체중만큼은 엄격하게 클린 & 프레스를 하는 것을 목표로 하라. 다른 크기라면, 예를 들어 40+36kg을 사용할 수 있다. 체중이 212파운드(약 96kg) 이상이라면, 48kg 케틀벨 한 쌍 정도는 프레스할 수 있어야 자신감을 가질 수 있다.

얼핏 보기에 체중 더블 케틀벨 프레스는 쉬워 보이지만 절대 그렇지 않다. 체중 절반의 케틀벨 하나보다 두 개의 케틀벨은 훨씬 어렵다. 적어도 두 가지 이유가 있다.

첫째, 싱글 케틀벨 프레스에서는 엉덩이를 케틀벨 아래로 밀어넣어야 한다. 이렇게 하면 광배와 복사근을 효과적으로 사용할 수 있다. 더블 프레스에서는 이러한 사치를 부릴 수 없다.

둘째, '양측성 운동 능력 상실bilateral deficit'이라 불리는 현상이 있다. 프레스의 기술적 요소를 없애고, 삼두근이라 불리는 프레스를 위한 근육 하나를 분리해보자. 오른쪽 팔꿈치 신전근의 강도가 50파운드 정도로 측정된다면 왼쪽은 45파운드 정도 될 것이다. 이제 두 팔꿈치를 동시에 뻗었을 때 두 팔의 힘을 측정해보자. 50+45=95를 기대하고 있었다면, 정말로 어리석다. 운이 좋다면 85 혹은 더 적을 것이다. 양측 힘의 합에서 25% 정도의 결손이 생긴다. 숫자의 차이가 있지만 이에 관계없이 이 현상은 더블 프레스를 더 힘들게 만든다. 44kg 케틀벨을 한 손으로 프레스할 수 있더라도 40kg 한 쌍은 힘들 것이다. 당신이 사용 가능한 신경구동력, 즉 '신경의 힘'은 매우 제한적이기 때문에, 두 팔로 분산시키면 그 힘은 멀리 가지 못한다.

한 쌍의 32kg 클린 & 저크의 목표는 체중을 기준으로 할 것이다. 체중을 10으로 나누고 반올림하라. 예를 들어 156파운드라면 15.6, 목표는 16회. 224파운드라면 22.4 목표는 22회.

kg 단위를 사용한다면 그 숫자를 2로 곱한 숫자에 10%를 더함으로 체중을 kg에서 파운드로 변경하라. 예를 들어 82kg의 경우, 82kg×2=164. 164의 10%는 16.4. 164+16.4=180.4 이는 18회에 해당한다. 이 책에서 가르친 기술들로 이 횟수를 달성해야 한다.

이 목표는 높다. 이에 도달하기 위해서는 추진력, 인내심 그리고 이에 이르기 위한 집중력을 가져야 한다. 이를 달성하고 나면, 당신을 막고 있는 벽을 통과할 수 있을 것처럼 느껴질 것이다. 더 중요한 것은, 누구도 쉽게 할 수는 없다는 것이다.

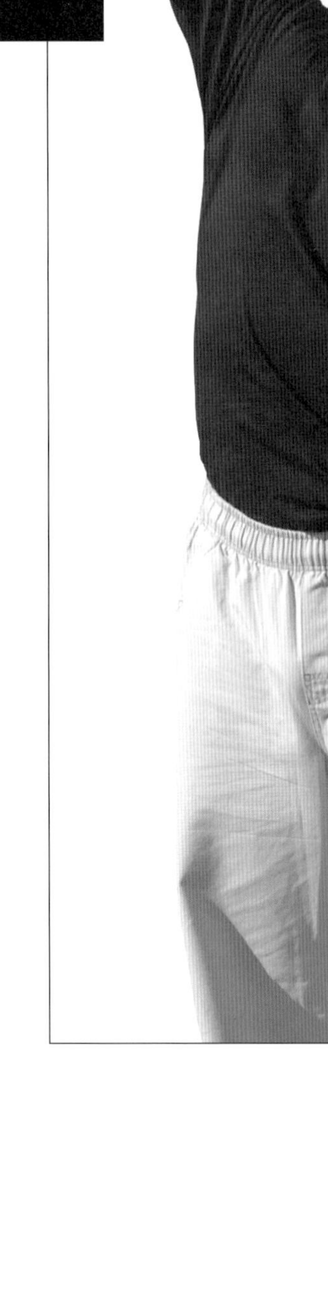

시니어 RKC인 숀 케런즈Shaun Cairns가 드래곤 도어 '비스트' 케틀벨(48kg 또는 106파운드)을 프레스하고 있다.

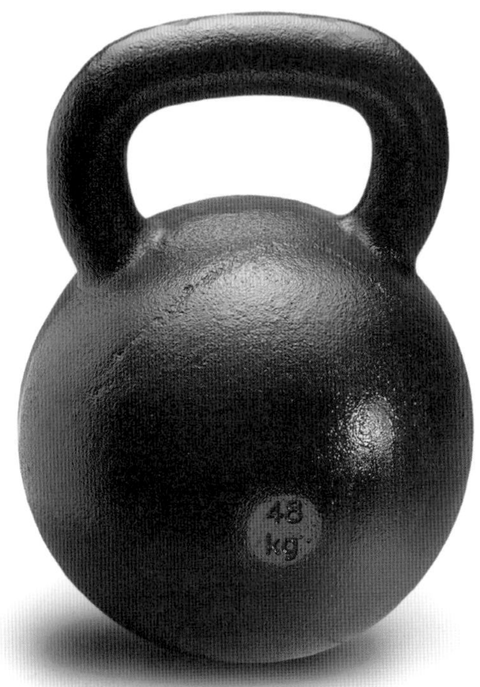

Chapter 5

FAQ

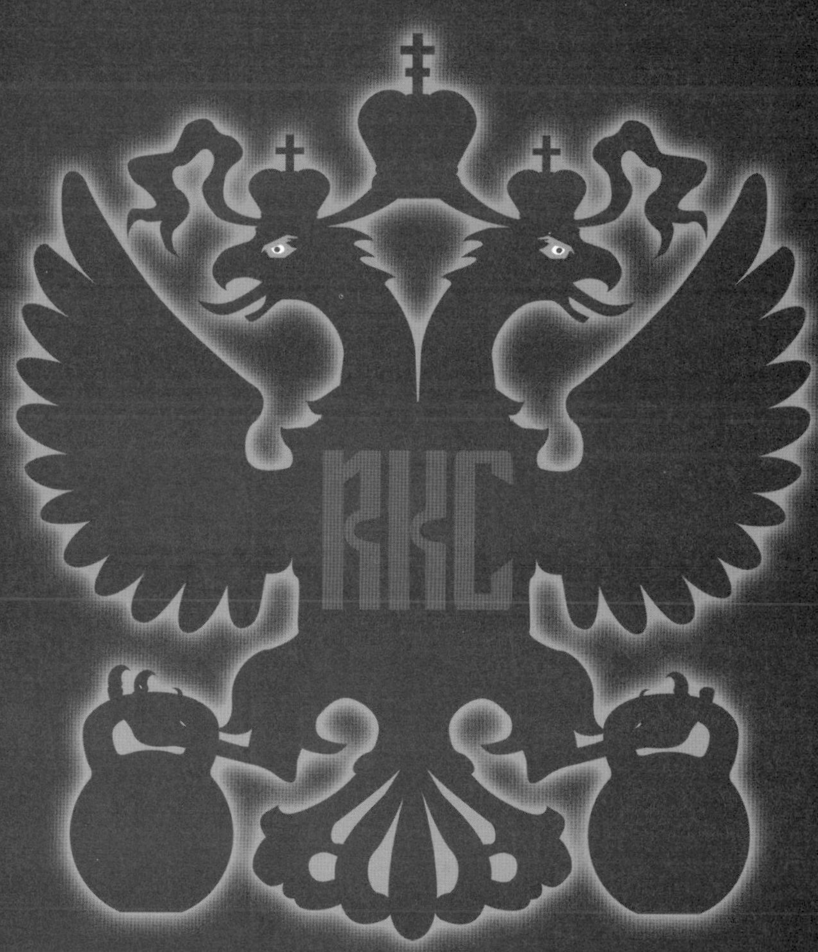

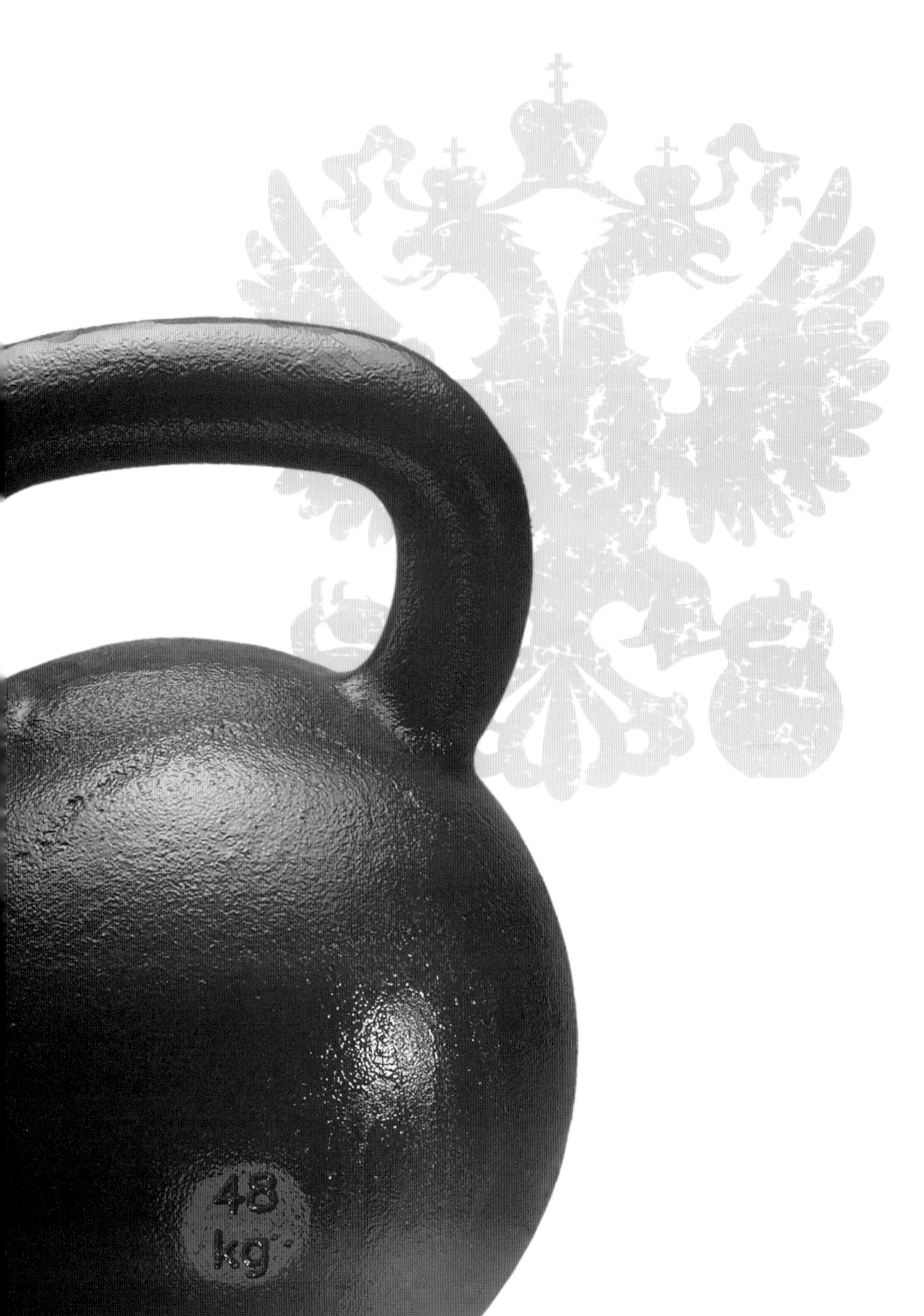
48
kg

『리턴 오브 더 케틀벨』 목표를 달성하고 난 뒤에는 무엇을 하면 좋은가?

당신은 지금 강하다. 하지만 더욱 강해지는 길을 걸어가지 않겠나? 『리턴 오브 더 케틀벨』 프로그램의 본질은 장기간 지속할 수 있으면서도 지속적인 성장을 가져온다.

그럼에도 불구하고 다른 근육들을 타깃으로 삼거나, 다른 스트렝스 발달 전략을 몇 달 정도 수행할 수 있을 것이다. 하지만 결코 올바른 경로에서 벗어나지 않도록 노력해야 할 것이다. 혹은 다시 『엔터 더 케틀벨!』 프로그램을 할 수도 있다. 더 무거운 싱글 케틀벨 프레스, 더 많은 수의 스내치, 그리고 몇몇 고블릿 스쿼트를 다양하게 적용하는 것이다. 아니면 『비욘드 보디빌딩』에서 소개된 것들 중 하나를 따를 수도 있다. 또는 낮은 반복수와, 낮은 피로 유발 스트렝스 프로그램인 'GTGgreasing the groove'와 케네스 제이Kenneth Jay의 'VO_2 Max' 스내치 프로토콜을 결합한다. 『리턴 오브 더 케틀벨』 또는 어떤 프로그램이든지 3개월 미만으로 머무르는 것은 좋지 않다는 것을 명심하라. (프로그램을 자주 바꾸는 것은) 재밌긴 하겠지만 생산적이지 않다.

'전사 다이어트The Warrior Diet'가 이 프로그램과 잘 어울릴까?

나의 아버지는 다음과 같이 말씀하셨다. "하루에 한 번만 먹는다. 아침부터 저녁까지."

어떤 방식으로 먹든 크게 신경쓰지 마라. 웨스트사이더인 J. L. 홀즈워스Holdsworth는 약간 지연된 포만 반응을 일으키기 위해 15분 안에 가능한 많은 음식을 밀어넣는다고 하였다. 먹는 게 힘들지 않다면, 충분히 먹고 있는 게 아니다.

더블 클린 & 저크를 하기에 어깨가 너무 뻣뻣하다. 이 프로그램을 무거운 싱글 케틀벨로 진행해도 될까?

만약 양어깨가 너무 타이트하다면 고치도록 하라.

필요한 가동범위로 되돌아갈 수 없는 의학적 문제가 있다면, 싱글 케틀벨로 훈련을 해야 할 것이다. 다만 가벼운 중량을 사용해야 하기 때문에(32+32kg 대신에 40kg 하나만) 전신에 가해지는 부하는 줄어들 것이기에 근육 발달량은 감소할 것임을 이해하라. 이는 프레스에서도 마찬가지다. 싱글 케틀벨로 훈련을 하면 강해지긴 할 것이지만 근비대는 이루기 힘들 것이다.

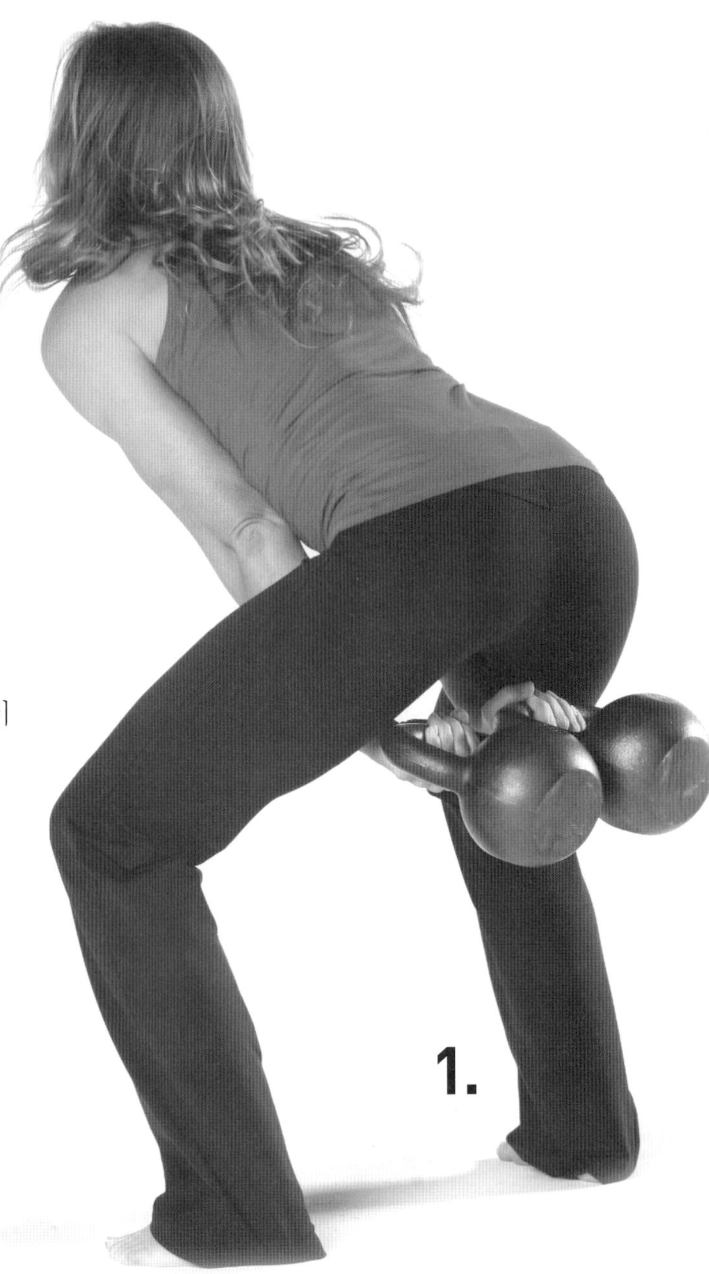

여성들에게는 어떻게 『리턴 오브 더 케틀벨』을 적용할 수 있을까?

더블 클린 & 저크가 없다면 근육을 만들기 힘들 것이다. 그러나 여성 동지들의 경우에는 클린을 할 때의 위험성 때문에, 스내치로 대체할 것을 권한다.

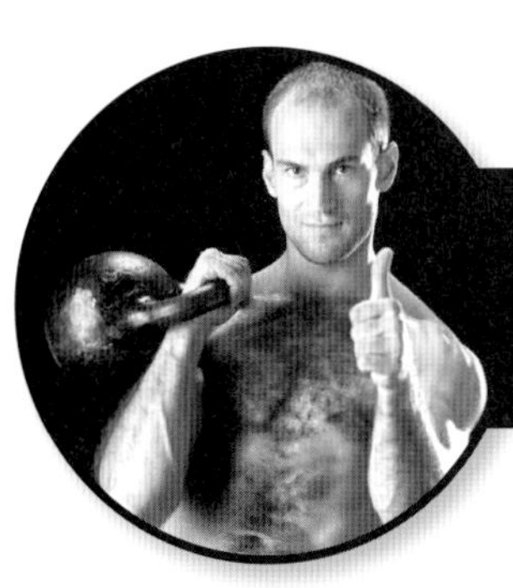

RKC인 미시 비브가 완벽한 더블 스내치를 시연하고 있다.

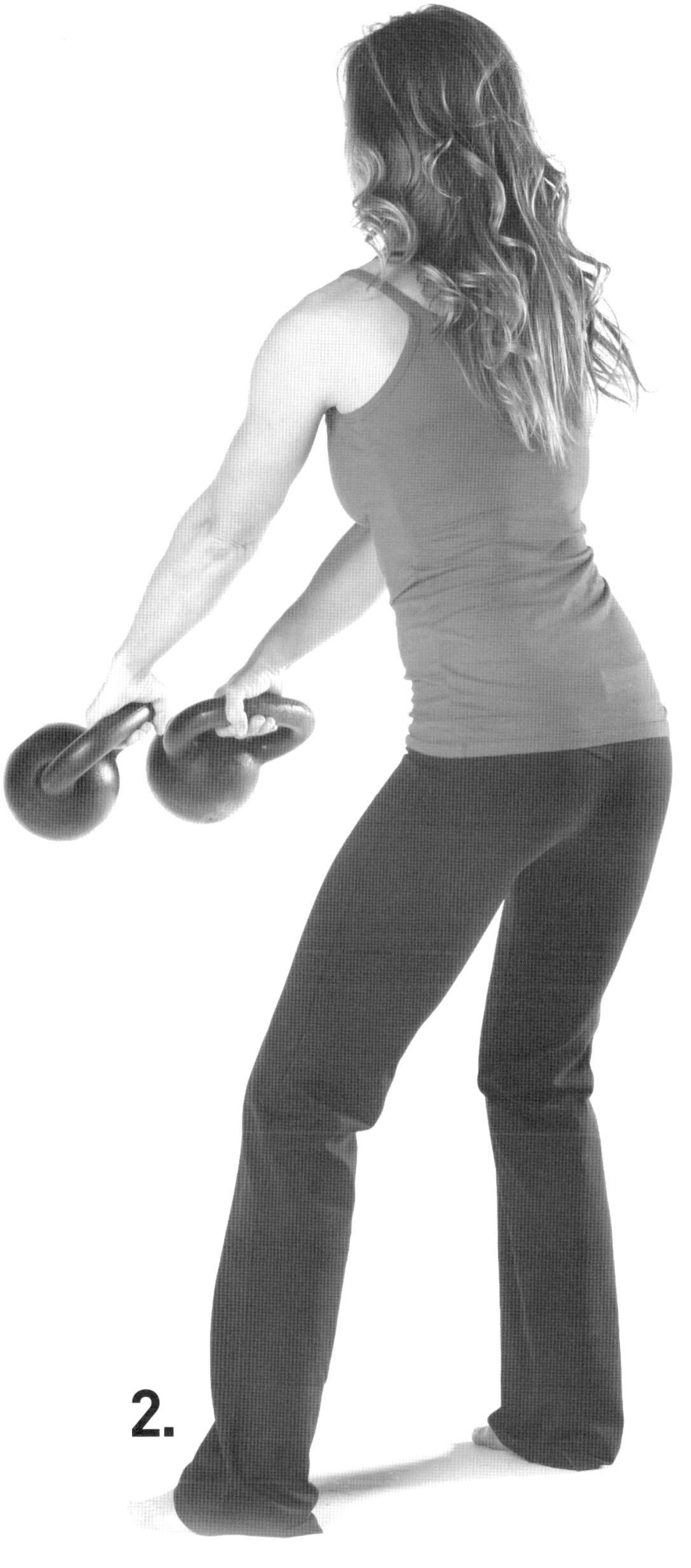

2.

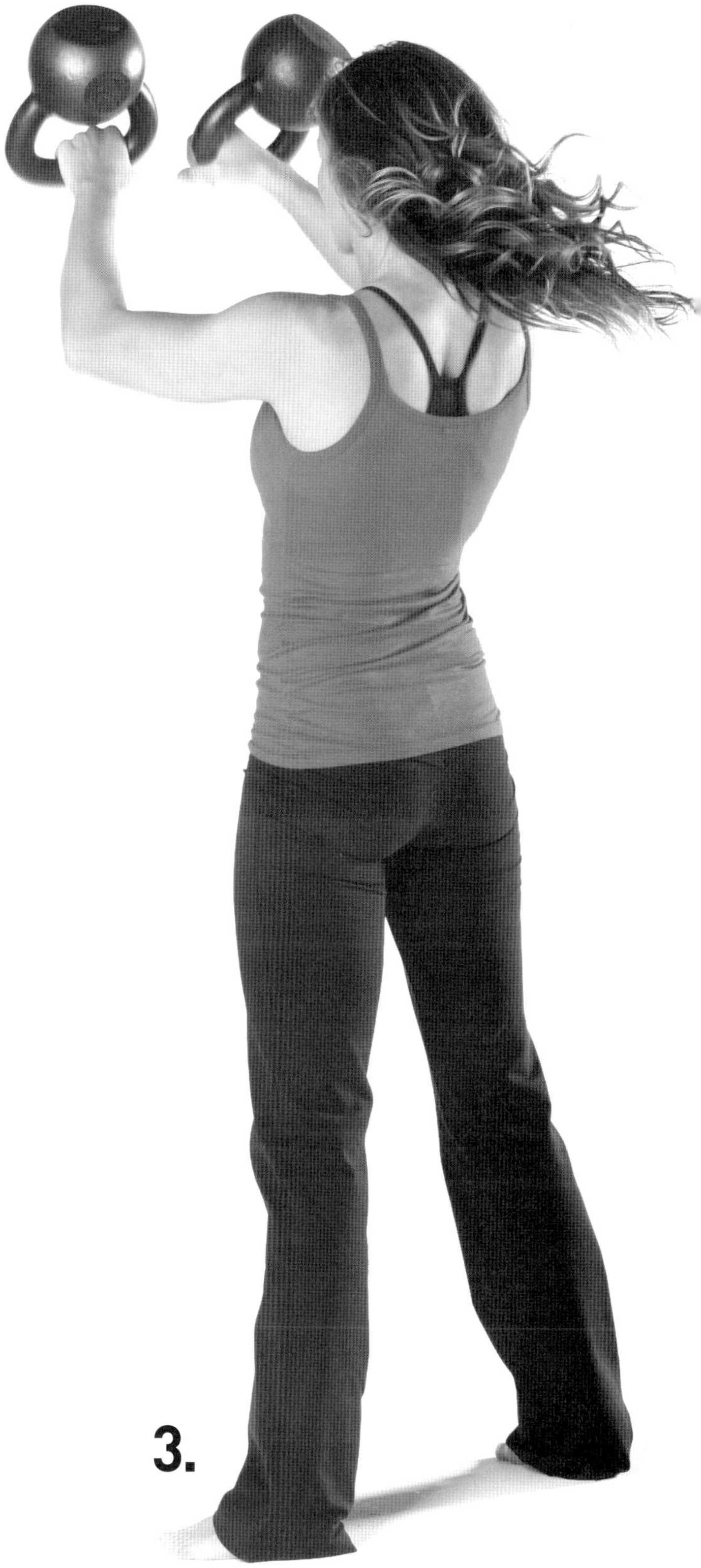

3.

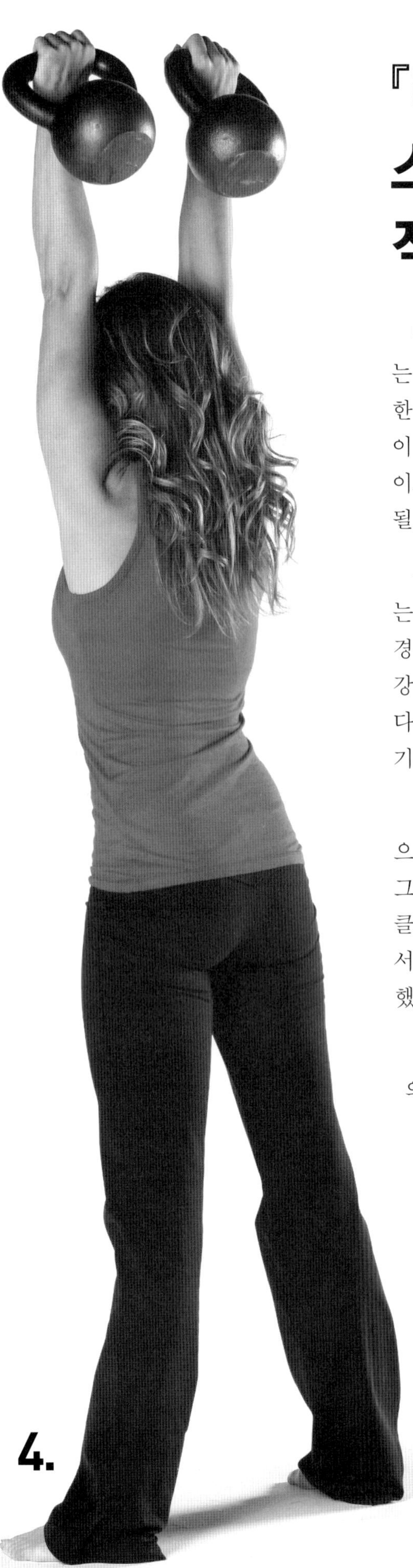

『리턴 오브 더 케틀벨』은 스포츠 종목들에도 훌륭히 적용되는가?

『리턴 오브 더 케틀벨』은 다른 스포츠를 위한 트레이닝으로 하기에는 요구도가 너무 높은 프로그램이다. 즉, 어떤 스포츠를 준비하기 위한 목적으로 이 프로그램을 사용하는 것은 불가능하다. 만약 내 생각이 틀렸다는 것을 증명하려 한다면 당신이 종사하는 스포츠도 망할 것이고 『리턴 오브 더 케틀벨』 훈련도 망할 것이다. 더불어 부상도 입게 될 것이다.

볼륨을 줄인다고 하더라도 핵심에서 벗어나는 것이다. 클린 & 저크는 장기간 세심한 연습이 필요한 매우 복잡한 리프팅 기술이다. 다른 경쟁 스포츠를 하지 않는, 리프팅을 사랑하는 동지들은 긴 사이클의 강력한 근육 형성 잠재력을 고려하면서 시간과 노력을 투자할 수 있다. 그러나 축구 선수 또는 육상 선수가 다른 운동 학습 과제를 추가하기에는 자신의 능력 할당량에 너무 많은 것들을 가지고 있다.

나는 운동선수들의 스트렝스 & 컨디셔닝 프로그램이 단순한 운동으로만 구성되어야 한다고 확신한다. 케네스 제이는 RKC이자 레슬링 그레코로만 부문에서 최고의 선수 중 하나인 마크 매드슨Mark Madsen이 클린 & 저크에서 매우 능숙했음에도 불구하고 그의 훈련 프로그램에서 긴 사이클 훈련을 없애고 싱글 케틀벨 바이킹 푸시 프레스로 대체했다.

네모난 구멍에 동그란 기둥을 맞추려 하지 말고, 『엔터 더 케틀벨!』의 통과의례 프로그램에 기초한 댄 존의 던지기 프로그램을 시도해 보는 것은 어떨까. 댄 존은 자신의 유머를 가미하여 이 프로그램을 'The Left of Passage'라고 불렀다.

이 프로그램에서는 같은 중량의 케틀벨 한 쌍으로 두 운동을 콤보로 사용할 것이다. 여기서 '콤보'란 최소한의 휴식과 함께 두 가지 운동을 번갈아 하는 것을 의미한다.

첫 번째 콤보는 더블 케틀벨 클린 & 프레스(각 프레스 전에 클린을 한다)와 풀업을 더하는 것이다. 두 번째 콤보는 더블 케틀벨 스윙 후 더블 케틀벨 파머스 워크를 하는 것이다.

4.

월요일: 중강도 훈련일

1. 첫 번째 콤보: 3×(1, 2, 3)
2. 두 번째 콤보: 8회 반복(더블 케틀벨 스윙 80회, 파머스 워크 320미터)

수요일: 저강도 훈련일

1. 첫 번째 콤보: 2×(1, 2, 3)
2. 두 번째 콤보: 4회 반복(더블 케틀벨 스윙 40회, 파머스 워크 160미터)

금요일: 고강도 훈련일

1. 첫 번째 콤보: 4×(1, 2, 3)
2. 두 번째 콤보: 10회 반복(더블 케틀벨 스윙 100회, 파머스 워크 400미터)

댄이 고강도 훈련일을 금요일에 배정한 것에 주목하라. 이로써 금요일에 시합이 잡힌다면 그날 훈련을 건너뛰거나 매우 가볍게 훈련할 수 있을 것이다.

다양성을 위한 날에 고중량을 드는 것을 어떻게 생각하는가?

잔인한 부하량과 좁은 초점이라는 『리턴 오브 더 케틀벨』 훈련의 특성과 이미 인상적인 당신의 스트렝스를 고려할 때, 다양한 날에 하는 어떤 일에도 매우 낮은 기대를 가져야 하고, 거의 하지 말아야 한다.

기껏해야 1~3종류의 리프트를 극도로 낮은 볼륨의 '이지 스트렝스' 연습으로 할 수 있을 것이다. 예를 들어 싱글 케틀벨 프레스, 택티컬 풀업, 그리고 피스톨(이른바 '비스트 건틀릿' 운동)을 싱글 또는 더블 훈련으로 몇 차례 하는 것이다. 이때 사용하는 중량은 무겁긴 하지만 정신을 못 차릴 정도는 아니다. 예를 들어 피스톨 최고 기록이 40kg×2라면, 24kg×1, 32kg×1, 40kg×1로 하는 것이다. 만약 40kg×1이 최대치라면, 24kg×2, 32kg×2와 같은 구성으로 하는 것이 더 나을 것이다. 이는 그라인드 요소를 위한 훈련이다. 폭발적인 훈련을 위해선 케틀벨이나 바벨을 사용한 고중량 리프팅을 할 수도 있을 것이다. 당신이 꼭 그래야만 한다면. (하지만) 나는 당신이 두 차례의 3개월짜리 『리턴 오브 더 케틀벨』 훈련 사이에 끼워 넣을 수 있는 또 다른 훈련 계획을 위해 다른 스트렝스들은 절약할 것을 선호한다. 지금은 당신의 주요 훈련일에 모든 에너지를 사용할 수 있다.

『엔터 더 케틀벨!』에서처럼 프레스 세트 중간에 풀업을 해도 되는가?

더블 프레스는 싱글 케틀벨 프레스보다 훨씬 까다롭다. 특히 스쿼트를 추가하면 제대로 풀업을 수행할 수 없을 것이다. 대신, 모든 프레스 네거티브에서 케틀벨을 적극적으로 아래로 당겨라.

다양성을 위한 날에 『파워 투 더 피플!』, 『불릿-프루프 앱스Bullet-Proof Abs』, 그리고 『맨몸의 전사』 훈련을 해도 되는가?

안 된다. PTP는 신선한 상태를 요구하며 75번의 더블 프레스 후 데드리프트는 피로도가 매우 높다. 엄격한 고중량 프레스를 많이 수행한 후에는 추가 작업이 필요하지 않다.

안 된다. 『맨몸의 전사』에서 나오는 텐션 원리와 기법은 사용해도 되지만, 그 훈련 프로그램이나 일정은 사용하지 마라.

퀵 리프팅과 그라인드 리프팅의 2주 교차 훈련법을 다른 프로그램들에 적용할 수 있는가?

물론이다. 근비대보다 스트렝스와 컨디셔닝에 더 관심이 있다면, 폭발적 요소 훈련 동안 싱글 케틀벨 스내치와 싱글 케틀벨 바이킹 푸시 프레스로 구성된 'VO$_2$ Max'를 따를 수 있다. 그라인드 요소 훈련에는 더블 프레스들을 싱글 프레스로 대체한다. 당신만의 아이디어가 있을 것이다. 많은 선택지들이 있다. 리프팅 경기 경험이 충분하고 훈련을 개인화하여 좋은 기록을 낸 경험이 있다면 여러 실험을 해보라. 그렇지 않다면 원래의 계획을 고수하라.

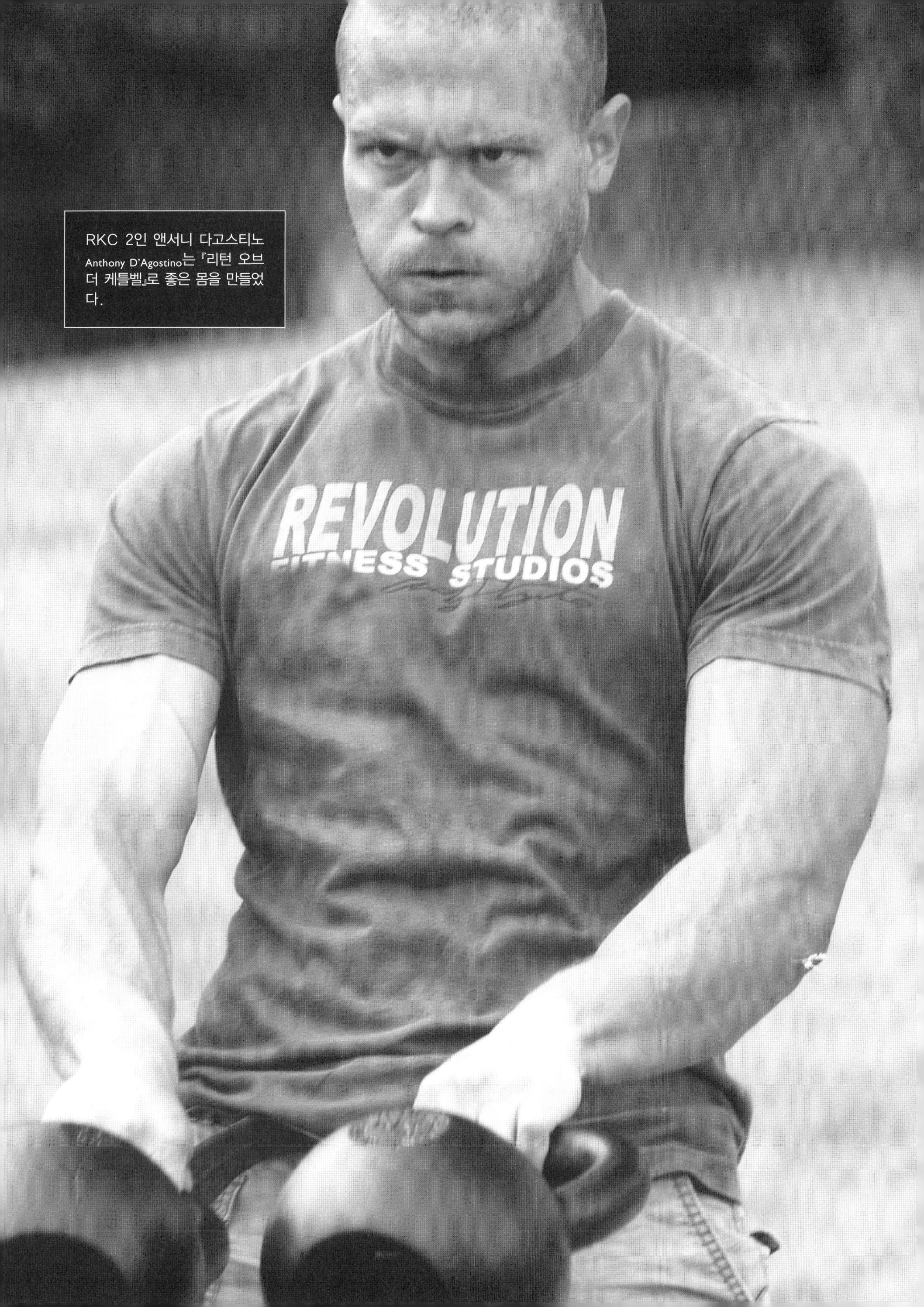

RKC 2인 앤서니 다고스티노 Anthony D'Agostino는 『리턴 오브 더 케틀벨』로 좋은 몸을 만들었다.

파벨에 관하여

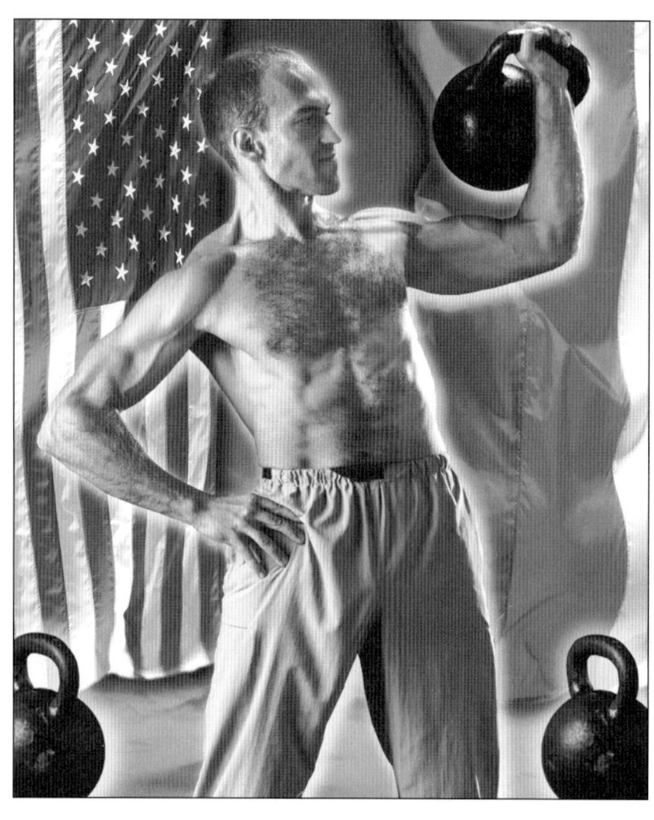

전 소련 특수 부대 체력 훈련 교관이자 스포츠의 대가인 파벨 차졸린Pavel Tsatsouline은 서방 세계에서 러시아 케틀벨 혁명을 시작했으며 현대 케틀벨의 왕이라고 불린다.

1998년 파벨은 〈보드카, 피클 주스, 케틀벨 리프팅 및 기타 러시아 오락〉이란 제목의 아티클에서 고대 러시아의 스트렝스와 컨디셔닝 도구를 미국 대중에게 소개했다. 이 아티클은 강철을 구부리고 바위를 들어 올리는 거친 남자들을 위한 잡지인 《MILO》에 의해 출판되었다. 파벨이 격투가, 레슬러, 또는 최소한 지옥 천사 문신이 있는 사람들로부터 메일을 받기 시작했을 때 한 출판사의 발행인이 주목하기 시작했다.

2001년 Dragon Door사는 파벨의 획기적인 책 『Russian Kettlebell Challenge』를 발간하고 미국 최초의 러시아 스타일 주철 케틀벨을 제작했다. 미국 최초의 케틀벨 강사 코스인 RKC가 시작되었다

몇 년 후 Dragon Door는 파벨의 『엔터 더 케틀벨!』을 출간하였고 이 책은 케틀벨 교육의 표준이 되었다. 그 후 가장 진보한 러시아 스트렝스와 근육 발달 기술들을 소개한 『리턴 오브 더 케틀벨』이 이어 출간된다.

파벨은 미국 해병대, 미국 경호/보안국 및 미해군 SEAL의 고문이다. 케틀벨을 든 사진과 함께 롤링 스톤Rolling Stone에서 '핫 트레이너'로 선정되어 Pravda에서 Fox News에 이르는 미디어에 출연했다. 스트렝스 세계에서 가장 존경받는 이름 중 하나인 랜달 스트로슨 박사는, 우리의 눈에는 파벨 차졸린이 그의 개종자들로 가득 찬 나라 케틀벨의 현대 왕으로 통치를 이어나갈 것이라고 평하였다.

역자에 관하여

이준영

- SFG팀리더
- Beast Tamer
- Sinister
- IPF 파워리프팅 2급
- 클럽벨스트렝스 레벨 1

조욱래

- 모스트피티랩 대표
- SFG 2
- SFL
- IPF 파워리프팅 2급

차민기

- 청연101한의원 원장
- 전 광동한방병원 통증재활센터 진료원장
- SFG 2, FMS 2, SFMA 2, TPI medical 2, NASM CES/PES
- IPF 파워리프팅 2급

최현진

- Powerzone HJ Strength & Conditioning 대표
- Strongfirst Elite Instuctor
- Iron Maiden , Sinister
- FMS 2, Flexible Steel 2 Instructor
- IPF Korea Powerlifter

황현지

- DNS요가코리아 대표
- Forrest Yoga Teacher
- StrongFirst Elite Instructor (케틀벨,바벨,바디웨이트 지도자)
- 역서: 『NSCA 퍼스널 트레이닝의 정수』 제2판, 『롤모델』, 『케틀벨 심플 앤 시니스터』, 『어드밴시스 인 펑셔널 트레이닝』, 『무브 유어 DNA』, 『움직임을 위한 가이드』 외 다수

리턴 오브 더 케틀벨
Return of the Kettlebell

1판 1쇄 펴냄: 2020년 6월 10일

지은이: 파벨 차졸린
옮긴이: 이준영, 조욱래, 차민기, 최현진, 황현지
펴낸이: 권오현
펴낸곳: 대성의학사

출판등록 2009년 6월 22일(제301-2013-095호)
서울특별시 중구 을지로 126-1 (을지로3가, 3층)
전화 02)2279-3444 / 팩스 02)2285-0108
Homepage www.medibook.co.kr

값 20,000원

ISBN 979-11-90868-00-6(13690)